Sue Atkinson

Die Fesseln abstreifen

*Frei werden von den Folgen
sexuellen Missbrauchs*

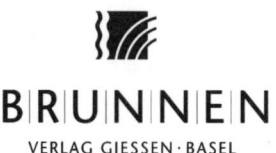

BRUNNEN

VERLAG GIESSEN · BASEL

Titel der englischen Originalausgabe: Breaking the Chains of Abuse
© Text: 2006 Sue Atkinson
© Illustrationen: 2006 Kate Litchfield
Originalausgabe: Lion/Hudson plc, Oxford, England
© Lion Hudson plc 2006
All rights reserved.

Übersetzung aus dem Englischen: Ulrike Becker
Lektorat: Renate Hübsch

© 2008 Brunnen Verlag Gießen
www.brunnen-verlag.de
Umschlagfoto: Mauritius Images
Umschlaggestaltung: Sabine Schweda
Satz: Die Feder GmbH, Wetzlar
Herstellung: St.-Johannis-Druckerei, Lahr
ISBN 978-3-7655-1414-2

Inhalt

Einleitung

Dieses Buch ist geschrieben für:
- Menschen, die Missbrauch – insbesondere sexuellen Missbrauch – erfahren haben, und zwar Männer und Frauen, Erwachsene und Kinder;
- Eltern und andere, die Missbrauchsopfer begleiten und mehr über die Auswirkungen des Missbrauchs wissen möchten, um besser helfen zu können;
- Menschen, die in Leitungsverantwortung stehen und nähere Informationen über das Thema Missbrauch benötigen, wie Lehrer, Pfarrer, Seelsorger und Mitarbeiter des Gesundheitswesens oder sozialer Dienste.

Dieses Buch ist insbesondere gedacht für Menschen, denen es ähnlich geht wie meinen Freunden, die Missbrauch erfahren haben und mit den Folgen leben müssen:
- Flick, die ihre Therapie abbrechen musste und nicht weiß, wie sie damit fertig wird.
- Helen, die sich ein T-Shirt drucken ließ, das vorn die Aufschrift trug: „Ich schweige nicht mehr" und hinten: „Ich wurde sexuell missbraucht".
- Richard, der schon 13 Kilo abgenommen hat und noch weitere 50 abnehmen sollte. Er hatte angefangen, sich mit Essen zu trösten, nachdem er vor Jahren vergewaltigt wurde.
- Laura, der man gesagt hat, wenn sie zunähme, würde sie Hilfe bekommen. Also legte sie Gewicht zu, nur um dann herauszufinden, dass die sogenannte Hilfe in einer völlig ungeeigneten gemischt-geschlechtlichen Gruppentherapie mit Teilnehmern mit den unterschiedlichsten Problemen bestand. Dort aber konnte sie nicht über ihren Missbrauch sprechen. Man sagte ihr, wenn sie die Gruppe (die ihr ganzes Vertrauen zerstört) abbräche, würde sie überhaupt keine Hilfe mehr bekommen.
- Lucy, die verzweifelt versucht, mit den Selbstverletzungen aufzuhören.
- Ali, der, nachdem man ihn angegriffen hatte, so krank wurde, dass er eine Depression bekam und seinen Beruf aufgeben musste. Seit sechs Jahren ist er arbeitslos, und nun gelingt es ihm nicht, einen Arbeitgeber davon zu überzeugen, ihn einzustellen.
- Claire, die sagt: „Ich habe oft das Gefühl, dass ein kleiner Gnom auf

meiner Schulter sitzt und mir negative Sachen über mich ins Ohr flüstert. Er erzählt mir, ich wäre zu nichts nütze, und ich wäre es nicht wert, dass sich irgendjemand um mich kümmert. Er ist verdammt gut darin, immer dann aufzutauchen, wenn ich mich sowieso schon ganz schlecht fühle!"

Ein Kommunikationsproblem

Das Problem beim Missbrauch ist, dass missbrauchte Menschen nicht gerne über das sprechen oder schreiben, was ihnen passiert ist, und Menschen, die nicht missbraucht wurden, finden das ganze Thema so erschütternd, dass sie nichts davon hören und nichts darüber lesen wollen.

Ich hoffe, ich kann dieses Kommunikationsproblem wenigstens ein bisschen entschärfen, indem ich offen und ehrlich über das schreibe, was mir und anderen Überlebenden passiert ist. (Ich benutze den Begriff „Überlebende" als Kürzel für missbrauchte Menschen. Ich weiß, dass manche diesen Begriff aus gutem Grund nicht mögen, aber er ist so gebräuchlich, dass die meisten verstehen werden, was gemeint ist. Er beschreibt die Entwicklung, die sich – mit Hilfe von außen – in uns vollzieht: vom Opfer hin zu einem Menschen, der versucht, heil zu werden. Und er beschreibt gut, wie ich meinen Lebensalltag empfinde: Ich überlebe gerade so – mit Hilfe.)

Die Statistik

Die Statistiken über Kindesmissbrauch, Vergewaltigungen, sexuelle Übergriffe und häusliche Gewalt sind schockierend. In den vergangenen Jahren lieferten Untersuchungen in Großbritannien und den USA folgende Zahlen:

- Jedes vierte Mädchen und jeder neunte Junge erlebt in ihrer/seiner Kindheit einen wie auch immer gearteten Missbrauch.
- Jede achte Frau und jeder zwölfte Mann berichtet, dass sie/er vor ihrem/seinem sechzehnten Lebensjahr missbraucht wurde.
- Jede vierte Frau wird irgendwann einmal Opfer häuslicher Gewalt.
- Jeder neunte Mann wurde irgendwann einmal missbraucht. (Aber wir wissen, dass die Dunkelziffer bei Männern sehr hoch ist, und manche meinen, es sei mindestens jeder siebte Mann, wenn nicht gar mehr.)

- In Großbritannien wurde 1999 jedes dritte weibliche Mordopfer vom Partner oder einem Ex-Partner umgebracht.
- Der britische Kinderschutzbund sagt, dass in Großbritannien jede Woche im Schnitt mehr als ein Kind an den Folgen eines Missbrauchs stirbt.
- In den USA gibt es laut Schätzungen 60 Millionen Überlebende. Das sind 20 Prozent, also jeder fünfte Amerikaner.
- Die Statistiken variieren, aber es scheint so, als sei ein enorm hoher Prozentsatz von Häftlingen von sexuellem Missbrauch im Kindesalter betroffen.

Während ich mich durch Bücher und Forschungsberichte hindurcharbeitete, stieß ich immer wieder auf folgenden Satz:

> ◯ Unsere Ergebnisse zeigen nur die Spitze des Eisbergs. Denn in den meisten Fällen wird Missbrauch nicht gemeldet.

Obwohl ich weiß, dass mehr Menschen missbraucht werden, als allgemein anerkannt wird, erschüttern mich allein diese Statistiken schon zutiefst.

Es ist an der Zeit, dass die Täter zittern, denn die Kultur des Schweigens und der Geheimniskrämerei, auf die sie angewiesen sind, wird dort zerschlagen, wo Untersuchungen es laut in alle Welt hinausrufen, dass rein gar nichts in Ordnung ist.

Wie Sie mit diesem Buch arbeiten können

- Dieses Buch enthält praktische Hinweise, wie Sie von den traumatischen Folgen des Missbrauchs auf einen Weg der Heilung gelangen können.
- Es ist nicht nur ein Buch zum Lesen, sondern auch ein Buch, mit dem man arbeitet. Sie können das Buch von vorne bis hinten durchlesen. Oder Sie können einen flüchtigen Blick auf die praktischen Impulse werfen, die Ihre gegenwärtigen Bedürfnisse ansprechen (z. B. um Copingstrategien für Panikattacken zu finden).
- Sie werden mehr von diesem Buch haben, wenn Sie es als ein „Arbeitsbuch" betrachten und die angebotenen praktischen Impulse, die Sie

betreffen, konkret umsetzen. Dafür werden Sie ein paar Stifte und zumindest ein Notizbuch benötigen.

- Sie können einige der praktischen Impulse mit Buntstiften, Farbe usw. weiterführen. Aber wenn das nicht das Richtige für Sie ist, können Sie diese Aufgaben auch weglassen und später darauf zurückkommen.
- Wenn Sie jemanden haben, der Sie begleitet, könnten Sie Ihrer Begleiterin sagen, dass Sie dieses Buch lesen. Wenn Sie dem Begleiter zudem an manchen Stellen Einblick geben in das, was Sie sich erarbeiten, könnten Sie gute Fortschritte machen.
- Wenn wir das Trauma anschauen, können wir etwas von der Energie zurückgewinnen, die wir brauchen, um unser Leben zu verändern. Wir dürfen nicht herumsitzen und darauf warten, dass andere unser Leben ändern. So funktioniert das nicht.
- Wir sind es, die unser Leben ändern müssen – auf unsere Weise und zu unserer Zeit. Das ist ein langwieriger Prozess. Aber die praktischen Impulse in diesem Buch sind darauf ausgelegt, Ihnen zu helfen, die Lebensenergie, die Sie aufgrund des Missbrauchs verloren haben, zurückzugewinnen.

Ihr persönlicher Umgang mit diesem Buch

- Es mag gut für Sie sein, wenn Sie sich einen sicheren Ort suchen, an dem Sie dieses Buch ohne äußere Störungen lesen können. Es ist sehr wichtig, dass wir uns sicher fühlen.
- Dieses Buch wird vermutlich Dinge hochbringen, die unangenehm sind. Daher ist es hilfreich, wenn Sie im Voraus weitere Unterstützungsmöglichkeiten einplanen; z.B. eine Selbsthilfegruppe. Das ist vor allem dann wichtig, wenn Sie momentan nicht das Gefühl haben, genügend Hilfe zu bekommen.
- Lassen Sie sich Zeit. Respektieren Sie Ihre eigenen Bedürfnisse und tun Sie nur so viel, wie Sie in einer Sitzung verkraften können. Suchen Sie sich aus dem Buch die Copingstrategien heraus, die Ihnen im Augenblick am meisten helfen. (Sie finden die einzelnen Punkte im Inhaltsverzeichnis.)

Sie haben durch Ihren Mut und Ihre innere Stärke bis heute überlebt. Sie können das also schaffen. Sie können die Fesseln abstreifen, die Sie in Angst und Schmerz gefangen halten.

Risiken und Nebenwirkungen

Ich habe versucht, ein leicht zugängliches Buch zu schreiben, das die Wahrheit über das Entsetzen des Missbrauchs erzählt. Aber aus diesem Grund konnte ich kein Buch schreiben, das frei von „Triggern", von schmerzauslösenden Impulsen, wäre – d. h. ich konnte nicht alles herausnehmen, was möglicherweise für Einzelne belastend sein kann. Was beim einen schmerzliche Gefühle auslöst, kann für den anderen völlig neutral sein.

Achten Sie deshalb darauf, wie Sie für sich selbst einen sicheren Ort schaffen und bewahren können (s. o.). Wenn Sie das Gefühl haben, dass etwas hochkommt, unterbrechen Sie die Lektüre und sorgen Sie für sich selbst, gerade wenn es schwierig wird: Bitten Sie jemanden, Sie in den Arm zu nehmen; essen Sie ein wenig Schokolade oder machen Sie einen beruhigenden Spaziergang – tun Sie das, was es Ihnen leichter macht.

Der Aufbau dieses Buches

Ich habe festgestellt, dass meine Kuscheltiere mir helfen, die verletzten oder wütenden oder ängstlichen Anteile meiner Person anzunehmen. Daher sind sie mir bei meiner Heilung sehr wichtig geworden. Ich habe einige von ihnen in dieses Buch aufgenommen, um die Phasen zu verdeutlichen, die ich durchlebt habe – angefangen mit *Puuh, dem Bären,* und *I-aah.*

TEIL 1
Wie alles anfängt

In diesem Teil geht es um die Auswirkungen, die Missbrauch unterschiedlicher Art haben kann. Hier wird aufgezeigt, was wir über Traumata wissen, welche Symptome bei Missbrauch im Allgemeinen auftreten und welche Probleme daraus erwachsen können, etwa Unsicherheit im Blick auf die eigenen Erinnerungen, Depressionen und anderes.

Ich habe diese Szenen in Filmen und Theaterstücken immer gehasst,
wo eine Frau mit Gewalt in Stücke gerissen wird und man dann von ihr
verlangt, dass sie für den Rest ihres Lebens Gnade walten lässt.
„Ich vergebe dir", pflegte ich zu sagen. Ich sagte, was ich sagen musste.
Ich starb scheibchenweise, um mich vor dem wahren Tod zu retten.
Er hob den Kopf. Sah mich an. „Du bist ein schönes Mädchen",
sagte er.
ALICE SEBOLD

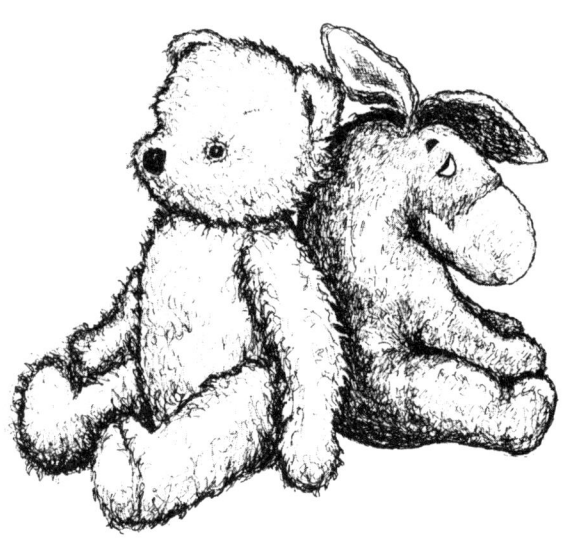

1 Baden wir im Selbstmitleid?

Ich hatte gerade bei einem Künstlerfestival ein Seminar über kreatives Schreiben geleitet und unterhielt mich mit einer Frau, die ich schon seit Jahren kannte.

„Ich muss jetzt gehen", sagte ich zu ihr. „Ich will noch zur ‚Überlebenden-Gruppe'." Sie sah mich mit einem gequälten Gesichtsausdruck an.

„Oh je", stöhnte sie, „wie schafft ihr es, so ein Treffen zu machen, ohne dass die Leute im Selbstmitleid baden?"

Ich war perplex. Gibt es wirklich noch Leute, die so darüber denken?

Eine Kraftquelle

Das „Überlebenden-Treffen" beim Künstlerfestival ist mir sehr wichtig geworden. Dort fand ich Menschen, die wussten, was ich durchmachte – wo ich lernen konnte, mein Leben trotz meiner manchmal völlig außer Kontrolle geratenen Emotionen in den Griff zu bekommen. Die Leute in der Gruppe waren eine so große Unterstützung für mich, dass ich schließlich die Kraft fand, dieses Buch zu schreiben.

Baden wir im Selbstmitleid?

Ich denke nicht – zumindest hoffe ich es! Und so erzählte ich meiner Freundin von dem Missbrauch und wie sich das, selbst nach Jahren noch, anfühlt. Als ich aufhörte zu reden, standen Überraschung und Erstaunen in ihrem Gesicht geschrieben. Nun war sie es, die perplex war. Viele Menschen wissen einfach nicht, welche Folgen der Missbrauch haben kann.

Wie wichtig es ist, dass wir eben nicht im Selbstmitleid baden (d.h. uns in unangemessener Weise darauf konzentrieren, wie gefangen wir sind, statt den Blick darauf zu richten, die Fesseln zu sprengen), ist mir beim Nachdenken über dieses Buch noch einmal sehr deutlich geworden.

„Das ist doch alles längst vorbei – lass es endlich hinter dir!"

Ja, der Missbrauch ist (für manche) Vergangenheit. Und ja, die Menschen müssen das „hinter sich lassen und nach vorne schauen". „Die Zukunft ist alles, was zählt."

Ja, ich stimme dem allen zu – natürlich. In gewisser Weise ist das unbestreitbar. Aber …

- Ich bin mir ziemlich sicher, dass manche Menschen keine Vorstellung davon haben, welche Macht und welchen Einfluss der Missbrauch auf das Leben der Betroffenen hat.
- Die Täter wollen, dass wir uns in Stillschweigen hüllen. Es ist in ihrem Interesse, wenn die Menschen sich nicht auf die Probleme der Überlebenden einlassen wollen. Stillschweigen und Geheimhaltung sind wichtige Methoden der Täter. Ich will über Missbrauch offen reden – ohne in meinem Leid zu baden.

Für viele von uns bedeutet es eine ungeheure Anstrengung, den Missbrauch „hinter sich zu lassen und nach vorne zu schauen". Wir sind gefangen in Widersprüchlichkeiten und Vielschichtigkeiten von Emotionen, die wir nicht begreifen und von denen wir uns nur mit größter Mühe freimachen können.

Wir wollen heil werden. Wir wollen von der Vergangenheit freikommen und die Fähigkeit erlangen, auf der Sonnenseite zu leben und die Schuldgefühle hinter uns zu lassen.

Aber genau das ist eben unvorstellbar schwer.

Was uns hilft, die Fesseln abzustreifen

Ich habe versucht, die Probleme von Überlebenden zu analysieren, aber ich konzentriere mich auch auf die praktischen Möglichkeiten, unsere Probleme zu lösen. Darum habe ich an den Schluss jedes Kapitels praktische Impulse gestellt.

Manche dieser praktischen Impulse werden Sie vielleicht nicht mögen – ein Tagebuch zu schreiben zum Beispiel. Aber ich hoffe, dass Sie sich auf einige der Vorschläge einlassen, weil wir nur lernen und Veränderungen in Gang setzen können, indem wir aktiv werden. Auf diese Weise können wir unser Denken und Verhalten verändern und so die Fesseln abstreifen.

Aber es gibt für jeden praktischen Impuls den richtigen Zeitpunkt. Wenn Sie einen Vorschlag heute nicht aufnehmen wollen, dann kommen Sie einfach später darauf zurück. Machen Sie dieses Buch zu Ihrem Arbeitsbuch – etwas, mit dem Sie sich auseinandersetzen und arbeiten, nicht nur eine Ansammlung von Wörtern auf einer Seite, die Sie lesen.

Wenn Sie wenigstens einige Impulse umsetzen, werden Sie – das ist meine feste Überzeugung – einige der Fesseln abstreifen, die Sie in diesem Zustand von Gefühlschaos und Unglücklichsein gefangen halten. Und Sie werden zumindest ein wenig das Gefühl Ihrer eigenen Handlungsfähigkeit zurückgewinnen. (Damit meine ich die Erfahrung, Kontrolle über das eigene Leben zu haben, die sich in kompetenten Entscheidungen ausdrückt, mit denen wir dem Griff und dem Erbe des Missbrauchers entfliehen.)

Mehr als alles andere erhoffe ich von diesem Buch, dass es Sie zu dieser Art Handlungsfähigkeit hinführt – sodass Sie Ihre Fesseln abstreifen können.

Ich erlebte das durch das Schreiben und Malen und durch meine Kuscheltiere, die ich im Arm hielt und mit denen ich mich unterhielt.

KERNGEDANKEN

- ▶ Viele Menschen begreifen nicht, welche verheerenden Auswirkungen jegliche Art von Missbrauch hat.
- ▶ Den Missbrauch hinter sich zu lassen, mag schwer sein, doch wir können die Fesseln des Missbrauchs abstreifen, die uns in einem Zustand von Gefühlschaos und Unglücklichsein festhalten.

Die Fesseln abstreifen – praktische Impulse

1. Kehren Sie noch einmal zu dem Abschnitt „Wie Sie mit diesem Buch arbeiten können" auf Seite 7 zurück. Überlegen Sie, wie Sie persönlich mit diesem Buch arbeiten wollen.
   Sie brauchen unbedingt einen sicheren Ort. Sich sicher zu fühlen ist entscheidend, wenn die Befreiung gelingen soll. Ich kuschle mich mit I-aah neben oder in mein Bett und decke mich mit einer Fleecedecke zu.
2. Stellen Sie an Ihrem sicheren Ort eine Liste zusammen, auf der steht, was Sie machen werden, wenn es Ihnen zu viel wird oder Sie Selbstmordgedanken bekommen. Auf diese Liste gehören z. B.: einige Telefonnummern; Dinge, die Sie tun können, oder Orte, an die Sie gehen können. Machen Sie von dieser Liste mehrere Kopien und verteilen Sie sie an Stellen, wo Sie mit Sicherheit darauf stoßen werden.
3. Möglicherweise hilft es Ihnen, wenn Sie ein paar Unterstützungskräfte um

sich scharen. Es ist sicher gut, wenn Sie mindestens eine Einzelperson oder Organisation kennen, die Sie im Notfall anrufen können. (Im Anhang finden Sie eine Reihe von Adressen, an die Sie sich wenden können.) Denken Sie daran, dass nicht alle Ihre Freunde über einen Anruf mitten in der Nacht begeistert sein werden! Aber wenn Sie wissen, dass es einen Menschen gibt, den Sie anrufen oder dem Sie eine SMS oder E-Mail schicken können, dann kann das in den schlimmsten Momenten schon eine Erleichterung bedeuten. (Wenn Ihnen jetzt niemand einfällt, der Sie unterstützen könnte, dann erkundigen Sie sich bei einer örtlichen Beratungsstelle. Außerdem sollten Sie sich vielleicht einer Selbsthilfegruppe anschließen.)

4. Besorgen Sie sich ein Tagebuch oder einen Block, auf den Sie malen, schreiben oder kritzeln können; außerdem eine Mappe, in der Sie die Sachen aufbewahren können. (Ihre Arbeiten sollten sicher verwahrt sein!) Viele Therapeuten setzen das Schreiben als ein Mittel der Heilung ein, aber wenn Ihnen das Angst macht, sollten Sie es mit anderen Alternativen versuchen, z. B. Malen, Zeichnen oder Modellieren mit Knete. Im Verlauf des Buches werden Sie auf Vorschläge zur praktischen Umsetzung stoßen, und es ist sehr wichtig, dass Sie Ihre Fortschritte in irgendeiner Weise festhalten. Sonst könnte es sein, dass Sie Ihre konkreten Fortschritte gar nicht wahrnehmen. Es ist sehr wichtig, dass wir erkennen, dass wir tatsächlich vorankommen und uns das immer wieder ins Gedächtnis rufen. Sie lesen dieses Buch, und das ist ein guter Anfang. Sie könnten zum Beispiel den Satz „Ich bin dabei, meine Fesseln zu sprengen" auf eine Haftnotiz schreiben und diese an eine Stelle kleben, wo Sie sie jeden Tag sehen.

5. Sie könnten Ihren alten Teddy herauskramen oder sich ein Kuscheltier im Secondhandladen besorgen.

Nicht vergessen!

Achten Sie gut auf sich selbst – lassen Sie sich Zeit mit diesem Buch! Wenn es Ihnen zu viel wird, machen Sie einfach eine Pause und gönnen Sie sich etwas, das Ihnen Spaß macht! Öfter eine kleine Dosis von diesem Buch ist vielleicht die beste Strategie.

Spüre deine Angst und überwinde sie!
Susan Jeffers

2 Jeder Missbrauch verletzt

Jede Form von Missbrauch kann bei den Opfern zu einem manchmal Jahre währenden emotionalen Chaos führen, und selbst wenn es so scheint, als sei der sexuelle Missbrauch die schlimmste Form von Missbrauch, sagen diejenigen, die mit Überlebenden arbeiten, dass ein nichtsexueller Missbrauch manchmal genauso schlimme, wenn nicht gar schlimmere langfristige Schäden anrichtet.

Darum geht es in diesem Buch um jede Form von Missbrauch; unter anderem deshalb, weil das die Erfahrung vieler Menschen widerspiegelt. Missbrauch kann unterschiedlicher Art sein:

- körperlich
- emotional/psychisch
- geistlich
- sexuell

Missbrauch umfasst auch:

- Mobbing
- häusliche Gewalt
- das Vernachlässigen und Alleinlassen von Kindern – beides wirkt auf Kinder traumatisierend

Es ist vermutlich offensichtlich, dass zum körperlichen Missbrauch Tätlichkeiten wie Schläge, Beißen, Verbrennen, Treten usw. gehören. Emotionaler und sexueller Missbrauch sind dagegen schwerer zu definieren. Wir müssen daher klären, was zu diesen Formen von Missbrauch zu zählen ist.

Emotionaler Missbrauch

Noch vor ein paar Jahren hätte ich nicht anerkannt, dass ein Großteil des Missbrauchs, den ich als Kind erfuhr, emotionaler/psychischer Art war. Doch die vielen Situationen, in denen ich in meiner Ursprungsfamilie „niedergemacht" wurde, meine Verlassenheit und die emotionalen „Erpressungen" durch meine Mutter haben entscheidend dazu beigetragen, dass ich mich selbst als „hoffnungslosen Fall" betrachtete.

Mir scheint, dass in jedem Missbrauch ein gewisses Maß an emotionaler Grausamkeit enthalten ist – jeder Missbrauch ist ein Missbrauch von Macht. Ein dominanter, mobbender oder manipulativer Chef, Arzt, Pastor oder Vater (oder Mutter) kann seine Machtposition jederzeit missbrauchen und so im Opfer ein Gefühl der Ohnmacht hervorrufen, das zu einer Kettenreaktion emotionaler Probleme führt – vom fehlenden Selbstwertgefühl bis hin zum Selbstmord.

Sexueller Missbrauch

Sowohl bei Kindern als auch bei Erwachsenen sind manche Aspekte des sexuellen Missbrauchs offensichtlich, aber es gibt auch vieles, was für Menschen, die nicht mit Missbrauch in Berührung gekommen sind, nicht so augenfällig ist.

Ich hatte nicht die leiseste Ahnung davon, dass Erwachsene Babys oder Kleinkinder sexuell missbrauchen könnten und dass es vielerlei Weisen gibt, wie so etwas geschieht. Anscheinend sind das die Inhalte jener illegalen Internetseiten, die manche Pädophile aufbauen oder besuchen.

Kindesmissbrauch schließt auch ein, ein Kind unangemessen zu streicheln oder es dazu zu veranlassen, die Genitalien eines Erwachsenen zu berühren. Und es ist Missbrauch, in Gegenwart eines Kindes zu masturbieren.

Darüber hinaus gehört zum Kindesmissbrauch, mit Gegenständen, dem Finger oder dem Penis in das Kind einzudringen (auch anal oder oral). Aber es gibt auch Kindesmissbrauch ohne Körperkontakt, z. B. wenn jemand seine Genitalien vor einem Kind entblößt, ein Kind dazu bewegt, anderen beim Sex zuzuschauen oder sich Pornografie anzusehen oder an pornografischen Handlungen teilzunehmen.

> *[Sexueller Missbrauch umfasst,] ein Kind dazu zu ermutigen, sexuell unangemessenes Verhalten zu zeigen, zum [emotionalen Missbrauch] gehört, in Kindern regelmäßig das Gefühl hervorzurufen, Angst haben zu müssen oder sich in Gefahr zu befinden, sowie Kinder auszubeuten oder sie für eigene Zwecke zu benutzen.*
> JANE CHEVOUS

Gibt es so etwas wie „milde" Formen von Missbrauch?

Ich denke, im Allgemeinen gibt es keinen „harmlosen" Missbrauch. Aber ich kann mir vorstellen, solche Dinge wie sich auf Kosten eines anderen zu amüsieren, könnten als harmlos empfunden werden, selbst wenn sie

Grenzen überschreiten oder der Betroffene damit nicht umgehen kann. („Was ist los mit dir? Verträgst du keinen Spaß?") Mobbing in der Schule kann für ein Kind schwerwiegende Folgen haben.

Mobbing am Arbeitsplatz kann einen kompetenten Mitarbeiter völlig aus der Bahn werfen.

Ein nackter „Blitzer" im Park kann enorme Auswirkungen auf Kinder oder auch auf Erwachsene mit „verdrängten Erinnerungen" an andere unangenehme sexuelle Erlebnisse (die sie „vergessen" haben) haben. Und in der Regel werden diese „enormen Auswirkungen" falsch verstanden und führen zu Kommentaren wie: „Reiß dich doch zusammen!", was dann umso mehr Schaden anrichtet.

Wenn wir nach der Schwere eines Missbrauchs fragen, scheint die goldene Regel zu gelten: Wir sollten nicht danach fragen, wie schwer *wir selbst* die Auswirkungen eines Missbrauchs einschätzen („Das war doch gar nichts, vergiss es einfach!"). Wir sollten vielmehr begreifen, dass die Auswirkungen, die das missbräuchliche Verhalten auf den Betroffenen hat, entscheidend davon abhängen, welche Bedeutung das Opfer diesem Verhalten zum Zeitpunkt des Geschehens zumisst. Wir müssen auch verstehen, auf welche Weise der Betroffene versucht hat, dieses Erlebnis zu bewältigen.

Daher bin ich, trotz der schrecklichen Dinge, die mein Stiefvater mir angetan hat, wesentlich verwirrter und wütender über meinen Onkel, der „nur" meine Brust angefasst und dabei gelacht hat, als ich als Jugendliche in den Ferien bei ihm in Schottland war.

Die Brüste zu berühren mag harmlos erscheinen, doch für mich als ohnehin schon traumatisierte Vierzehnjährige war dieses Verhalten durch meinen einzigen männlichen Verwandten (der – da bin ich mir sicher – von den Grausamkeiten meines Stiefvaters insbesondere gegenüber meiner Mutter wusste) verheerend. Ich bewunderte diesen Onkel und kann das Gefühlschaos, das sich durch sein Verhalten bei mir einstellte, bis heute nicht ordnen. (Als mich letzte Woche jemand fragte, wann ich mich zum ersten Mal depressiv gefühlt hätte, antwortete ich: „Mit vierzehn oder fünfzehn." Ich erkannte einen möglichen Zusammenhang. War ich in diesen Sommerferien bei meinem Onkel zum ersten Mal depressiv?)

Ein wichtiger Grundsatz im Umgang mit Überlebenden ist daher: Tun

Sie niemals Missbrauch als „harmlos" ab. Versuchen Sie vielmehr, durch Zuhören herauszufinden, welche Auswirkungen der Missbrauch damals auf den Betroffenen hatte.

Meine eigene Geschichte

Durch dieses gesamte Buch zieht sich eine Geschichte, die sich vor allem in den 18 Jahren zugetragen hat, in denen meine Erinnerungen an den sexuellen (und den damit verbundenen körperlichen und emotionalen) Missbrauch in meiner Kindheit zurückkehrten.

Ich ging aufgrund einer traumatischen und von Missbrauch gekennzeichneten Situation in meinem Beruf zu John in Therapie. Ich war stellvertretende Schulleiterin, und die Schulleiterin wollte – wie sie zu einer meiner Kolleginnen sagte – mir „das Leben so schwer machen, dass Sue freiwillig geht". Und so beging sie einen offensichtlichen Machtmissbrauch.

Ich zerbrach völlig und trug mich mit Selbstmordgedanken.

Ich saß bei John und versuchte, mein Leben wieder zusammenzusetzen und zu begreifen, warum mich dieses intensive Mobbing zu einem Häufchen Elend gemacht hatte – einmal war ich nicht mehr fähig zu laufen (eine ziemlich erschreckende Erfahrung), dann konnte ich mehrere Tage lang nicht mehr richtig sehen.

Ich wusste, dass mich etwas im Innersten getroffen hatte. Ich entwickelte eine Reihe schwerer Phobien und leugnete jahrelang, dass diese Bilder „verdrängte Erinnerungen" an den Missbrauch in meiner Kindheit waren. Und das, obwohl sich die Hinweise darauf immer mehr verdichteten.

Ich glaubte zu wissen, warum ich sexuelle Probleme und Angst vor Männern hatte. Ich war mit sechs Jahren von einem Fremden im Park „vergewaltigt" worden. Ich erinnere mich an jede Sekunde dieser Begebenheit und an das Nachspiel, das sie hatte. Dabei legte meine Mutter einige ihrer zerstörerischen Erziehungsmethoden an den Tag. Sie rief die Polizei an, befahl mir aber, im anderen Raum zu bleiben. Dann kam sie immer wieder ins Zimmer und stellte mir Fragen, ging dann ins Nebenzimmer, um der Polizei Näheres zu sagen, kam wieder zurück und so weiter.

„Hat der Mann seinen Schniedelwutz in deine Hose gesteckt?" „Ja." Ich schämte mich so – vor allem, als ich ihr die sechs Pennys zeigte, die der Mann mir gegeben hatte. Ihr entsetzter Blick sagte mir, dass ich etwas ganz Schlimmes getan hatte. Sie nahm mir das Geld ab; mein Wunsch nach einem Schokoladenriegel für sechs Pennys verschwand. Meine Mutter hat mich kein einziges Mal in den Arm genommen oder getröstet. Sie überließ mich mir selbst, ich musste mich waschen. Dann zog ich mich voller Scham in mein Zimmer zurück – ohne den Trost der Schokolade.

Deshalb sagte ich mir als Erwachsene, dass an den verrückten Bildern und Phobien, die mich wie aus dem Nichts heraus heimsuchten, nichts dran war. Ich dachte, sie waren einfach nur ein Beleg dafür, was für ein böser Mensch ich war.

Therapie bei Ruth

Nach einigen sehr verwirrenden Sitzungen bei verschiedenen Psychiatern und einem schwungvollen jungen Allgemeinmediziner, der meinte, ich solle es noch bei einem weiteren Psychiater versuchen, zogen wir nach London. Dort fand ich schließlich Ruth, mit der ich in den nächsten sechs Jahren an den Problemen arbeitete.

Während der Therapie bei Ruth weigerte ich mich die meiste Zeit zu glauben, dass „irgendetwas passiert war". Dieses Buch skizziert in weiten Teilen meinen inneren Kampf zu akzeptieren, dass ich missbraucht worden war, und meine Versuche, mich von den Fesseln freizumachen, mit denen die Phobien mein Leben im Griff hielten.

Ich fühlte mich wie angekettet, doch je mehr ich versuchte, die Fesseln abzustreifen, um so enger schlossen sie sich um meine Beine, bis ich eben nicht mehr laufen konnte. Ich konnte nur noch kämpfen – doch die Fesseln legten sich auch um meine Arme und meinen ganzen Körper. Ich wollte mich nur noch hinlegen und sterben.

Kuscheltiere als Befreiungshelfer

Als ich meine Therapie bei Ruth begann, war es nur natürlich, dass ich I-aah mitnahm. Er war mein Lieblingskuscheltier, und so stellte ich ihn Ruth vor und erklärte ihr, wie wichtig er für mich war. Erstaunlicherweise ist Ruth auch ein Fan von Kuscheltieren und in unserer Zusammenarbeit entdeckten wir, wie entscheidend die Kuscheltiere für meinen Heilungsprozess waren.

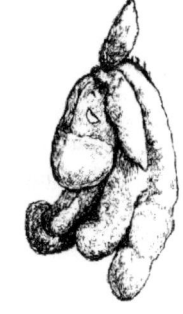

Als ich schließlich den Mut fand, mich einer Selbsthilfegruppe in London anzuschließen, fand ich heraus, dass viele Überlebende wie ich Kuscheltiere besaßen. Unsere Teddybären und anderen Kuscheltiere können Aspekte unserer Persönlichkeit widerspiegeln, und darum brauchen manche von uns so viele von ihnen. Ich liebte I-aah wegen seiner Lebenseinstellung – er erwartet stets, dass das Leben ein wenig unfair ist, und macht doch mit einer guten Portion Humor das Beste daraus. Er ist auch fähig, sich trübsinnig auf sein kleines Fleckchen Erde zurückzuziehen und seine Freunde ihren gemeinsamen Unternehmungen und Scherzen zu überlassen. Er weiß, dass das Leben hart ist, doch er wird mit den kleinen und großen Katastrophen fertig, ohne sein Gesicht zu verlieren.

Es tröstete mich, mich nachts, wenn ich Angst hatte, oder wenn mich Panikattacken oder Weinkrämpfe packten, an I-aah festzuhalten. Irgendwie schenkte mir I-aah immer ein wenig Erleichterung, das Gefühl, dass das Leben weitergeht und dass ich irgendwie wieder aus den dunklen Abgründen der Depression herausklettern würde.

Meine Mutter warf mein Spielzeug fort, als ich etwa acht Jahre alt war – auch meinen heiß geliebten *Rabbit*, meinen Verbündeten in einer feindseligen Welt.

Doch zu meinem einundzwanzigsten Geburtstag schenkten mir Freunde einen echten Teddy mit beweglichen Armen und Beinen. Er ist Puuh-Bär, der sich mit wenig Verstand seinen Weg durch das Leben summt. Da ich nie einen Teddybären besessen hatte, half mir dieses Geschenk besonders, mich der Wahrheit zu stellen. Ich hatte eine ziemlich schreckliche Kindheit gehabt, und ich war fest entschlossen, darüber hinauszuwachsen.

Als ich meine Therapie bei Ruth beenden musste (weil David, mein Lebenspartner, den Job wechselte und wir nach Norwich zogen), freundete ich mich mit Kate an. Sie wurde einer der Menschen, die mich auf meinem Heilungsweg begleiteten und unterstützten, und so war es nur natürlich, sie bei den Vorarbeiten zu diesem Buch zu bitten, die Kuscheltiere für mich zu zeichnen.

Auf der Suche nach Heilung

Ich habe meine Geschichte mit denen anderer Überlebender verknüpft. Sie haben mir erlaubt, ihre Geschichten zu erzählen. Ich habe in Selbsthilfegruppen, Seminaren, Heilungsseminaren und Vorlesungen über Missbrauch gesessen. Ich habe viel über die Erfahrungen von Überlebenden gelesen und bin durch diese Erfahrungen und durch die Therapien bei John und Ruth auf einige Faktoren gestoßen, die allen Überlebenden gemeinsam zu sein scheinen – z. B. unser starkes Bedürfnis nach einem sicheren Ort, an den wir uns flüchten können.

Copingstrategien

In diesem Buch finden Sie Listen mit „Copingstrategien". Sie können sie beim Lesen und Verarbeiten zu Ihrer Liste von sicheren Orten (wie in Kapitel 1 vorgeschlagen) hinzufügen, wenn Sie möchten.

Copingstrategien helfen uns, die nächsten zehn Minuten zu überstehen – und dann wieder zehn Minuten. Wenn zu Ihren Copingstrategien auch Selbstverletzungen gehören, sollten Sie sich darüber im Augenblick nicht allzu viele Gedanken machen. Während Sie stärker werden und sich durch das Buch hindurcharbeiten, werden Sie auch die Kraft gewinnen, das hinter sich zu lassen.

Eine ganz wichtige Copingstrategie ist, uns nicht selbst wegen all der Dinge, die wir tun, um zu überleben, „fertigzumachen".

Eine andere wichtige Copingstrategie, die ich bereits im letzten Kapitel genannt habe, ist, sich einen sicheren Ort zu schaffen, an dem wir einfach nur „sein dürfen". Wenn Sie einen solchen Ort noch nicht gefunden haben, sollten Sie das zu Ihrer ersten Priorität machen.

KERNGEDANKEN

- Jeder Missbrauch verletzt.
- Ein scheinbar „harmloser" Missbrauch kann verheerende Auswirkungen haben.
- Kuscheltiere können uns bei unserer Heilung helfen.
- Suchen Sie sich einen sicheren Ort, an dem Sie einfach nur „sein dürfen".

Die Fesseln abstreifen – praktische Impulse

1. Schreiben Sie auf, was das soeben gelesene Kapitel in Ihnen auslöst. Sie könnten zum Beispiel aufschreiben, welchen Formen von Missbrauch Sie unterworfen waren. Wenn Sie nur vage Erinnerungen oder „Bilder" haben, könnten Sie diese malen, zeichnen oder aufschreiben.
2. Sie müssen sich bei diesem Vorhaben Ihren sicheren Ort bewahren. Es ist normal, wütend zu sein und zu weinen, wenn man daran denkt, was andere einem angetan haben.
3. Haben Sie sich um weitere Unterstützer bemüht? Es wird schwer werden, das Buch durchzuarbeiten, wenn Sie ganz auf sich allein gestellt sind.
4. Haben Sie Ihren alten Teddybären herausgekramt oder sich irgendwo ein Kuscheltier besorgt?

Nicht vergessen!

Je mehr Sie sich durch dieses Buch hindurcharbeiten, umso mehr werden Sie die Kontrolle über Ihr Leben und die Gefühle, die Ihnen im Missbrauch verloren gingen, wiedergewinnen.

Die Heilung ist ein lebenslanger Prozess –
aber – das Licht scheint in der Dunkelheit
und, noch wichtiger, die Dunkelheit
hat das Licht noch nie ausgelöscht.
MARGARET KENNEDY

3 Mit dem Trauma verbundene Probleme

Menschen, die missbraucht wurden, erleben die unterschiedlichsten Symptome. Bei manchen treten nur ein oder zwei der unten genannten Symptome auf, doch bei den meisten Menschen, mit denen ich gesprochen habe, zeigen sich gleich mehrere. (Die Liste ist nicht vollständig.) Zu diesen Symptomen gehören:

● sogenannte Flashbacks – plötzlich und unerwartet auftretende Erinnerungen;

● beunruhigende Gedanken, manchmal auch „Gedankenrasen";

● zwanghaftes Verhalten; dazu gehören auch Selbstverletzungen und Essstörungen. (Manchmal wird es so schlimm, dass sich daraus eine Zwangsstörung entwickelt. Dahinter stehen Zwänge und Ängste, die so extrem geworden sind, dass sie uns an bestimmte Verhaltensmuster binden, die das ganze Leben kontrollieren.)

● Albträume, andere Schlafstörungen (z. B. schreiend aufzuwachen);

● exzessive Angst (z. B. die Angst vor dem Schlafengehen oder die Angst, aus dem Haus zu gehen; viele Überlebende fürchten sich, wenn jemand hinter ihnen steht);

● Halluzinationen; dazu gehört auch, den Missbraucher zu „sehen" oder zu „hören", wenn er gar nicht da ist;

● ein Zustand übersteigerter Wachsamkeit (ständig auf „Alarmstufe Rot" zu sein), der fahrig und gereizt machen kann und indirekt Auswirkungen auf die Menschen im Umfeld des Betroffenen haben kann;

● Beziehungsprobleme; insbesondere in sexuellen Beziehungen, z. B. durch Angst vor dem Sexualverkehr oder durch Unsicherheit bezüglich der eigenen sexuellen Orientierung;

● extreme Panik- und Angstreaktionen in den unterschiedlichsten Kontexten (darunter auch soziale Phobien wie die Angst vor großen Menschenansammlungen im Kino, im Restaurant oder in Kirchen);

● starke Stimmungsschwankungen;

● emotionale Probleme, etwa die Unfähigkeit, anderen zu vertrauen, oder auch das Gegenteil: eine Vertrauensseligkeit gegenüber Menschen, die nicht vertrauenswürdig sind;

● ein geringes Selbstwertgefühl, fehlendes Selbstbewusstsein, die Tendenz, sich selbst herabzusetzen oder sich ständig zu entschuldigen, manchmal bis hin zu Paranoia;

- Schwierigkeiten mit oder Feindseligkeit gegenüber Autoritäten, was manchmal bis hin zu kriminellem Verhalten führen kann;
- Schuldgefühle (z. B.: „Ich bin ein durch und durch schlechter Mensch. Die Welt wäre besser dran, wenn es mich gar nicht gäbe.");
- die Neigung, von einer missbräuchlichen Beziehung in die nächste zu geraten;
- häufige depressive Phasen;
- ein Gefühl der Ohnmacht und der Unfähigkeit, die eigene Lebenssituation zu beeinflussen.

Beim Durcharbeiten dieses Buches wird besonders dieser letztgenannte Punkt ein Ansatzpunkt der Veränderung sein. Die vorgeschlagenen praktischen Impulse werden Ihnen helfen, diese schrecklichen Symptome anzuerkennen und Strategien zu entwickeln, wie Sie sich davon befreien können. Veränderung ist möglich.

Lernen, das Trauma zu verstehen
Ich erfuhr mehr über Traumata, indem ich die folgenden Bücher las:

- Judith Herman, *Die Narben der Gewalt*, Paderborn: Junfermann 2003.
- Babette Rothschild, *Der Körper erinnert sich, Die Psychophysiologie des Traumas und der Traumabehandlung*, Essen: Synthesis 2002.
- Louis Cozolino, *The Neuroscience of Psychotherapy*, WW Norton and Co. (Leider nicht auf Deutsch erhältlich. Vom selben Autor, aber mit ähnlicher Thematik: *Die Neurobiologie menschlicher Beziehungen*, Kirchzarten: VAK-Verl.-GmbH 2007.)

Alle drei Bücher empfehle ich den Lesern, die mehr über die Auswirkungen von sexuellem Missbrauch erfahren wollen.

Judith Hermans gut recherchiertes Buch *Die Narben der Gewalt* veränderte mein Denken. Ich hatte im Hinterkopf immer diese Angst, ich könnte nur auf einem Selbstmitleidstrip sein. Ich wollte von den Phobien, die mich an einem „normalen" Leben hinderten, frei werden. Jeder meiner Schritte musste militärisch exakt durchgeplant werden, inklusive aller möglichen Rückzugsstrategien und Ausweichrouten; alle Eventualitäten mussten bedacht und eine Packung Beruhigungsmittel griffbereit sein.

Ich betrachtete mich als hoffnungslosen Fall. „Bei David bin ich sicher", sagte ich mir. „Es ist doch alles längst vorbei – komm endlich darüber hinweg." Doch die Ängste und Phobien verfolgten mich. Sie hatten mein Leben völlig im Griff.

Posttraumatische Belastungsstörung

Ich fand heraus, dass die vielen verschiedenen Etiketten, die die Ärzte meinen Problemen gegeben hatten (bipolare Depression usw.) möglicherweise nur einen Teil der Wahrheit darstellten. Niemand hatte diagnostiziert, dass ich unter einer Posttraumatischen Belastungsstörung litt.

Als ich Judith Hermans Buch las, war das für mich wie die Erleuchtung, die Paulus auf seinem Weg nach Damaskus erlebte – das Licht der Wahrheit fiel auf meine Fesseln.

Die Symptome, die sich seit meiner Kindheit gezeigt hatten, entsprachen denen einer Posttraumatischen Belastungsstörung.

Dass ich solche Mühe hatte, die Fesseln des Missbrauchs abzustreifen, hatte nichts damit zu tun, dass ich so ein hoffnungsloser Fall war, sondern damit, dass es sehr schwer ist, von den Folgen einer Traumatisierung frei zu werden!

Es steckt alles in unserem Kopf

Offensichtlich werden die Erinnerungen an traumatische Ereignisse in unserem Gehirn anders abgespeichert als glücklichere Erinnerungen. In der Kindheit erworbene Traumata können die Entwicklung des Gehirns stark beeinträchtigen.

Kindheitstraumata schaden den neuronalen Verknüpfungen.
Louis Cozolino

Wissenschaftler sagen, unsere schlimmen Erinnerungen würden derart in unserem Gehirn weggesperrt, dass es schwierig wird, sie wieder aufzuschließen; die dafür nötigen Verbindungen sind im Gehirn nicht vorhanden.

[Traumatische Erinnerungen] werden in primitiveren Schaltkreisen gespeichert ... dadurch ... sind sie ausgesprochen somatisch, sensorisch und emotional und ihrem Wesen nach nonverbal. [Das] führt zu einem Fehlen der zeitlichen Erinnerung, sodass die Ereignisse, wenn sie getriggert werden, so erlebt werden, als fänden sie in der Gegenwart statt.

Louis Cozolino

Wir baden nicht im Selbstmitleid, wir ertrinken im Chaos

Ich will in diesem Buch zeigen, dass wir Überlebenden versuchen, über den Missbrauch hinwegzukommen. Wir versuchen, für die Zukunft zu leben und nicht in der Vergangenheit festzustecken.

Aber es gehört zum Wesen eines Traumas, dass man sich nur schwer davon erholt – wir können diese verdrängten Erinnerungen nur durch eigenes Lernen und durch Hilfe von außen aufschließen. Und das ist natürlich ein langwieriger und schwieriger Prozess.

Missbrauch kann eine Traumatisierung bewirken. Es ist nicht, als würde man vom Fahrrad fallen und sich das Knie aufschlagen. Das Trauma aufzuschließen und über die Flashbacks, die Albträume und die latenten Schuld- und Schamgefühle hinwegzukommen, kann ein lebenslanger Kampf sein. Das ist eher so, als würde man gegen das Ertrinken ankämpfen.

Das Unaussprechliche aussprechen

In der Einleitung zu ihrem Buch schreibt Judith Herman:

Die normale Reaktion auf Gräueltaten ist, sie aus dem Bewusstsein zu verbannen. Bestimmte Grenzverletzungen ... sind zu schrecklich, als dass man sie laut aussprechen könnte: das ist die Bedeutung des Wortes unaussprechlich.[1]

Dass Herman von „Gräueltaten" sprach, weckte mein Interesse an diesem Buch über Traumata. Ich empfand diesen Ausdruck zunächst viel zu stark. Doch im weiteren Verlauf erkannte ich, wie froh ich wäre, wenn jemand dieses Wort für manche der Dinge benutzen würde, die andere Überlebende erfahren mussten – auch wenn ich den Eindruck hatte, diesen Begriff nicht auf meine eigenen Erfahrungen beziehen zu dürfen.

Doch ich begriff langsam, dass ich die Intensität meiner eigenen

Gefühle leugnete; dass ich leugnete, wie sehr es mich verletzt hatte und wie schlecht ich mich innerlich fühlte.

Ich tue das noch heute.

Ich beobachte das an anderen Überlebenden.

„Es ist unaussprechlich. Lasst uns den Ball flach halten. Das ist nichts, womit ich nicht fertig werden könnte." Aber ich fühle mich trotzdem noch schlecht. Ich fühle mich immer noch außerstande, mich dem Leben zu stellen.

Und so sage ich mir, dass ich eben ein hoffnungsloser Fall bin.

Wir wollen es nicht aussprechen – es ist leichter und einfacher, wenn wir uns sagen, wir wären labil und nutzlos –, darum vergraben wir es in unserem Innern. Aber wie sagt Herman: „Gräueltaten widersetzen sich jedem Versuch, sie im Innern zu vergraben."

Die Folgen des Traumas

In gewisser Weise tat es gut zu erkennen, dass Missbrauch ebenso als eine Traumatisierung angesehen werden kann wie andere Dinge, z. B. als Soldat im Krieg zu kämpfen oder gefoltert oder gefangen gehalten zu werden. Aber es machte mir auch Angst.

Es fällt mir nicht schwer zu begreifen, warum der siebenjährige Junge, den ich einmal unterrichtete, traumatisiert war. Er war mit Verwandten aus Afrika nach England gekommen, nachdem er miterleben musste, wie seine Eltern und Geschwister vor seinen Augen in Stücke gehackt wurden.

Was wir über die Schützengräben im Ersten Weltkrieg hören, lässt uns erkennen, warum es nur allzu „normal" war, dass Soldaten zitterten und vom Krieg traumatisiert waren. Und wie kommen Menschen damit klar, wenn sie ein Kind, den Vater oder die Mutter, den oder die Verlobte oder einen Lebenspartner verlieren?

Auch das ist unaussprechlich. Ich kann nicht in angemessene Worte fassen, wie ich mich fühlen würde, wenn eines meiner Kinder oder David sterben würde.

Wie können wir mit einem Trauma umgehen?
Mögliche Reaktionen sind:
* Wenn bei einer Beerdigung jemand zeigt, wie aufgewühlt er ist, hören

wir bald andere sagen: „Reiß dich zusammen. Du darfst dich nicht so gehen lassen."

• Wir könnten uns auch so verhalten, wie die Stars in den Fernsehserien es machen, wenn jemand gerade etwas zutiefst Traumatisierendes erlebt hat (z. B. eine Fehlgeburt oder dass der Partner gerade ums Leben gekommen ist). Dann sagt meist ein anderer Protagonist zu dem Betreffenden: „Es ist vorbei. Das Leben geht weiter." (Was so viel bedeutet wie: „Erwähn dieses Trauma nie wieder!")

Doch Fachleute, die über Traumata schreiben, sagen: Egal, was für ein Ereignis es ist – ob es die Angst bei einer Bombenexplosion war oder bei einer ethnischen Säuberung oder Gefangenschaft und Folter –, die Reaktion darauf ist eine Traumatisierung, von der man sich nur allmählich und mit Mühe erholt.

Der Missbrauch wird im gleichen Atemzug mit all diesen einschneidenden Ereignissen genannt. Ja, es soll vorkommen, dass Menschen mit einem Missbrauch gut zurechtkommen. Aber andere tun das nicht; insbesondere wenn der Missbrauch wiederholt über einen längeren Zeitraum stattfand.

Die Folgen solcher Traumata zeigen gemeinsame Züge, und auch der Weg zur Heilung sieht in vielem ähnlich aus. Es ist also so, wie ich in Kapitel 2 bereits gesagt habe: Egal, um welche Art von Missbrauch es sich handelt, Sie werden vermutlich ähnliche Symptome haben wie Menschen, die auf eine ganz andere Art missbraucht wurden als Sie selbst. Und auch die Strategien für eine Heilung können ähnlich aussehen.

Natürlich gibt es Aspekte Ihres Missbrauchs und Ihrer heutigen Verfassung, die spezifisch für das sind, was Sie persönlich erlebt haben. Für Männer ist eine Vergewaltigung ein verheerendes Ereignis, und manche fühlen sich außerstande, über das Geschehene zu sprechen und empfinden sich als unmännlich, wenn sie deshalb Tränen vergießen. Solche Überlebende haben mitunter Schwierigkeiten, ihrer Arbeit nachzugehen oder mit Freunden in die Kneipe zu gehen. Unter Umständen fühlen sie sich zudem gefangen in den Erwartungen, die unsere Gesellschaft an Männer stellt.

Die Phasen der Bewältigung

Unabhängig von der Art des Missbrauchs scheinen alle Betroffenen die gleichen Merkmale bei der Bewältigung des Traumas aufzuweisen. Mir leuchtet ein Drei-Phasen-Modell ein, mit dem etliche Psychologen den Prozess, wie wir unsere Verletzungen angehen, beschreiben:

1. Aufdecken
2. Entdecken
3. Genesungsprozess

Als Erstes müssen wir aufdecken, was geschehen ist. Verwischte innere Bilder und merkwürdige Körperempfindungen ergeben zunächst keinen Sinn. Wir müssen Aufdeckungsarbeit leisten.

Beim Aufdecken entdecken wir vieles. Wir arbeiten nach und nach heraus, was es mit diesem wiederkehrenden Traum auf sich hat. Wir lernen zu verstehen, warum wir so heftig reagieren, wenn sich im Fernsehen ein Paar küsst – oder all die anderen Dinge, die uns ausflippen lassen.

Diese beiden ersten Phasen können Jahre dauern und münden mitunter erst allmählich in die Phase der Genesung, in der wir ein gewisses Maß an Heilung erleben.

Dieser Drei-Phasen-Prozess ist den Phasen der Entdeckung sehr ähnlich, die Judith Herman vorschlägt:

- Sicherheit aufbauen (Ja, wir müssen uns sicher fühlen, sonst werden wir uns nicht in der Lage fühlen, die Dinge aufzudecken.)
- Die traumatisierenden Ereignisse rekonstruieren, sodass sie so etwas wie Sinn ergeben (Das sind die Phasen *Aufdecken* und *Entdecken*.)
- Wiederherstellung der Beziehungen zwischen dem Überlebenden und seinem sozialen Umfeld (eine gute Definition für den Genesungsprozess)

Der Missbrauch trifft nicht nur das Opfer

Ein Missbrauch hat immer auch Auswirkungen auf das Umfeld des Überlebenden – das sind die Angehörigen, Freunde und alle anderen, die im Leben des Überlebenden eine Rolle spielen.

Es gibt deutliche Hinweise darauf, dass es für Menschen, die Überlebende begleiten, genauso traumatisierend sein kann, die Details eines Missbrauchs zu erfahren, wie für den Betroffenen des Missbrauchs selbst.

Daher leiden auch die Eltern eines Kindes oder eines erwachsenen Vergewaltigungsopfers mit der/dem Überlebenden.

Das gesamte Umfeld ist vermutlich über die Aufdeckung eines Missbrauchs schockiert. Aber wenn wir schweigen, hilft das allein den Tätern. Missbrauch gedeiht in einem Klima von Schweigen und Geheimhaltung. Statt die Ereignisse zu vertuschen, ist es daher besser, wenn die Familie oder das sonstige Umfeld offen darüber redet.

Symptome [von Missbrauch] könnten gelindert werden, wenn die traumatischen Erinnerungen, wie auch die damit verbundenen intensiven Gefühle, aufgedeckt und in Worte gefasst wurden. Diese Behandlungsmethode wurde zum Fundament moderner Psychotherapie ...
JUDITH HERMAN

Worte und Gefühle

Worte sind wichtig, sehr wichtig. Ob Sie sie nun aufschreiben, aussprechen oder denken – beim Malen oder bei der Gartenarbeit –, immer sind es Worte, die diese Fesseln aufdecken. Denn durch sie kommen wir *mit den Gefühlen in Berührung,* die wir zum Zeitpunkt des Missbrauchs gespürt haben.

Das scheint der Prozess zu sein, der nach Aussagen von Wissenschaftlern wie Louis Cozolino die Verknüpfungen im Gehirn herbeiführt, durch welche die verschlossenen Erinnerungen aufgeschlossen werden. Er nennt das die „Integration des neuronalen Netzwerks".

Manche finden leichter die Worte als die Gefühle. Das macht nichts. Lassen Sie Ihre Worte fließen. Und wenn sie nicht fließen wollen, zertreten Sie doch mal Getränkedosen oder tanzen Sie zu lauter Musik.

An manchen Stellen in diesem Buch habe ich Elemente der Arbeit mit dem „Inneren Kind" aufgenommen, weil diese helfen, die kindlichen (oder erwachsenen) Emotionen zu erreichen und aufzuschließen, die wir zum Zeitpunkt des Missbrauchs empfunden, dann aber weggepackt haben, weil sie damals zu unaussprechlich und zu undenkbar waren. Die Fesseln zu sprengen bedeutet, die Verletzungen zu spüren, sich zuzugestehen, wie schlimm sie sich anfühlten, und dann dem kleinen verletzten Kind in unserm Innern (das auch dann da ist, wenn wir als Erwachsene

missbraucht wurden) die Vollmacht über das eigene Leben zurückzuge-
ben, damit wir unser Leben fortführen und von den Folgen des Missbrauchs genesen können.

Strategien im Umgang mit Panikattacken und Angst

1. Panikattacken und Angstgefühle entstehen, weil zu viel Adrenalin im
   Körper ist. Versuchen Sie, langsam und tief ein- und auszuatmen. Zählen Sie beim Einatmen bis fünf und beim Ausatmen ebenso. Stellen Sie
   sich vor, wie all die negativen Gefühle mit dem Ausatmen aus Ihrem
   Körper herausfließen. (Achten Sie darauf, dass Sie in Ihrer Panik nicht
   zu schnell atmen, weil sie das Gefühl haben, nicht genug Luft zu
   bekommen. Wenn wir zu viel Sauerstoff einatmen, wird uns schwinde-
   lig und kribbelig. Verlangsamen Sie Ihre Atmung.)
2. Bewegung scheint die Wirkung des Adrenalins zu mindern. Legen Sie
   sich laute Musik auf und tanzen Sie das Adrenalin aus Ihrem Körper
   heraus. (Wenn Sie zum Zahnarzt gehen, bitten Sie darum, dass man
   Ihnen adrenalinfreie Schmerzspritzen gibt.)
3. Machen Sie Entspannungsübungen, um das Gefühl der Anspannung
   loszuwerden. (Legen Sie sich wenn möglich dazu hin; Sie können die
   Übungen aber auch im Stehen machen.) Spannen Sie nacheinander
   jeden Muskel Ihres Körpers einige Sekunden an und entspannen Sie
   ihn wieder: Spannen Sie Ihre Fußmuskulatur an … und entspannen Sie
   sie wieder; spannen Sie Ihre Wadenmuskulatur an … und entspannen
   Sie sie wieder … Spannen Sie die Oberschenkelmuskeln an … entspannen Sie wieder … usw.
4. Machen Sie sich bewusst, wann die schlimmen Gefühle einsetzen. Was
   hat dieses Gefühl in dem Augenblick ausgelöst? Den Auslöser herauszufinden, verschafft uns die Befriedigung, ein Stück weitergekommen
   zu sein.
5. Angstgefühle, die den ganzen Tag über anhalten, können Sie bewältigen, indem Sie sich Zeit zur Entspannung nehmen. Aber es ist sicher
   auch gut, wenn Sie Ihren Arzt konsultieren.
6. Panikattacken sind etwas anderes als anhaltende Angstgefühle. Eine
   Panikattacke ist fest umrissen: Dazu gehört die Unfähigkeit, normal zu

atmen, ein pochendes Herz, das Gefühl, diesen Anfall vielleicht nicht zu überleben, und manchmal Schwindel und Übelkeit. Es ist wichtig, dass Sie mit Ihrem Arzt darüber sprechen.

7. Am wichtigsten ist zu akzeptieren, dass es sich um eine Panikattacke handelt und Sie nicht daran sterben werden. Atmen Sie tief ein und aus, sagen Sie sich immer wieder denselben Satz (z. B.: „Es ist alles in Ordnung. Es ist eine Panikattacke, und ich werde nicht sterben.“). Wenn möglich fragen Sie sich, was die Panik ausgelöst hat. Wenn das im Augenblick nicht möglich ist, vertagen Sie diese Frage auf einen späteren Zeitpunkt, wenn Sie sich wieder stärker fühlen.

8. Jeder Mensch hat schlechte Tage. Konzentrieren Sie sich auf die guten Tage, und glauben Sie daran, dass die guten Tage umso häufiger werden, je mehr Sie lernen, mit Ihrer Panik umzugehen.

9. Es ist nichts Ungewöhnliches, von Angstgefühlen überwältigt zu werden. Das ist keine Krankheit, und *Sie sind in der Lage,* von Panik und Angst frei zu werden. Berichten Sie in der Selbsthilfegruppe davon.

KERNGEDANKEN

⊙ Die Symptome, an denen wir durch den Missbrauch leiden, können sehr unterschiedlich sein und haben großen Einfluss auf unser Leben. Wir können uns durch sie gefangen und ohnmächtig fühlen.

⊙ Missbrauch kann eine Traumatisierung hervorrufen, und Missbrauchsopfer können ebenso wie Soldaten nach einem Kampfeinsatz an einer Posttraumatischen Belastungsstörung leiden. Wir kämpfen darum, von diesem Trauma zu genesen; wir baden nicht in unserem Leid.

⊙ Schreiben, Malen und andere praktische Tätigkeiten können uns helfen, unsere Gefühle herauszuarbeiten – das ist ein notwendiger Schritt zu unserer Genesung.

Die Fesseln abstreifen – praktische Impulse

1. Haben Sie einen sicheren Ort? Das wird Ihnen sehr helfen.
2. Betrachten Sie, noch einmal die drei auf Seite 30 genannten Phasen. In welcher Phase befinden Sie sich gerade? (Die Phasen können sich auch überlagern.)

3. Versuchen Sie, Ihre momentanen Gefühle aufzuschreiben oder zu malen – z. B. die Gefühle, mit denen Sie auf dieses Kapitel reagiert haben. Vielleicht überrascht es Sie ja, dass Sie es mit einer Posttraumatischen Belastungsstörung zu tun haben und Sie nicht etwa faul oder ein hoffnungsloser Fall sind (oder all das, was Sie oder Ihr Umfeld noch darüber sagen).

4. Wenn Sie einige der am Anfang dieses Kapitel genannten Symptome bei sich wiedererkennen, könnten Sie sich die Symptome aufschreiben, mit denen Sie am meisten zu kämpfen haben. Konzentrieren Sie sich auf diese Dinge und achten Sie beim Lesen vor allem darauf, Strategien für den Umgang mit diesen Symptomen zu erarbeiten.

5. Es ist nötig, dass Sie Ihre Geschichte auf möglichst viele verschiedene Weisen erzählen. Sie könnten sie in Worte fassen oder in Bildern malen oder tanzen oder ... Große Mengen Papier und dicke Pinsel oder Stifte sind dabei eine Hilfe.

6. Betrachten Sie das unten stehende Zitat. Irgendwann wird es nötig sein, dass Sie reden und Ihre Geschichte und Ihre Gefühle mitteilen.

Nicht vergessen!
Die Bewältigung eines Traumas ist eine Herausforderung, die Ihnen viel abverlangt. Gönnen Sie sich immer wieder eine Pause! Tun Sie etwas, das Sie beruhigt, z. B. Schwimmen, einen Spaziergang im Park machen, Musik hören, einen Kräutertee trinken oder ein Kinderbuch lesen.

Zentrale Erfahrungen bei einem psychischen Trauma sind die Ohnmacht und der Verlust der Beziehung zu anderen Menschen. Die Genesung vom Trauma basiert daher auf der Stärkung der Person des Überlebenden und der Schaffung neuer Beziehungen. Heilung kann nur im Kontext von Beziehungen stattfinden, nicht in der Isolation.
JUDITH HERMAN

4 Probleme mit Erinnerungen

Da ich so viele der Erinnerungen an meine frühe Kindheit so tief in mir vergraben und zum Großteil vergessen hatte, hatte ich große Mühe, die merkwürdigen „Bilder" und „Teilerinnerungen", die plötzlich in meinem Kopf auftauchten, als etwas Bedeutungsvolles – oder gar als Erinnerungen an Missbrauch – anzuerkennen. Ich war davon überzeugt, dass ich mir das alles nur einbildete. Und das wiederum bewies nur, dass ich böse war und die Welt ohne mich besser dran wäre – ein Gedanke, der mich viele Jahre verfolgte und der Grund für verschiedene Selbstmordversuche war.

Bildete ich mir das alles nur ein?

Da ich diesen erschreckenden Bildern misstraute, geriet mein ganzes Denken in ein einziges Chaos. Waren diese Bilder bloße Fantasie? Hatte mir jemand diese Gedanken in den Kopf gesetzt? Hatte ich mir das alles selbst in den Kopf hineingepflanzt? (Dass Menschen sich einen Missbrauch nur ausdenken, kommt ganz offensichtlich nur selten vor.)

Meine schmerzhafte Reise durch diese Fragen (und ich bin noch nicht am Ziel) durchzieht dieses ganze Buch, und ich richte den Blick darauf, weil so viele Überlebende mit diesen schweren Fragen zu kämpfen haben. Wenn man sich im Internet umschaut, bekommt man den Eindruck, das sogenannte *False Memory Syndrome* sei das einzig wichtige Thema im Zusammenhang mit Missbrauch. (Die Befürworter des *False Memory Syndrome* gehen davon aus, dass die meisten Menschen, die behaupten, missbraucht worden zu sein, sich irren. Die Missbraucher hoffen natürlich, dass wir alle dieser Theorie Glauben schenken.)

Jahrelang behauptete ich, mir das alles nur einzubilden. Ich wusste, dass ich Hilfe brauchte, weil mein Leben völlig aus den Fugen geriet. Ich konnte nur überleben, wenn ich mich mit irgendetwas beschäftigte. Ich hielt mich so sehr auf Trab, dass es zum Burn-out und zu Depressionen kam und ich schließlich gar nichts mehr tun konnte. Aber dann war das Problem, dass ich zu viel Zeit zum Nachdenken hatte, sobald ich mich heulend ins Bett zurückzog, also musste es mir ganz schnell wieder besser gehen, damit ich wieder aufstehen und zur Arbeit gehen konnte.

Mein Blutdruck erreichte ein gefährliches Niveau. Ich weinte beinahe täglich. Ich litt unter schrecklichem „Gedankenrasen" – Gedanken, die so rasend schnell durch meinen Kopf schossen, dass es sehr bedrohlich wurde; so als würden sie niemals zur Ruhe kommen und ich deshalb verrückt werden. („Du hast dir das nur eingebildet. Du bist böse. Aber was war das mit dem Flashback gestern? Das muss doch mit etwas Realem zu tun gehabt haben?") Ich bin mir nicht sicher, ob ich diese „akute Phase" überstanden hätte ohne meine liebevolle Familie und ohne meinen Hund Jemma.

Aber ich mache gerade einen großen Sprung in meiner Geschichte. Diese „akute Phase" war in der Zeit am schlimmsten, als ich zu Ruth in die Therapie ging. In diesen Sitzungen begann ich mit Schrecken zu realisieren, dass ich die beängstigenden Bilder vielleicht ernst nehmen musste.

Es wird schlimmer

Es ist wichtig anzumerken, dass es bei den meisten Überlebenden, die ich kenne, zunächst einmal immer schlimmer wird, bevor eine Besserung eintritt. In der Regel gibt es dafür einen Auslöser – zu meinem gehörte das Mobbing durch die Rektorin, was in mir etwas auslöste, das irgendwie mit dem Missbrauch von Macht zu tun hatte. So kamen Erinnerungen an den Missbrauch in meiner frühen Kindheit hoch. Und ich hatte keine bewusste Erinnerung an diese Ereignisse. Wenn Leute uns Überlebende dann fragen: „Vor zwei Jahren ging's dir doch noch blendend. Was ist denn nur jetzt mit dir los?", fällt uns die Antwort schwer, weil wir selbst uns fragen, wieso das so ist.

Warum kommen uns Dinge, die vor so langer Zeit geschehen sind, auf einmal derart in die Quere?

Warum wird es schlimmer mit uns und nicht besser?

Verdrängte Erinnerungen

Ich denke, der Schlüssel dafür, dass es schlimmer wird, liegt bei den tief in unserem Innern vergrabenen Erinnerungen, die zu schmerzhaft sind, als dass wir uns ihnen stellen könnten. Wir haben sie verdrängt, weil sie damals, als das alles geschah, zu schmerzhaft waren.

Ich habe eine Freundin, die der festen Meinung ist, es sei das Beste, die Erinnerungen nicht wieder auszugraben. Ich wünschte, sie hätte recht.

Aber das glaube ich nicht. Die Zeit, in der meine Erinnerungen aus dem Bewusstsein verdrängt waren, gehörten zu den schlimmsten meines Lebens – ich erlebte tiefe Depressionen, Selbstmordgedanken und eine lähmende Angst, die mich den ganzen Tag über in einen panikartigen Zustand versetzte.

Es war schrecklich.

Aber es war auch schrecklich zuzulassen, dass die Erinnerungen wieder an die Oberfläche treten. Darum verstehe ich gut, wenn manche Überlebenden nicht wissen wollen, was unter der Oberfläche ihres chaotischen Lebens liegt. Sie wollen es einfach wieder begraben und es weiter im Verborgenen halten. Ich habe das versucht. Es kostete eine immense Mühe, die Dinge unter Verschluss zu halten, und ich bin mir sicher, dass das die Ursache dafür war, dass meine Panik und meine Depression sich in Zwänge, Phobien, Albträume und Flashbacks verwandelten, die nicht mehr unter Kontrolle zu bringen waren.

(Wenn Sie es einfach alles wieder wegpacken möchten – weil Sie sich vielleicht gerade in einer akuten Krise befinden –, sollten Sie fürs Erste Folgendes tun: Suchen Sie sich eine Beschäftigung aus, die Ihnen Freude macht; blättern Sie ein paar Seiten weiter und schauen Sie sich die Strategien für den Umgang mit Flashbacks und Triggern an (vgl. S. 41–44). Später könnten Sie dann mit jemandem, der Sie begleitet oder unterstützt, darüber sprechen, was Ihnen bei diesem Kapitel solche Mühe bereitet hat.)

Der Beginn meiner Therapie bei John

Die Geschichte, die ich in diesem Buch erzähle, ergibt keinen Sinn, wenn ich nicht auf die Anfänge meiner Therapiezeit bei John zurückkomme. Das war nach dem Mobbing durch die Schulleiterin und meinem darauf folgenden Zusammenbruch gewesen.

Ich wusste durch meine Kollegen, dass die Rektorin mir etwas anhängen wollte. Ich empfand ihr Verhalten als einschüchternd und bekam Angst vor ihr. Ich konnte mit dieser Art von Konflikten nicht gut umgehen.

Anfangs ging es in der Therapie bei John darum, einen Weg zu finden, mit der Schulsituation richtig umzugehen. Ich begann zu sehen, wie gering mein Selbstwertgefühl war. Mir war bis dahin nicht deutlich gewesen, wie sehr ich den Worten meiner Mutter geglaubt hatte, die immer wieder gesagt hatte: „Du bist ein hoffnungsloser Versager" oder: „Du wirst es nie zu etwas bringen." Und ich hatte bisher nicht begriffen, wie sehr ich ihr Empfinden teilte, dass ich an ihrer Unzufriedenheit schuld war.

Als nun die Schulleiterin all die Missstände an der Schule auf mich schob und nicht selbst die Verantwortung für Dinge übernehmen wollte, die aufgrund ihres unsinnigen Verhaltens schiefliefen, war ich wieder das ohnmächtige Kind – der Sündenbock.

Langsam fing ich an, die Dinge klarer zu sehen. Ich war *kein* schlechter Mensch. Es wäre *nicht* besser, wenn ich tot wäre. Ich war *nicht* hässlich, nutzlos und *kein* Versager. Als ich die Therapie bei John anfing, wusste ich nicht recht, was ein niedriges Selbstwertgefühl ist, aber nach zwei Jahren lächelte ich zum ersten Mal über mich selbst – und das überraschte mich.

Ich verstand zwar nicht, wie es zu dieser Veränderung gekommen war, aber es war ein gutes Gefühl.

Doch in den letzten Monaten der Therapie wurden die Bilder in meinem Kopf beängstigender. Ich bekam wieder Albträume, in denen zwar wieder die Schulleiterin auftauchte, die aber auch neue Elemente enthielten, die ich nicht verstand.

John schlug mir vor, einige meiner Träume aufzuschreiben. Das war hilfreich und gab uns beiden einen guten Einblick in meine innere Welt.

Aber meist wollte ich nicht über diese Bilder nachdenken. Manchmal waren es Flashbacks (plötzlich und unerwartet im Tagesverlauf auftretende mentale Bilder), und das war neu für mich – und beängstigend. Ich fing an, mich zu fragen, ob ich gerade dabei war durchzudrehen.

Ich hatte wieder Selbstmordgedanken.

Einige Monate lang fühlte ich mich völlig gefangen in diesen Bildern. Sobald sie auftauchten, zog ich innerlich „einen Rollladen herunter", um sie auszusperren. Doch ich erkannte auch, dass ich, solange ich bei John in Therapie war, mutig genug sein konnte, um zu fragen, was diese Bilder bedeuteten.

Es hat eine Ewigkeit gedauert, bis ich schließlich den Mut fand, das zu tun.

Das erste Bild war das Gesicht meines Stiefvaters über dem Gitter meines Kinderbettchens, der mich mit einem lüsternen Blick anschaute. Ich verstand nicht, was daran so beängstigend war – mal abgesehen davon, dass er ein gewalttätiger Mann gewesen war. Aber er war tot. Warum also erschreckte mich das so?

Ich arbeitete einige Monate daran, diese Bilder anzuschauen und versank allmählich wieder in Depressionen und Gefühlschaos.

Die Bilder werden klarer

Das nächste Bild, das auftauchte, überraschte mich. Ich sah, wie ein riesiger Penis in meinen Mund fuhr. Man nahm mir mein Fläschchen weg und stattdessen kam dieser Penis.

Ich war wie versteinert. Das hat mit Sicherheit niemand gemacht. Es kann nicht sein – oder doch?

Ich wand mich vor Scham und Schrecken, als ich versuchte, John davon zu berichten. Wir saßen schweigend da. Ich konnte es nicht sagen, nicht einmal mit I-aah im Arm. Es war zu bedrohlich.

Doch die Welt hörte nicht auf, sich zu drehen, als ich es schließlich ausgesprochen hatte. John lehnte mich nicht ab. Er sagte nicht, ich würde lügen, obwohl ich dachte, dass es eine Lüge sein musste. Wo war dieses Bild hergekommen? Warum spukte es mir im Kopf herum und machte jede rationale Überlegung unmöglich?

Ich wusste mit ganzer Gewissheit, dass es nicht anders sein konnte, als dass ich mir das einbildete. (Mit den Jahren habe ich diese Gewissheit verloren und habe stattdessen zaghaft die Tatsache angenommen, dass „etwas passiert" ist. Auch wenn meine Erinnerung kein völlig akkurates Bild von den Geschehnissen geben kann.)

Die Cleveland-Umfrage

Ein Grund, warum ich mir so sicher war, mir das alles nur einzubilden, war die Tatsache, dass zu der Zeit in den Medien von einer Umfrage über Kindesmissbrauch in Cleveland berichtet wurde.

Ich reagierte merkwürdig auf diese Medienberichte. Mich ergriff eine seltsame Angst. Zugleich hatte ich damals ein Mädchen in meiner Klasse, bei dem wir einen Missbrauch durch den Vater vermuteten. Ich fand die Besprechungen mit den zuständigen Sozialarbeitern und anderen sehr schwierig, aber ich wusste nicht wieso, außer dass ich diesem Kind gerne helfen wollte, mich aber so hilflos fühlte.

Ich glaubte, dass all meine Ängste im sexuellen Bereich (und davon gab es viele) mit der „Vergewaltigung" zusammenhingen, die ich mit sechs Jahren im Park erlebt hatte.

Das erklärte doch alles, oder?

Flashbacks

Bei den Flashbacks – diesen verwirrenden Augenblicken, die plötzlich und unvorhersehbar in mein Leben einbrachen und mir vorkamen, als ereigneten sie sich eben erst – wusste ich nicht, wie mir geschah. Als ich John davon erzählte, beruhigte er mich und versicherte mir, ich sei nicht dabei, verrückt zu werden. Aber natürlich glaubte ich ihm nicht alles – bei Therapeuten braucht man ganze Fässer voll Indikatorlösung für Humbug! Die Flashbacks waren abscheulich und beängstigend. Doch wenn ich heute auf diese schrecklichen Jahre zurückblicke, erkenne ich, dass die Flashbacks uns ein Stück von der Wahrheit dessen, was in der Vergangenheit geschehen ist, erzählen können.

Wer uns immer wieder sagt, wir sollten nicht so auf die Vergangenheit schauen, begreift nicht, dass Flashbacks von selbst kommen. Sie stehen nicht unter unserer Kontrolle. Wie Träume sind sie einfach da – plötzlich und ungewollt – und es ist besser, wenn wir lernen, mit ihnen umzugehen, als auf die wohlmeinenden Leute zu hören, die uns erklären, wie man wieder zu einem normalen Leben zurückfindet.

Das wissen wir doch! Wenn wir könnten, würden wir es tun. Aber es braucht Zeit, um die Fesseln des Missbrauchs abzustreifen.

Strategien für den Umgang mit Flashbacks und ähnlich verwirrenden Triggern

(Ich danke den Mitarbeitern des Kriseninterventionsteams für Frauen in Bristol für ihre Unterstützung bei diesem Abschnitt.)

Flashbacks können einen jederzeit treffen – wie es scheint, ohne jeden Zusammenhang mit dem, was wir im Augenblick tun oder was uns gegenwärtig belastet. Ich habe ein ganzes Jahr lang keinen einzigen Flashback erlebt, und dann traf mich plötzlich einer unerwartet und mit voller Wucht. Deshalb versuche ich heute nicht überrascht zu sein, wenn wieder ein Flashback kommt.

1. Sagen Sie sich, dass Sie gerade einen Flashback erleben und dass das für traumatisierte Menschen völlig normal ist.

2. Erinnern Sie sich selbst daran, dass das Schlimmste bereits überstanden ist – es ist Vergangenheit; es geschieht nicht im Hier und Jetzt. Egal, wie schlecht Sie sich auch dabei fühlen, Sie haben die Schrecken der Vergangenheit überlebt, und das bedeutet, dass Sie auch das überleben können, was Ihnen Ihre Erinnerung jetzt zeigt.

3. Fordern Sie den „erwachsenen Anteil" in Ihnen auf, Ihrem „Inneren Kind" zu sagen, dass es sich nicht in Gefahr befindet und dass Sie diese Erinnerung mit ihm durchstehen werden. (Mehr über das Konzept vom „Inneren Kind" erfahren Sie in Kapitel 9.)

4. Sagen Sie Ihrem Inneren Kind, dass es in Ordnung ist, sich an diese Dinge zu erinnern und diese Gefühle zu spüren – ja, es wird Ihnen sogar bei Ihrer Heilung von der Vergangenheit helfen. Ihr Inneres Kind kommuniziert mit Ihnen auf die einzig mögliche Art, die ihm zur Verfügung steht. – Also *hören Sie ihm bitte zu!*

5. Versuchen Sie es mit einigen der folgenden „Erdungstechniken", damit Sie bewusster spüren können, was Ihre Gegenwart gerade ausmacht:

   - Stampfen Sie mit den Füßen auf den Boden, als würden Sie eine große Zigarettenkippe austreten, und erinnern Sie sich auf diese Weise, wo Sie sich gerade befinden.
   - Schauen Sie sich um und nehmen Sie bewusst Farben, Formen und Personen wahr.
   - Horchen Sie auf die Geräusche in Ihrem Umfeld: Verkehrslärm, Stimmen, Vogelgezwitscher, die Waschmaschine usw.
   - Spüren Sie Ihren Körper. Nehmen Sie Ihre Körpergrenze durch Ihre Haut, Ihre Haare, den Stuhl oder Boden, der Sie trägt, bewusst wahr.
   - Tragen Sie ein elastisches Band am Handgelenk, das Sie gegen Ihre Haut schnappen lassen können – diese Empfindung erleben Sie *jetzt in diesem Moment,* die Dinge, die Sie im Flashback wiedererleben, sind Vergangenheit.

6. Achten Sie auf Ihre Atmung: Atmen Sie tief bis in den Bauchraum hinein. Legen Sie Ihre Hand an die Stelle direkt oberhalb des Nabels und atmen Sie so, dass Sie spüren, wie die Hand auf und ab bewegt wird.

Zählen Sie beim Ein- und Ausatmen jeweils bis fünf, und verlangsamen Sie Ihre Atmung. (Wenn wir Angst haben, atmen wir zu schnell. Es wird dann *vermehrt* Sauerstoff eingeatmet. Dieser kann bei der Angst-reaktion – die in der Regel nicht mit schwerer körperlicher Arbeit ein-hergeht – nicht in gleichen Maß abgebaut werden. Das Übermaß an Sauerstoff führt zu Schwindel, Unwohlsein, Herzklopfen etc., was wie-derum die Panik steigert. Durch das ruhige Atmen in eine Papiertüte oder die hohle Hand wird der CO_2-Gehalt im Blut erhöht, und die Symptome legen sich.) Wenn wir tief und ruhig atmen, stoppen wir die Panik.

7. Wenn Sie das Gefühl dafür verlieren, wo Ihre Person aufhört und der Rest der Welt beginnt, reiben Sie Ihre Körperoberfläche, damit Sie Ihre Grenzen und Kanten spüren. Hüllen Sie sich in eine Decke und nehmen Sie bewusst wahr, wie diese Sie umgibt.

8. Holen Sie sich Hilfe, wenn Ihnen danach ist. Erzählen Sie naheste-henden Menschen von Ihren Flashbacks, damit Sie Ihnen helfen kön-nen, wenn Sie das möchten. Dazu kann gehören, dass sie Sie in den Arm nehmen, mit Ihnen sprechen, Ihnen helfen, wieder mit der Gegenwart in Kontakt zu kommen, und Sie daran erinnern, dass Sie in Sicherheit sind und dass sich jemand um Sie kümmert.

9. Flashbacks sind sehr starke Kräfte, die Ihnen viel Energie rauben. Darum sollten Sie sich die Zeit nehmen, gut für sich zu sorgen. Nehmen Sie zum Beispiel ein warmes Bad oder legen Sie sich mit Ihren Kuscheltieren zusam-men unter die Bettdecke. Ihr Inneres Kind und Sie haben es verdient, dass man sich um sie kümmert, nach allem, was Sie in der Vergangenheit durchgemacht haben.

10. Wenn Sie so weit sind, wäre es gut, wenn Sie so viel wie möglich über den Flashback aufschreiben; schreiben Sie auch auf, was Ihnen geholfen hat, die Flashback-Situation zu bewältigen. Das wird Ihnen Informationen liefern, die Ihre Heilung unterstützen, und es wird Sie daran erinnern, dass Sie den Flashback überstanden haben (und jeden weiteren überstehen können).

11. Wenn es Ihnen schwerfällt, zu glauben, dass der Missbrauch stattge-funden hat, machen Sie sich bewusst, dass Sie jetzt ein weiteres

„Beweisstück" dafür gefunden haben, dass in der Tat etwas vorgefallen ist. (Die Erinnerung im Flashback wird vermutlich nicht exakt den Tatsachen entsprechen, aber es liegt ein gewisses Maß an Wahrheit darin.)

12. Machen Sie sich bewusst, dass Sie nicht verrückt sind – Flashbacks sind für Traumaopfer etwas völlig Normales. Und Sie stehen *mitten im Heilungsprozess!*

KERNGEDANKEN

▶ Die verborgenen Erinnerungen werden wahrscheinlich sowieso hochkommen – in Albträumen oder Flashbacks. Daher ist es klug, auf das zu hören, was sie uns sagen, und sie nicht wieder wegzuschieben.

▶ Alle Überlebenden, die keine klare Erinnerung an die Geschehnisse der Vergangenheit haben, haben Schwierigkeiten zu glauben, dass sie sich diese Dinge nicht bloß eingebildet haben.

▶ Nur sehr selten wird ein Missbrauch erfunden.

▶ Missbrauchserinnerungen können viele Jahre nach dem eigentlichen Geschehen wieder hochkommen und geben uns nicht immer ein völlig akkurates Bild dessen, was sich ereignet hat.

▶ Es gibt die unterschiedlichsten Trigger für die Erinnerungen.

▶ Wir können uns selbst Strategien aneignen, um mit den unangenehmen Begleiterscheinungen der wiederkehrenden Erinnerungen umzugehen.

▶ (In Kapitel 13 erfahren Sie Näheres über Erinnerungen. Falls das für Sie ein besonders wichtiges Thema ist, könnten Sie jetzt zu diesem Kapitel weiterblättern.)

Die Fesseln abstreifen – praktische Impulse

1. Wir müssen gezielt aktiv werden, um die Fesseln zu sprengen, die uns in so großem Schmerz gefangen halten. Lesen Sie sich die Liste der Strategien für den Umgang mit Flashbacks noch einmal durch und überlegen Sie sich, welche Strategien Ihnen für Sie als durchführbar erscheinen.

2. Prägen Sie sich einige der Strategien ein, damit Sie sie anwenden können, wenn es zu einem Flashback kommt. (Ich habe mir Dinge, die ich

tun kann, auf kleine Karteikärtchen geschrieben und diese mitgenommen, wenn ich aus dem Haus ging, damit ich sie griffbereit hatte, wenn eine Panikattacke kam, und ich mich selbst wieder beruhigen konnte.)

3. Schreiben oder malen Sie in Ihr Notizbuch, welche guten Erfahrungen Sie bereits gemacht haben – Strategien, die Ihnen geholfen haben, Paniksituationen, die Sie bewältigt haben. Wenn wir uns auf unsere Errungenschaften konzentrieren, bekommen wir eine positivere Einstellung und können mehr erreichen.

4. Meine Freundin Judy schlug vor, Flashbacks zu malen. Als sie das sagte, mussten wir beide lachen, weil ich genau den gleichen Gedanken hatte. „Jetzt habe ich Zähne!" (War es nicht Freud, der vom Penisabbeißen sprach?) Ich habe versucht, meine Flashbacks zu malen und zu zeichnen. Das kann sehr befreiend sein.

5. Wenn Ihre Erinnerungen, wie bei mir, sehr verschwommen sind, sollten Sie sie nicht herbeizwingen, sondern nur ehrlich mit sich sein. Warum sollten sich solche Symptome wie Flashbacks zeigen, wenn nichts geschehen ist? Ein Arzt sagte einmal zu mir, dass es gut sein kann, dass jemand sämtliche Symptome eines Missbrauchstraumas entwickelt, selbst wenn es nur einen einzigen Missbrauchsvorfall gab und der womöglich von manchen sogar noch als „harmlos" eingestuft würde.

6. Selbst wenn Sie sich so unsicher sind, dass Sie den Missbrauch nicht anerkennen wollen, können Sie beschließen etwas zu tun, um Ihr Leben zum Positiven zu verändern. Überlegen Sie sich, was Sie tun können – es sollte ein kleiner, erreichbarer Schritt sein. Ich zum Beispiel nahm mir vor, nicht mehr so lange an den Fingernägeln zu kauen, bis es blutet. Erst arbeitete ich die Situationen heraus, in denen es besonders schlimm war (bei Autofahrten), und beschloss mit zusammengebissenen Zähnen, mich zu ändern. Mit einer Kombination aus Selbstermahnungen und schlecht schmeckendem Zeug, mit dem ich meine Fingernägel lackierte, schaffte ich es über die Jahre, damit (weitgehend) aufzuhören. (Stellen Sie sicher, dass das, was Sie erreichen wollen, auch in Ihrer Macht steht: Andere Menschen z. B. können Sie nicht ändern.)

Nicht vergessen!
Flashbacks können Ihnen helfen, die Fesseln zu sprengen. Schreiben Sie sie auf; sprechen Sie sie aus; malen, zeichnen, denken und tanzen Sie sie.

Liebe ist für die Entwicklung des Gehirns in den ersten Lebensjahren unersetzlich ... ebenso ... hat die Beziehung zwischen dem Säugling und seinen Eltern einen bleibenden und ernst zu nehmenden Einfluss.

SUE GERHARDT

5 Missbrauch und Depression

Menschen, die missbraucht wurden, stehen vor vielen Problemen, ganz besonders dann, wenn ihnen keiner zuhört. Bleiben sie ungehört, entsteht ein Lebensgefühl von panischer Verzweiflung und einer hektischen Suche nach Hilfe – und der wachsenden Erkenntnis, dass es „da draußen" kaum Hilfe gibt.

Es gibt keinen Ort, an dem man sich sicher fühlt. Dann kann uns dieser heimtückische Zustand der Depression ereilen, und wir sinken in das dunkle Loch unserer Einsamkeit.

- Wohin mit unserem Schrei?
- Wir haben zu viel Angst, um uns an Menschen zu wenden.
- Wir kommen uns vor wie ein Außerirdischer, der nicht in diese Welt gehört.
- Wir fühlen uns im Stich gelassen und abgelehnt.
- Unser Leben wird niemals mehr so sein wie früher.

Die Depression ist allgegenwärtig

Es scheint so, als müsste statistisch gesehen etwa jede Vierte oder Fünfte von uns damit rechnen, von einer Depression ereilt zu werden (manche Zahlen gehen noch höher). Eine Depression kann jeden treffen, in jedem sozialen Umfeld, zu jeder Zeit, und sie ist immer äußerst belastend.

Ich spreche hier nicht von dem „kleinen Tief", das jeder mal hat – die üblichen Stimmungsschwankungen im Leben jedes Menschen. Ich meine dieses alles beherrschende Empfinden, mit dem Leben nicht mehr klarzu-

kommen und den Tod als eine durchaus denkbare Alternative zu sehen –
ein Empfinden, das uns so empfindlich trifft, dass wir unter der Last
zusammenbrechen.

Es erscheint mir einleuchtend, dass es eine sinnvolle Reaktion des Körpers sein kann, sich in eine Depression zurückzuziehen, wenn wir missbraucht wurden. Ich denke, das ist die Art und Weise, wie unser Körper
versucht, damit klarzukommen; aber es ist auch der Aufschrei unseres
Körpers, der uns auffordert, endlich etwas gegen den Stress in unserem
Innersten zu tun.

Ein Schlag mit schweren Folgen für unser Leben

Manche missbrauchten Menschen haben nur eine einzelne depressive
Episode, andere dagegen erleben immer wieder depressive Phasen. Die
Langzeitwirkung dieser wiederholten Depressionen auf unser Leben kann
immens sein. Über das Trauma hinaus ereilt uns nun noch ein weiterer
schwerer Schlag.

● Die depressiven Gefühle, die uns sagen, wir seien hoffnungslos und
wertlos, können dazu führen, dass wir uns im Leben nicht viel vornehmen und auf eine gute Schulbildung und berufliche Karriere verzich-
ten.

● Das geringe Selbstwertgefühl, das wir durch den Missbrauch entwickelt
haben, wird durch die Depression verstärkt.

● Die Depression kann dazu führen, dass wir uns aus dem Leben zurückziehen. („Die wollen doch sicher keinen solchen Düsterling wie mich
bei ihrer Party.“)

● Wir hören auf, unsere Beziehungen zu pflegen. (Die Apathie kann das
ganze Leben beherrschen und dazu führen, dass Freunde sich zurückziehen.)

● Es ist ohnehin bereits bedrohlich, uns an irgendeinen Menschen zu
binden, da wir durch den Missbrauch unser Vertrauen in andere verloren haben. Doch jetzt wird es beinahe unmöglich, tragfähige Beziehungen zu leben, sodass wir uns am liebsten in unser dunkles Loch der Isolation verkriechen möchten.

● Wenn wir depressiv sind, fällt es uns schwer, unsere Arbeit zu bewältigen. Vielleicht verlieren wir sogar den Job, und das wiederum kann es
uns erschweren, wieder eine Anstellung zu bekommen. Manche Men-

schen sind jahrelang auf Arbeitssuche, doch je länger das dauert, umso mehr schwindet bei all den ablehnenden Bescheiden das Selbstwertgefühl. Leicht werden diese Überlebenden verbittert über die Vorurteile, die man in unserer Gesellschaft Menschen mit psychischen Belastungen entgegenbringt.

● Vielleicht verlassen wir uns auch zu sehr auf andere. Das kann zu verschiedenen Beziehungsproblemen führen. Menschen, die klammern und fordern, stoßen andere leicht ab – am Arbeitsplatz wie in der Familie.

● Depressive Menschen erleben körperliche Schmerzen intensiver und lassen sich deshalb bei körperlichen Erkrankungen eher gehen.

● Depressive Menschen neigen zum Grübeln und geraten in Gefahr, immer wieder in den gleichen Gedankenbahnen zu kreisen. („Ich bin ja so ein schlechter Mensch. Ich habe verdient, dass es mir so schlecht geht.") Negativdenken dieser Art treibt uns tiefer in die Depression – irgendwann wird es uns zu viel und wir brechen zusammen.

Um welche Art von Depression handelt es sich?

Niemand konnte genau klären, was hinter meiner Depression stand. Ich war als Jugendliche phasenweise zutiefst depressiv (auch wenn es damals niemand als Depression bezeichnete). Als ich zum Studium von zu Hause wegzog, wurde ich selbstmordgefährdet, und im Rückblick erkenne ich heute, dass meine Mutter mir das Gefühl vermittelte, ich könne es ohne sie nicht schaffen. Ich wollte von zu Hause weg, weil es so schrecklich war, aber nachdem ich dann fort war, kam ich damit auch nicht klar.

Es gab keinen sicheren Ort.

Erst als ich bereits verheiratet war, sagte man mir, ich leide an einer „endogenen Depression", weil es keinen Grund für depressive Gefühle zu geben schien. Der Arzt war freundlich und meinte, es sei durchaus verständlich, dass ich eine Depression entwickelt hätte, wo ich doch gerade geheiratet hätte und in eine fremde Stadt gezogen wäre; dazu noch die schlimme Erkältung, die ich mir zugezogen hatte usw. (Heute würden manche Ärzte meine damalige Depression vielleicht als „reaktiv" einstufen, was bedeutet, dass sie eine Reaktion auf äußere Umstände war; oder manche würden sie vielleicht als „postviral" bezeichnen, weil sie auf die Erkältung folgte.)

Bald darauf, nach der Geburt unseres Sohnes, bekam ich erneut eine

Depression. Wir standen gerade wieder vor dem Umzug in eine andere Stadt. Der Umzug machte mir Angst und so schien es auch für diese depressive Phase gute Gründe zu geben.

Nachdem mein zweites Kind geboren war, sagte man, ich leide an einer postnatalen Depression – angesichts der Tatsache, dass ich bereits während der Schwangerschaft sehr depressiv gewesen war, hielt ich nicht viel von diesem Etikett, obwohl ich deutlich erkennen konnte, dass meine Emotionen völlig verrücktspielten.

Ich erinnere mich nicht mehr an Einzelheiten, nur daran, dass ich stundenlang heulte.

Depressionen und die damit verbundenen Etiketten

Wenn Überlebende ihren Missbrauch vor ihren Ärzten verbergen, kann es sein, dass diese zu einer Diagnose kommen, die nicht ganz zutreffend ist. Daher wäre es (wenn möglich) besser, wenn wir unserem Arzt von dem Missbrauch berichten. Aber es ist auch in Ordnung, wenn Sie das nicht schaffen.

Es gibt eine ganze Reihe unterschiedlicher Etiketten für die Depression, aber ich bin mir nicht sicher, wie bedeutsam solche Bezeichnungen überhaupt sind. Ich habe von einer ganzen Schar von Psychiatern zu unterschiedlichen Zeiten die unterschiedlichsten Etiketten verpasst bekommen. Solche Etiketten scheinen den Ärzten zu helfen – wenn Sie erst einmal ein Etikett tragen, wissen Ihre Ärzte, was sie tun können. Sie können Ihr Etikett also zur Unterstützung Ihrer Heilung benutzen – behalten Sie das Gute, und werfen Sie den Rest auf den Müll.

Wenn ein Arzt den Eindruck hat, dass ein medizinischer Behandlungsbedarf besteht, wird er vermutlich von einer „klinischen Depression" sprechen. Dahinter verbirgt sich wohl der Gedanke, dass Ihr Arzt denkt, er könne Ihre Depression (medikamentös) behandeln. (Ich kenne Leute, die eine ziemliche Panik bekamen, als man ihnen sagte, ihre Depression sei nicht „klinisch". War ihr Gefühlszustand etwa nicht behandelbar, weil er nicht schlimm genug war? So etwas sorgt garantiert dafür, dass die Stimmung vollends in den Keller rutscht.)

Egal, welches Etikett Ihnen verpasst wird – es mag helfen, sich die Depression als eine Krankheit vorzustellen, bei der die chemischen Stoffe im Gehirn im Ungleichgewicht sind. Doch denken Sie auch daran, dass manche Psychologen, Therapeuten und Seelsorger den Begriff „Krankheit" für die Depression nicht gerne sehen und sie nicht als ein Ungleichgewicht chemischer Stoffe ansehen (wie die Mediziner), sondern schlicht als ein getrübtes Denken.

Die Depression tritt nicht deshalb ein, weil Sie ein schlechter oder wertloser Mensch oder ein hoffnungsloser Fall wären, auch wenn Sie das so empfinden mögen.

Die Behandlung von Depressionen

Depressionen können besser werden. Antidepressiva können viel bewirken. Sie können die Stimmung heben, sodass wir uns gut genug fühlen, um über unsere Emotionen zu sprechen. Sie sollten sich diese Mittel jedoch nicht über das Internet besorgen! Gehen Sie zu Ihrem Hausarzt! Und halten Sie sich an seinen Rat.

„Gesprächstherapien" (Seelsorge und Therapie) können unser Leben verändern und uns helfen, langfristig von unserem negativen Denken freizukommen – von diesen „alten Platten", die uns sagen: „Ich bin so ein schlechter Mensch. Da habe ich diese schreckliche Krankheit wirklich verdient. Mit mir wird es nie besser. Ich bin so wertlos, dass ich keine Hilfe verdient habe."

Manche Menschen brauchen zusätzlich zu oder anstelle von Antidepressiva auch Beruhigungsmittel, weil sich in die Depression oft Angst mischt. Die meisten Missbrauch-Überlebenden haben so starke Sorgengedanken, dass sie beide Behandlungsarten brauchen. Ich brauche beide, und das hat vor allem den Sinn, zu verhindern, dass ich zu überdreht werde und Dutzende von neuen Projekten starte (die ich in der Regel niemals beenden werde). Wenn ich nicht gerade in meinem Loch sitze, überdrehe ich sehr leicht.

Manchen depressiven Menschen helfen „alternative Behandlungsmethoden" wie die Homöopathie oder pflanzliche Wirkstoffe. (Ich finde Kräutertees sehr beruhigend, und sie tun uns wohler als große Mengen Koffein.)

Was Sie selbst tun können

Untersuchungen aus jüngerer Zeit haben gezeigt, dass gesunde Ernährung und etwas Bewegung sich positiv auf die Depression auswirken. Ich kann das nur bestätigen. Natürlich mag es einem an Tagen, an denen man so depressiv ist, dass man kaum aus dem Bett kommt, schwerfallen, für einen kurzen Spaziergang das Haus zu verlassen. Oder wenn Sie, wie ich, eine Bewegungsstörung haben.

Doch dieser Spaziergang oder dieses Tanzen zu lauter Musik – oder was auch immer Ihnen Spaß macht und Ihre Pulsfrequenz erhöht, sodass die Endorphine im Körper freigesetzt werden – kann Wunder bewirken. Eine einfache Mahlzeit aus naturbelassenen Grundzutaten (keine verarbeiteten Nahrungsmittel) wird uns die Nährstoffe geben, die wir brauchen. Wenn es Ihnen so schlecht geht, dass Sie keine Lust zum Kochen haben, könnten Sie sich einen gesunden Snack aus Obst, Nüssen, Gemüse, Cerealien, Käse, Eiern oder Joghurt zusammenstellen. Auf keinen Fall sollten Sie Fast Food zu sich nehmen, in dem jede Menge ungesundes Fett, Zucker und Zusatzstoffe stecken. Es gibt jede Menge Belege dafür, dass Fertiggerichte und Fast Food Unwohlsein und Krankheiten hervorrufen können. Das brauchen Sie zusätzlich zu Ihrer Depression und den posttraumatischen Stresssymptomen nicht auch noch.

Wenn das Ausmaß des inneren Schmerzes verleugnet wird

Wenn uns unsere Erinnerungen an den Missbrauch entweder völlig verborgen sind oder wir das Ausmaß des Schmerzes über das Geschehene verleugnen (weil es leichter und angenehmer ist, sich zu sagen, es wäre nichts geschehen, als sich die eigene Wut, Scham, Schuld usw. einzugestehen), kann es sein, dass wir unsere Depression (oder den Burn-out, die Panikattacken, die Phobien, den Bluthochdruck oder den Spannungskopfschmerz) nicht mit dem Missbrauch in Verbindung bringen. In unserem Innern kocht es, aber wir können unsere Gefühle nicht in Worte fassen. Da ist es kaum überraschend, dass selbst wohlmeinende Psychiater und Ärzte ratlos sind. Wieder eine Patientin, bei der es keinen offensichtlichen Grund für die Depression gibt.

Es könnte sein, dass sich unser Gehirn weigert, das Undenkbare zu denken, und darum tritt das Undenkbare auf andere Weise in Erscheinung, zum Beispiel in Form einer Depression oder in Selbstverletzungen oder in einer Essstörung oder in Zwangsstörungen.

Überlebende und Depression

Bei manchen Menschen, die depressiv sind oder immer wieder depressive Phasen erleben und bei denen die Ursache schwer festzumachen ist, kann hinter dem Leiden irgendein Missbrauchstrauma liegen.

Ich behaupte *nicht*, dass alle depressiven Menschen sexuell missbraucht wurden. Ganz und gar nicht. Doch wenn wir andere Arten von Missbrauch mit in Betracht ziehen – körperlichen, emotionalen oder verbalen Missbrauch, Vernachlässigung oder Mobbing –, ist es durchaus möglich, dass Missbrauch zu den Hauptfaktoren von Depressionen gehört.

Depression als Abwehrstrategie

Das wirklich Beunruhigende an einer Depression ist, dass sie vermutlich ein äußeres Zeichen für innere Vorgänge ist, die so schlimm für uns sind, dass wir uns ihnen nicht stellen können. Dennoch und gerade darum müssen wir uns irgendwann die Frage stellen: „Was verbirgt sich hinter meiner Depression?"

Das Undenkbare kann eine ganze Reihe von Dingen sein, nicht nur Kindesmissbrauch:

- unser Perfektionismus;
- der Druck, den unsere Eltern auf uns ausüben;
- ein geringes Selbstwertgefühl;
- unsere innere Wut, die wir uns nicht zu zeigen trauen oder von der wir noch gar nichts wissen;
- usw.

Wir können infolge eines gravierenden Ereignisses depressiv geworden sein:

- Arbeitslosigkeit;
- Scheidung;
- ein schwieriger Jugendlicher in der eigenen Familie;
- die Erkenntnis darüber, dass wir vielleicht nie einen Partner finden, heiraten und/oder Kinder haben werden;
- usw.

Diese Faktoren, verbunden mit den Überbleibseln des Missbrauchs, können uns in einem Teufelskreis der Depression versinken lassen, der schwer zu durchbrechen ist.

Verlusterfahrungen und Depression

Depressionen hängen fast immer mit einem Verlustgefühl zusammen. Dieser Verlust kann unterschiedlichste Bereiche betreffen:

- das Gefühl von Sicherheit (und deshalb müssen wir uns auch einen sicheren Ort schaffen);
- die Fähigkeit, zu vertrauen;
- den inneren Frieden;
- das Selbstwertgefühl;
- das Gefühl, geliebt und geborgen zu sein;
- das Gefühl der Zugehörigkeit;
- die Vorfreude auf eine sinnvolle Zukunft;
- das Gefühl, sich im eigenen Körper wohlzufühlen.

Diese Empfindungen sind uns verloren gegangen, und an ihrer Stelle erleben wir ein solches Maß an Ängsten, Albträumen, drängenden Gedanken, Schuldgefühlen und ein so geringes Selbstwertgefühl, dass unser Leben völlig aus der Bahn gerät.

Was wir lernen müssen, ist: das Verlorene zu betrauern, und uns zu erlauben, die Wut über das, was man mit uns gemacht hat, zuzulassen.

Depressionen sind wie Leuchtsignale

Eine Depression zwingt uns, dem Leben ins Auge zu blicken und uns ganz grundlegende Fragen zu stellen:

1. Worum geht es im Leben eigentlich?
2. Will ich leben?
3. Gibt es einen Gott? (Denn wenn es einen gibt, wo war er dann, als ich missbraucht wurde?)
4. Wie finde ich zu einem erfüllten Leben?

Die Depression signalisiert uns, dass etwas nicht in Ordnung ist, und wenn wir diese Signale lesen können und uns selbst das Versprechen geben, unser Leben umzukrempeln – ganz sachte und mit viel Entschlossenheit –, können wir diese Fesseln abstreifen, die uns niederdrücken.

Das ist schwer! Aber wenn ich es kann, können Sie es auch!

Strategien zur Linderung von Depressionen

1. Denken Sie immer daran, gut mit sich selbst umzugehen.
2. Stellen Sie eine Liste mit Aufgaben, die Sie bewältigen können, zusammen, um übermäßigen Leerlauf zu vermeiden. (Ich bin Weltmeister im Herumtrödeln und Listenschreiben). Setzen Sie immer eine Sache auf die Liste, die Sie bereits erledigt haben, damit Sie diesen Punkt gleich abhaken können.
3. Schließen Sie sich, wenn möglich, einer Selbsthilfegruppe an. (Kontaktadressen erfragen Sie bei z. B. bei psychologischen Beratungsstellen.)
4. Schaffen Sie sich ein Sicherungsnetz für besonders schlimme Tage. Zum Beispiel könnten Sie eine Schachtel mit Karten, Briefen, Fotos, mit denen Sie positive Dinge verbinden, neben Ihr Bett stellen. In den schwersten Stunden können Sie dann in dieser Schachtel stöbern.
5. Gehen Sie gut mit sich um.

Gut mit sich umzugehen bedeutet, auf sich selbst zu achten. Doch es ist das, was Sie am wenigsten tun werden. Wenn Sie körperlich krank wären, ohne depressiv zu sein, würden Sie auf sich selbst achten ... Aber nun ertragen Sie eine der anstrengendsten Erfahrungen, die man erleben kann, und tun nichts, um Ihrem Körper bei der Bewältigung zu helfen. Schlimmer noch, Sie tun genau das Gegenteil. Statt zu ruhen, zwingen Sie sich zu noch größeren Leistungen. Wenn Sie sich hinlegen, um sich auszuruhen, denken Sie an schreckliche Dinge und malen sich das Schlimmste aus, statt an angenehme Dinge zu denken und in freudigen Vorstellungen zu schwelgen.
Dorothy Rowe

Strategien gegen negative Gedanken

1. Mit das Wichtigste, was wir selbst für uns tun können, ist, unsere negativen Gedanken infrage zu stellen – diese „alten Tonbänder" („Ich tauge nichts.") – und sie durch positivere Gedanken („Ich lese jetzt dieses Buch und ich werde ein richtig guter Fesseln-Sprenger werden!") zu ersetzen.
2. Während wir an unserem Denken arbeiten, können wir die Sätze

herausfinden, die wir uns immer wieder sagen und die uns nicht glücklich werden lassen. „Es war allein meine Schuld", ist so ein typischer Satz, der manchmal so tief in uns verankert ist, dass wir seine Macht nicht brechen können. (Darum geht es in diesem Buch immer wieder.) Wir können echte Experten darin sein, uns selbst fertigzumachen, und auf diese Weise halten wir uns selbst in der Depression gefangen.

3. Ein Großteil unserer negativen Gedanken ist möglicherweise eng mit unserem geringen Selbstwertgefühl verknüpft. (Darüber später mehr. Strategien, unser Selbstwertgefühl zu stärken, finden Sie besonders in Kapitel 17.)

4. Wenn Sie das nächste Mal denken, Sie hätten nicht genügend Energie, etwas zu tun (z. B. mit einer Freundin auszugehen), dann hinterfragen Sie sich selbst: „Wie groß ist die Unlust, fortzugehen?" „Mir ist der Gedanke völlig zuwider!" Und dann zwingen Sie sich, trotzdem fortzugehen, und fragen Sie sich anschließend, ob es Ihnen Freude gemacht hat. Wenn ich das mache, entdecke ich, dass meine vermutete Unlust, auszugehen oder jemanden zu treffen, gar nicht mit dem tatsächlichen, viel positiveren Erleben übereinstimmt, das ich habe, wenn ich es trotzdem mache!

KERNGEDANKEN

- Depressionen sind weit verbreitet und treffen als Folge des erlittenen Traumas häufig Überlebende.
- Das Etikett, das der Arzt uns zuschreibt, ist nicht immer relevant, aber wir können es nutzen, um mehr über uns und die Wege zur Heilung zu erfahren.
- Gesunde Ernährung und tägliche Bewegung sind im Leben immer wichtig und können helfen, Depressionen zu lindern.
- Depression hat fast immer mit Verlusterfahrungen zu tun.
- Wir müssen – und können – lernen, mit unseren negativen Gedanken richtig umzugehen.

Die Fesseln abstreifen – praktische Impulse

1. Ein guter Weg, wie wir uns selbst „zuhören" können, ist, mit jemandem, dem wir vertrauen können, zu reden.

2. Wenn Sie vermuten, dass Sie depressiv sind, sollten Sie unbedingt Ihren Arzt aufsuchen.
3. Denken Sie einmal an die vergangenen Tage. Haben Sie zu oft Ihre „alten Tonbänder" (Dinge aus der Vergangenheit, die Ihnen immer und immer wieder im Kopf herumgehen) abgespielt? Schreiben Sie diese auf oder malen Sie ein Bild dazu! Sie könnten sich ein paar „positive Tonbänder" anschaffen, auf die Sie zurückgreifen können, wenn Sie Zuwendung brauchen, zum Beispiel mit Ihrer Lieblingsmusik oder dem Gesang von Walen oder …
4. Depressionen weisen uns oft darauf hin, dass etwas Wichtiges in unserem Leben verloren gegangen ist. Schauen Sie sich die Beispiele auf Seite 53 noch einmal an. Versuchen Sie aufzuschreiben, was Sie alles verloren haben.

   Es ist gut, wenn man über diese Verluste wütend sein kann – das zeigt Ihnen, dass Sie in der Lage sind zu fühlen.

   Ja, es ist sogar ganz wichtig, dass Sie sich gestatten, die Trauer über das Verlorene zu empfinden. Trauer gehört im Allgemeinen zur Bewältigung von Depressionen dazu.
5. Wie gut geht es Ihnen mit dem Vorhaben, dieses Buch durchzuarbeiten? Schreiben oder malen Sie etwas über die Gefühle, die Sie bei Ihrer „Aufdeckungsarbeit" empfinden. Ich decke auf, dass …
6. Kommen Sie mit Ihrem sicheren Ort klar? Wenn nicht, was müssten Sie ändern, um einen sicheren Ort zu haben?
7. Haben Sie sich schon einen I-aah oder ein anderes Kuscheltier zugelegt? Im Secondhandladen wartet manchmal ein Kuscheltier darauf, geliebt und gebraucht zu werden.

Nicht vergessen!
Die Bewältigung eines Traumas braucht Zeit.

Tun Sie sich etwas Gutes, statt sich selbst niederzumachen!

Sie müssen nur „gut genug" sein. Sie müssen nicht perfekt sein.

Was ich bin, würde ausreichen, wenn ich es nur offen leben würde.
Carl Rogers

6 Die akute Phase

Ich habe dieses Kapitel über die „akute Phase", wie es manche nennen, bewusst nicht an den Anfang dieses Buches gestellt, weil diese schlimmste Phase bei vielen Überlebenden lange nach dem eigentlichen Missbrauch eintritt.

Die akute Phase ist die Zeit, in der ...

● ... wir unsere verdrängten Erinnerungen nicht länger unterdrücken können;

● ... wir uns ständig auf „Alarmstufe rot" befinden;

● ... Albträume und nächtliche Panik überhandzunehmen scheinen;

● ... unsere Emotionen Achterbahn fahren und wir häufigen Gemütsschwankungen unterworfen sind – von rasender Wut bis zu tiefer Traurigkeit.

Was ist passiert? Wir haben ein gewisses Maß an „Aufdeckungsarbeit" geleistet, haben manches entdeckt, und nun kann es sein, dass uns unsere Verletzungen mit voller Wucht treffen, mit niederschmetternden Folgen. Wir haben Dinge „entdeckt", die wir kaum glauben können.

Erwachsene Opfer von Vergewaltigungen oder häuslicher Gewalt erinnern sich oft sehr lebhaft an das Geschehene und erleben nach einer anfänglichen Phase von Wut und Fassungslosigkeit häufig, dass die Gefühle sich nicht beruhigen, sondern das emotionale Chaos immer größer wird.

● Möglicherweise müssen sie einen Gerichtsprozess durchstehen. (Und sie wissen, dass das eine weitere Traumatisierung sein wird, da immer noch vielerorts die Täter nur selten verurteilt werden, obwohl viele Vergewaltigungsfälle vor Gericht kommen.)

● Irgendwie müssen sie ihr Leben wieder auf die Reihe bekommen.

● Ein normales Leben scheint nicht mehr möglich.

Doch wir müssen uns bewusst machen, dass eine Wiederherstellung unserer seelischen Gesundheit nur zu erreichen ist, wenn wir uns Zeit nehmen, die Geschehnisse unseres Lebens aufzudecken und zu entdecken.

Erinnerungen werden getriggert

Es gibt viele Dinge, die unsere Erinnerungen triggern können:

- irgendein komisches Gefühl im Bauch
- irgendein Geruch (viele Überlebende sprechen davon, dass Gerüche bei der Erinnerung eine große Rolle gespielt haben)
- eine andere Sinneswahrnehmung: Geschmack, Hören, Fühlen, Sehen
- ein Filmausschnitt
- ein Foto
- die Begegnung mit jemandem, den man Jahre nicht gesehen hat
- ein Lebenseinschnitt, z. B. ein neuer Job
- eine andere Person, die von Missbrauch erzählt usw.

Es gibt sicher Hunderte verschiedener Auslöser, die abhängig von der jeweiligen Missbrauchserfahrung wirken.

Es ist wichtig, diese Trigger zu verstehen, denn so können wir lernen, mit ihnen umzugehen und zu erkennen, wann sie auftreten werden.

Auf den eigenen Körper hören

Natürlich müssen wir Wege finden, uns, nachdem der Schmerz ausgelöst wurde, davon zu lösen und unseren Alltag wieder zu bewältigen. Aber wir müssen auch lernen, auf die für uns spezifischen Trigger zu hören und von ihnen zu lernen. Unser Körper schreit nach unserer Aufmerksamkeit; er will, dass wir die Gefühle, die wir verdrängen wollten, wahrnehmen.

Wenn wir die Fesseln abstreifen wollen, die uns in unserer Angst und unseren Albträumen gefangen halten, müssen wir aufhören, die Auswirkungen des Missbrauchs herunterzuspielen.

Wir haben uns schon viel zu lange eingeredet: „Da war doch nichts. Mir geht es gut. Ich komme damit klar."

Es war schlimm, und es geht uns nicht gut, und wir können nicht aus eigener Kraft damit fertig werden, weil der innere Schmerz zu groß ist.

Was während der „akuten Phase" alles passieren kann, wurde in Kapitel 3 bereits kurz aufgelistet, hier soll es etwas detaillierter beschrieben werden:

- Flashbacks (s. Kapitel 4);
- eine Überflutung durch belastende Gedanken – das kann uns sehr aufwühlen und unsere Panik vergrößern;
- Panikattacken – Zeiten, in denen wir alle möglichen Symptome durch-

leben, von Atemnot bis hin zu Herzklopfen. Wenn es scheint, als würde die Panik den ganzen Tag anhalten (wie es bei mir der Fall war), nennt man dies „Angstzustände". (Strategien für den Umgang mit Panikattacken und Angstzuständen finden Sie am Ende von Kapitel 3.)

- Schwierigkeiten, die entstehen, wenn der Pegel der Angst zu hoch steigt;
- Zwänge – es kann so schlimm werden, dass sich daraus eine Zwangsstörung entwickelt. Diese Zwänge können schwach ausgeprägt sein. (Wenn wir einmal überprüfen, ob wir die Haustür abgeschlossen haben, ist das O.K.; wenn wir es öfter tun, sollten wir uns fragen, was los ist.) Sie können aber auch so extrem werden, dass ein „normales" Leben nicht mehr möglich ist (z. B. wenn wir uns fünfzig Mal hintereinander die Hände waschen oder essen, ohne hungrig zu sein, sodass der Esszwang zu Unbeweglichkeit, dem Verlust des Arbeitsplatzes usw. führt).
- Schwierigkeiten, anderen zu zeigen, wie wir uns fühlen. Vielleicht verbergen wir unsere Gefühle vor der Familie oder am Arbeitsplatz, doch eine schleichende Depression oder die Erschöpfung durch den Schlafmangel führen zu einem drastischen Leistungsabfall. Wenn dann jemand fragt: „Ist alles in Ordnung?", wissen wir, dass es nicht gut wäre, vom Missbrauch zu erzählen. Die Leute sind oft schockiert und wissen nicht, damit umzugehen, wenn man die Wahrheit erzählt. Und so ist die Wahrscheinlichkeit, dass wir uns letztlich abgelehnt fühlen, so hoch, dass es besser ist, zu schweigen. (In unserer westlichen Kultur wird ohnehin erwartet, dass wir auf die Frage: „Na, wie geht's" mit einem „Bestens!" oder „Gut" reagieren – selbst wenn der andere weiß, dass es uns nicht gut geht. Also behaupten wir am besten, es gehe uns gut.)
- Feindselige Emotionen oder Wut können bewirken, dass wir selbst Menschen, die wir lieben, mit gereiztem Verhalten und Wutausbrüchen begegnen.
- Es kann sein, dass wir mit der sexuellen Beziehung, die uns bis dahin gutgetan hat, auf einmal nicht mehr zurechtkommen. (Und wenn der Partner nicht in der Lage ist, das Bedürfnis nach etwas Distanz zu akzeptieren, und stattdessen Sex fordert, kann das für den Überlebenden bedeuten, dass sich der Albtraum nun auch noch im wachen Zustand fortsetzt.)
- Möglicherweise können wir uns auf nichts lange konzentrieren, sodass es schwer wird, ein Buch zu lesen oder zu arbeiten.

- Manche können keine Filme mehr anschauen, in denen auch nur die leiseste Andeutung von Sex vorkommt.
- Es kann zu Schlafstörungen kommen – Einschlafprobleme, Albträume, nächtliches Schreien usw. Wir sind erschöpft, haben Ringe unter den Augen und bekommen Angst, schlafen zu gehen. Angehörige fühlen sich angesichts dessen oft sehr hilflos.
- Es kann zu anderen gesundheitlichen Problemen kommen.
- Es mag sein, dass wir zur Bewältigung unserer Probleme anfangen, uns selbst zu verletzen, oder dass sich dieses bereits vorhandene Verhalten verschlimmert.
- Selbstmordgedanken treten (wieder) auf.
- Wir bekommen vermutlich das Gefühl, verrückt zu werden. Aber das stimmt nicht! Es ist ein Kennzeichen einer Posttraumatischen Belastungsstörung.
- Es kann sein, dass wir über ganze Zeitspannen hinweg völlig „weggetreten sind" oder „dissoziieren".

Es kommt häufig vor, dass psychiatrische Dienste oder Beratungsstellen sagen, sie könnten uns leider nicht helfen. Dafür gibt es unterschiedliche Gründe:

- Das Frauenhaus ist möglicherweise voll belegt, sodass man uns keinen Platz geben kann.
- Wir vertragen die Antidepressiva nicht oder wir wollen uns nicht völlig betäuben lassen und wie ein Zombie herumlaufen – das Gefühl, die Kontrolle zu verlieren, kann große Angst auslösen.
- Die Mitarbeiterin des sozial-psychiatrischen Dienstes hat möglicherweise nicht immer Zeit für uns (oder wir wollen diese Art von Hilfe gar nicht annehmen. Mich erfüllte es mit Horror, mir vorzustellen, dass mich jede Woche mittwochs um 14.00 Uhr jemand besuchen käme.)
- Manche Hilfe wird so lange ausgesetzt, bis wir mit bestimmten Verhaltensweisen aufhören (z. B. Selbstverletzungen oder Nahrungsverweigerung).
- Wir bekommen einen merkwürdigen Stempel aufgedrückt, z. B. „Borderline-Persönlichkeit". – Wenn Sie schon einmal in dieser Schublade gelandet sind, wissen Sie, was ich meine. Manche Ärzte bekommen dabei so einen herabsetzenden Tonfall. Mir scheint, dass manche Ärzte

mit Überlebenden nichts anfangen können, also stecken sie sie in die „Borderline"-Schublade.

● Wenn kein Verständnis dafür da ist, wie lange es dauern kann, eine Missbrauchserfahrung zu verarbeiten, und wenn das Wissen fehlt, welche Merkmale im Rahmen der Traumabewältigung auftreten können (z. B. eine Depression – „Reiß dich zusammen!"), dann kommt es meist gar nicht zu einer angemessenen Hilfe.

● Möglicherweise müssen wir lange auf einen Therapieplatz warten oder die entsprechende Therapie ist für uns finanziell nicht machbar.
... Die Reihe von Gründen ließe sich fortsetzen. Es kann sein, dass wir uns schließlich selbst unseren Weg durch den Dschungel bahnen müssen.
Da ist es doch kein Wunder, dass Überlebende Kuscheltiere lieben!

Mangelndes Verständnis

Wenn andere die tief greifenden Folgen des sexuellen Missbrauchs nicht verstehen, kann die angebotene Hilfe nutzlos sein und den Schmerz des missbrauchten Menschen im schlimmsten Fall noch vergrößern. Sie kann ihm das Gefühl geben, jenseits jeglicher Hilfe zu sein (und das ist zutiefst verstörend). Er kann sich schuldig fühlen, weil trotz monatelanger Hilfe keine Besserung eintritt. Er kann sich dafür schämen („Ich habe dir das alles erzählt, und jetzt wünschte ich, ich hätte es nicht getan.") oder glauben, er habe keine Hilfe verdient.

Oft erleben missbrauchte Menschen, dass es zu großem Aufruhr in Familie oder Bekanntenkreis kommen kann, wenn sie vom Missbrauch erzählen. Das kann so weit gehen, ...

● ... dass die Familie oder die Bekannten den Betroffenen ablehnen. Schlimmstenfalls wird der missbrauchten Person gesagt: „Wir wollen dich nicht mehr sehen. Du gehörst nicht mehr zu dieser Familie. Erst musst du deine Anschuldigungen zurücknehmen."

● ... dass es zu einer Spaltung innerhalb der Familie oder des Bekanntenkreises kommt. Das geschieht, wenn ein Teil zu dem Betreffenden steht, der andere jedoch nicht, und kann weitreichende Folgen haben. Es kommt auch vor, dass dem Überlebenden die Schuld für das, was vorgefallen ist, zugeschoben wird!

● ... dass Kinder von den Auswirkungen betroffen sind und in seltenen

Fällen sogar dem missbrauchten Elternteil weggenommen werden (mit der Begründung, dass dieser die Kinder womöglich auch missbrauchen könnte). Oder es kann dazu führen, dass das Leben des betroffenen Elternteils zeitweise völlig aus den Fugen gerät.

Manche müssen fliehen

Da das Auftreten dieser tief gehenden Gefühle mit Scham, Ablehnung, Verzweiflung und immensen Schuldgefühlen einhergeht, ist es eine sehr traumatische Erfahrung (wieder einmal). Bei manchen ist die Scham sehr groß, und sie fühlen sich so abgelehnt und schuldig, dass sie sich vor den Menschen verstecken und sich immer mehr zurückziehen. Andere beschließen, von zu Hause fortzugehen und ein neues Leben anzufangen, finden sich am Ende jedoch irgendwo in einer Großstadt auf der Straße wieder. Dazu gehören auch sehr junge Kinder, die versuchen, dem Missbrauch zu Hause, in der Schule oder in ihrem sonstigen Umfeld zu entfliehen.

Bei mir dauerte die akute Phase mit Unterbrechungen mehrere Jahre an. Nicht jeder Tag war gleich schlimm.

Mein Blutdruck stieg immer stärker an.

Ich suchte als wichtigste Überlebenstaktik ständige Ablenkungen, darum arbeitete ich viel.

Ich entspannte mich, indem ich die gleichen Videos immer und immer wieder anschaute. (Mein Lieblingsfilm war *Independence Day*. Dort rettet Bill Pullman die Welt vor hässlichen Monstern, die versuchen, die Herrschaft über das Universum zu erringen. Ziemlich passend.)

Ich schlief auf dem Sofa im Wohnzimmer und ließ nebenher die ganze Nacht über Videos laufen, um all die schrecklichen Gedanken mit dem Lärm und der Action auf dem Bildschirm zu überdröhnen.

Ich schaffte es, mir etwas zu kochen und zum Sport und zum Einkaufen zu gehen, aber das überstand ich nur, wenn ich viel Zeit für mich hatte.

Manchmal las ich ein paar Zeilen in Laura Davis' Buch *Trotz allem*[2] und schrieb ein paar persönliche Notizen dazu auf, aber meistens flippte ich beim Durcharbeiten dieses Buches aus – selbst wenn es manchmal tröstlich war zu wissen, dass ich mit meinen Gefühlen nicht alleinstand.

Wenn alles zu viel wird

Manche Menschen bewältigen diesen überhöhten Angstpegel, indem sie ihn gerade nicht bewältigen. Und so kommt es zu einer stationären Behandlung – wo sie möglicherweise wieder nichts vom Missbrauch erzählen. Das mag verrückt klingen, aber es braucht eben sehr viel Mut und Kraft, über das Geschehene zu sprechen. Allein der Gedanke daran, einer guten Freundin davon zu erzählen, kann uns das Gefühl vermitteln, wir seien zu verletzlich, um damit fertig zu werden. Und so schweigen wir weiter.

In den Zeiten, in denen ich in psychiatrischen Einrichtungen war (was vor meiner Therapie bei John mehrfach der Fall war, seitdem aber nur noch einmal), war etwas sehr auffällig: Die Patienten erzählten sich untereinander vom Missbrauch, nicht aber den Ärzten. Manche wurden immer noch missbraucht und sagten trotzdem nichts. Im Rückblick auf meine Einweisungen in die Psychiatrie – manchmal infolge von Suizidversuchen – kann ich mich nicht daran erinnern, dass die „Vergewaltigung" durch den Fremden im Park und die Belästigungen durch meinen älteren Bruder (an die ich mich erinnern konnte, nicht aber an den Missbrauch durch meinen Stiefvater) jemals Gesprächsthema gewesen wären. (Ich vermute, das liegt daran, weil nie jemand danach fragte.)

Damals sprach man nicht über sexuellen Missbrauch. Man musste schon viel Vertrauen zu einem Arzt haben, um ihm so etwas zu erzählen, und Vertrauen fand sich während der stationären Aufenthalte nicht in meinem Repertoire.

Manche Überlebende finden Freunde, die ihnen helfen können, oder eine Gemeinde, in der sie geliebt und angenommen sind, oder eine Selbsthilfegruppe für missbrauchte Menschen, wo sie inneren Frieden finden oder doch zumindest erleben, dass sie sich nicht allein durch diese schreckliche Phase hindurchkämpfen müssen.

Sind sie grüblerisch veranlagt?

Es scheint, dass man die Welt in Grübler und Nicht-Grübler unterteilen kann. Ich bin definitiv ein Grübler. Ich kann mich bei negativen Gedanken immer wieder im Kreis drehen: mir Sorgen machen und mich so sehr in Angst und Panik versetzen, dass mir ganz schlecht wird. Ich habe da wohl so eine Theorie im Kopf, dass ich meine Probleme allein dadurch lösen kann, dass ich ständig an sie denke.

Das ist natürlich Blödsinn!

Genau das Gegenteil tritt ein: Je mehr ich an das Schlimmste denke, umso mehr beherrscht es mich.

(Natürlich ist es etwas völlig anderes, wenn wir an etwas Positives denken und uns überlegen, wie wir aus unserem Leben lernen können, um weiterzukommen. Das ist kein Grübeln im negativen Sinn. Solches Nachdenken kann uns auf der Suche nach einem zufriedenen Leben Stärke geben.)

Ein paar positive Gedanken

1. Es mag so klingen, als wäre diese akute Phase der reinste Horror, aber eigentlich geschieht etwas sehr Positives: Wir stehen vor einem Durchbruch! Wir sind dabei, unsere Emotionen aufzudecken und uns bewusst zu werden, wie stark diese Gefühle in uns sind – wir gestehen uns ein, dass es wehtut. Und das ist genau der Punkt, an dem wir beginnen müssen.

2. Das kann die Phase werden, in der wir mit uns selbst am ehrlichsten über unsere Vergangenheit sprechen. Und wir müssen bei diesen Gefühlen bleiben und uns immer wieder sagen, dass wir jetzt, wo wir ein Stück mehr von der Wahrheit kennen, in den Heilungsprozess hineinfinden können.

3. Denken Sie daran, dass es da draußen Freundlichkeit und Zärtlichkeit gibt – manchmal an unerwarteten Orten. Meine kleine Hündin Annie wurde krank, als sie gerade mal ein Jahr alt war. Die Leute meinten, der örtliche Tierarzt sei manchmal ziemlich mürrisch und wenig umgänglich, doch sein ernst gemeintes Bemühen, Annie zu retten, war für mich wie ein Leuchtturm inmitten meiner eigenen Verzweiflung. Ich hatte mit Gott gerungen, mir mein liebstes Haustier zu lassen. „Bitte, nimm sie mir nicht weg", bettelte ich tagelang. Aber Annie musste eingeschläfert werden, und ich hatte das Gefühl, meine Traurigkeit müsse mich umbringen. Ich beschloss, einen Teddybären zu suchen, der die Freundlichkeit dieses Tierarztes widerspiegelte, und wenn ich heute mit meinem „MacAllister" kuschle, erinnert er mich daran, dass es da draußen in dieser Welt Liebe für uns gibt.

Strategien, mit denen wir die akute Phase überstehen können

Dieses Buch wird Ihnen hoffentlich durch die akute Phase hindurchhelfen, in der die Gefühle heftig und unkontrolliert hervorbrechen und es Ihnen so vorkommen mag, als würde Ihr Leben zur Hölle auf Erden.

1. Das Wichtigste in dieser schrecklichen Phase ist, sich bewusst zu machen, dass sie auch wieder aufhören wird.
2. Gehen Sie gut mit sich um.
3. Tun Sie sich etwas Gutes. Tun Sie Dinge, die Ihnen Freude machen – ein Hobby oder ein Besuch im Secondhandladen, um sich ein paar neue Klamotten zu kaufen, oder etwas Ähnliches.
4. Die Welt kommt auch eine Weile ohne Sie zurecht; versuchen Sie, sich eine Auszeit zu nehmen.
5. Ziehen Sie sich an einen Ort zurück, an dem Sie sich sicher fühlen; kuscheln Sie sich z. B. in Ihr Bett. (Sie brauchen einen sicheren Ort – das hat Vorrang vor allem anderen!)
6. Kuscheln Sie mit Ihrem Lieblingskuscheltier.
7. Denken Sie daran, dass Sie nicht immer der Beste Ihres Kurses, die beste Freundin Ihrer Freunde, die beste Köchin, die beste Mutter, die beste Sekretärin der Welt und … und … und sein müssen. Mit Sicherheit sind Sie als Studentin, Freundin, Mutter, … wirklich „gut genug".
8. Lenken Sie sich ab. (Ich weiß, dass das langfristig gesehen keine gute Strategie ist, aber wenn die Fesseln uns den Atem rauben und wir uns traumatisiert und verzweifelt fühlen, ist etwas Ablenkung herrlich – einfach, weil sie hilft.)
9. Arbeiten Sie in diesem Buch, so wie Ihre Stimmung es Ihnen erlaubt. Denken Sie immer daran: Sie können nicht alles auf einmal erreichen; Sie brauchen zwischendrin immer wieder Ruhepausen.

KERNGEDANKEN

- ▶ Die akute Phase ist grauenhaft. Abgesehen vom Missbrauch selbst ist es vermutlich die schlimmste Zeit Ihres Lebens. Aber diese Phase geht vorüber!
- ▶ Es gibt die unterschiedlichsten Auslöser, die verdrängte Erinnerungen ins Gedächtnis zurückbringen. Es wird Ihnen vermutlich lange – möglicherweise

über Jahre hinweg – so gehen, dass plötzlich Erinnerungen getriggert werden.

▶ Wir sind dabei, unsere Emotionen aufzudecken – das ist der Beginn des Heilungsprozesses.

▶ Es gibt Strategien, die wir einsetzen können, um diese akute Phase durchzustehen.

▶ Wir müssen gut mit uns selbst umgehen. Wir gewinnen nichts, wenn wir uns fertigmachen, indem wir uns mit belastenden Fragen auseinandersetzen (z. B. dem Eindruck, vergeben zu *müssen*).

Die Fesseln abstreifen – praktische Impulse

1. Nutzen Sie Ihren sicheren Ort. Das kann ein realer Ort sein oder ein Ort in Ihrer Vorstellung, an den Sie sich flüchten können. Ich besitze beides.

2. Versuchen Sie aufzuschreiben, was bei Ihnen Erinnerungen auslöst. Ein Geruch? Bestimmte Wörter? (Ich brauchte zum Beispiel nur jemanden mit dem übergeschlagenen Bein schaukeln zu sehen, schon musste ich die Flucht ergreifen. – Aber ich bin schon besser geworden!)

3. Falls Sie noch kein Tagebuch führen, fangen Sie jetzt damit an. Das ist ein guter Weg, um zu verstehen, was passiert ist; und wenn wir das erst einmal verstanden haben, können wir anfangen, unser Leben wieder in Ordnung zu bringen.

4. Falls Sie sich noch keine Liste mit Namen, die Sie im Notfall kontaktieren können, gemacht haben, sollten Sie das jetzt tun.

5. Schreiben Sie sich ein paar hilfreiche Erinnerungen auf selbstklebende Zettel und verteilen Sie sie im Haus; zum Beispiel:
   - Das alles ist nach einem Missbrauch normal.
   - Ich bin keineswegs dabei durchzudrehen.
   - Es war nicht meine Schuld.
   - Es wird besser werden!

6. Versuchen Sie, Ihre Gefühle aufzuschreiben oder zu malen. Niemand muss Ihre Bilder oder Texte sehen – also zögern Sie nicht. Breite Pinsel auf großen Papierbögen sind prima, denn mit Ihnen können Sie nach Herzenslust wild herumtupfen oder -wischen.

7. Wenn Sie merken, dass Sie immer wieder in den gleichen Gedanken kreisen, schreiben Sie Ihre Sorgen auf – und zwar so detailliert wie möglich. Dann legen Sie sie bewusst ab, indem Sie etwas Kreatives machen und gut für sich sorgen.

8. Machen Sie sich keine Gedanken über Leute, die sagen, man müsse vergeben. Egal, wie sehr sie Ihnen damit auf die Pelle rücken, in diesem Stadium ist das eine unnötige Sorge, die Ihnen höchstens noch mehr Schuldgefühle einbringt. Und das kann dann zu einer solchen Belastung werden, dass Sie völlig darunter zerbrechen. Das Thema Vergebung ist eher angebracht, wenn Sie schon etwas mehr aufgedeckt und entdeckt haben.

Nicht vergessen!
Sie sind nicht dabei, durchzudrehen. Dieses Gefühl wird sich wieder legen.

Unberechtigte Schuldgefühle haben möglicherweise gar nichts damit zu tun, dass wir anderen Menschen tatsächlich Schaden zugefügt haben, aber sie haben mit Sicherheit damit zu tun, dass wir das glauben. Emotionale Erpresser ermutigen uns dazu, global die Verantwortung für ihre Klagen und ihr Unglück zu übernehmen. Sie tun alles, um den grundlegenden und notwendigen Mechanismus angemessener Schuld umzuprogrammieren und in den Produktionsprozess der unberechtigten Schuldgefühle zu integrieren. Dort leuchten dann ständig die Warnlämpchen auf, die uns sagen: schuldig, schuldig, schuldig.
SUSAN FORWARD

TEIL 2
Der Entschluss zur Heilung

In diesem Teil geht es darum, dass wir den Entschluss fassen, heil werden zu wollen und die Fesseln abzustreifen. In unserem Bemühen, uns aus dieser schrecklichen akuten Phase zu befreien, stellen wir fest, dass es da weit mehr Fesseln gibt, als wir gedacht hatten. Die Flashbacks und Albträume scheinen gar kein Ende zu nehmen. Doch je mehr wir unsere Gefühle aufdecken, umso deutlicher wird uns, dass wir selbst es sind, die den Entschluss fassen müssen, gesund werden zu wollen.

Dieser Abschnitt enthält praktische Strategien, wie das geschehen kann.

> *Selbst wenn du auf der richtigen Spur bist, wirst du überrollt,*
> *wenn du einfach nur da stehen bleibst.*
> WILL ROGERS

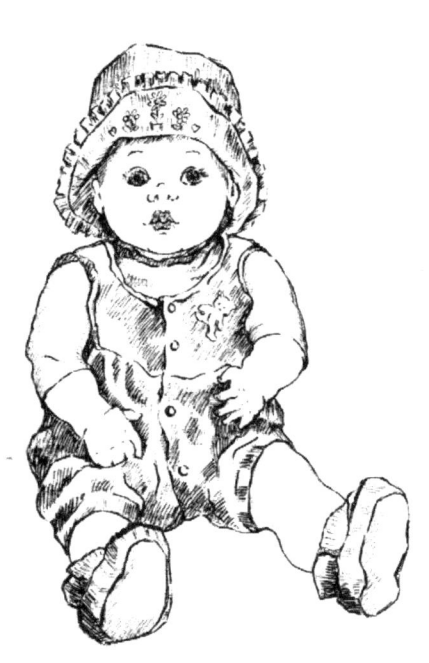

7 Bilder, Träume und die Wirklichkeit

Vielleicht denken Sie jetzt, dass der Ausdruck „Entschluss zur Heilung" nicht ganz zutreffend ist. Aber er stimmt schon: Letztlich müssen wir irgendwann diese Entscheidung treffen. Es bringt uns nichts, herumzusitzen und darauf zu warten, dass uns ein besseres Leben einfach in den Schoß fällt. Wir müssen die konkrete Entscheidung fällen, dass wir an unserer Heilung arbeiten werden. Das kann einer dieser „Augenblicke der Veränderung" (wie ich es gerne nenne) sein, in dem wir auf unserer Bettkante sitzen und uns fragen:

„Will ich, dass es für den Rest meines Lebens so bleibt?"

Nein.

„Gut. Was kann ich heute tun, um das zu ändern?"

Augenblicke der Veränderung

Wie wichtig diese „Augenblicke der Veränderung" für unser Leben sind, darum geht es immer wieder in diesem Buch. Das sind die Momente, in denen wir weitreichende Entscheidungen treffen, oder auch Momente, in denen wir in unserem Heilungsprozess einen großen Sprung nach vorne machen.

Vor ein paar Monaten war Victoria Wood, eine meiner Lieblingsautorinnen, mit zwei tollen Beiträgen über das Thema „Schlankheitsdiäten und die Ernährungsindustrie" auf Sendung. In einem Gespräch mit Sarah, der Herzogin von York (die immens abgenommen hatte), fragte Victoria Sarah, wie sie es geschafft habe, sich von ihren Fressattacken freizumachen.

Sarah erzählte, dass sie eines Tages auf ihrer Bettkante gesessen und sich gefragt habe, ob sie für den Rest ihres Lebens so fett bleiben wolle. Wollte sie das? Nein. Nun, dann musste sie etwas dagegen tun – und zwar jetzt.

Ja, ich kenne solche Momente auf der Bettkante. Ich weiß um die enormen Entscheidungen, die wir bei jeder Veränderung im Leben treffen müssen. Beim Entschluss, die Folgen von erlebtem Missbrauch zu überwinden, ist das nicht anders.

Wir müssen schwerwiegende Entscheidungen treffen, die den weiteren Verlauf unseres Lebens beeinflussen. Niemand anders kann es für uns tun.

Träume aufschreiben

Mein Leben geriet völlig außer Kontrolle, als John vorschlug, ich solle meine Träume und Albträume aufschreiben. Erst fand ich das idiotisch, aber es war wenigstens ein Ansatzpunkt für meinen Heilungsprozess. Als ich es zum ersten Mal geschafft hatte, einen Traum aufzuschreiben, bevor ich ihn wieder vergessen hatte, merkte ich, dass es mir half – aber es war auch ein wenig beängstigend.

Am Ende dieses Kapitels finden Sie praktische Strategien, wie Sie Träume aufschreiben können, aber wenn Sie sich unsicher sind, ob das Ihrem Heilungsprozess guttut, könnten Sie ja zuerst mit jemandem sprechen, der Sie auf Ihrem Weg unterstützt. Ich denke, wenn Sie Ihre Träume aufschreiben, ohne Unterstützung von außen zu haben, könnte das zu einer Überforderung werden. Auch wenn Sie gerade häufig Flashbacks erleben, sollten Sie Ihre Träume die nächsten Wochen oder Monate vielleicht eher ruhen lassen.

Seien Sie wachsam. In diesem Kapitel gibt es einige Aspekte, die wie Trigger wirken können. Es wäre gut, wenn Sie sich sicher fühlen, bevor Sie weiterlesen.

Der Haiangriff

Einer der bedeutsamsten Träume, über die ich mit John sprach, war ein Traum, den ich immer wieder hatte, nachdem ich eine Reportage über das Leben unter Wasser angeschaut hatte. In der Sendung wurde gezeigt, wie Taucher mit ihren Kameras in einem schützenden Käfig Haie filmten, und ich war mir überhaupt nicht bewusst, dass diese Szene irgendeine besondere Bedeutung für mich haben könnte.

Der Traum ereignete sich mehrere Male, und zwar in der Phase, in der die Erinnerung an den Penis, der durch die Gitter des Kinderbettes hindurchfuhr, in mein bewusstes Denken hineinbrach. Mir wurde bei dieser Erinnerung, die mich geradezu verfolgte, immer ganz schlecht, und ich war überzeugt, dass ich mir das nur einbildete. (Wie oder warum ich das tun sollte, war mir schleierhaft.)

Nach einigen Fehlversuchen gelang es mir, mich an den Traum ausreichend genau zu erinnern, um ihn aufzuschreiben.

Ich befinde mich unter Wasser in einem Käfig. Alles ist blau. Da
sind Fische und ein paar Haie. Ich fühle mich in dem Käfig sicher.
Dann kommt ein Hai auf mich zu, aber ich fühle mich immer noch
sicher – er kann ja nicht an mich heran. Doch plötzlich kann er
durch die Gitterstäbe des Käfigs hindurch. Er steckt sein weit
aufgerissenes Maul hindurch. Große Zähne kommen auf mich zu.
Der Hai kommt genau durch die Gitter – genau auf mich zu.
Voller Todesangst wache ich auf.

„Was sagt Ihnen das, Sue?" fragt John.

Ich sitze schweigend da.

Als ich John in dieser Woche ein zweites Mal sehe, berichte ich ihm, dass ich den Traum noch einmal hatte. John hat mich nie in irgendetwas hineingedrängt. (Dafür bin ihm sehr dankbar, sonst wäre meine Angst, mir das alles nur einzubilden, noch größer geworden.)

„Das ist der Penis, der durch die Gitterstäbe kommt", flüstere ich. Wenn ich es leise ausspreche, kann ich es später leichter wieder zurücknehmen. Dann kann ich es leichter verbergen, leichter wieder wegwischen.

Ich möchte schreien und weinen vor Wut. Aber ich tue nichts davon. Ich sitze einfach nur da, schmuse mit I-aah und habe das Gefühl, der schlechteste Mensch zu sein, den es auf der ganzen Welt gibt. Ich bin fest davon überzeugt, dass John mich fortschicken oder dass er sterben wird.

Egal, wie sehr ich mir auch sagte, ich müsste logisch und rational nachdenken, es half nichts. Diese rationalen inneren Dialoge mit mir selbst funktionierten einfach nicht. Das war das Problem daran, ein Mensch zu sein, der glaubt, wenn man die Dinge nur zu Ende denkt, würde man zu irgendwelchen tieferen Erkenntnissen gelangen (weil man ja so lange darüber nachgedacht hatte). Aber es funktionierte einfach nicht. Warum in aller Welt funktionierte meine gewohnte Art, zu leben und zu denken, nicht mehr?

Weitere Bilder kommen ans Tageslicht

In dieser Zeit kamen nicht nur Träume, es traten auch immer mehr Bilder in mein Bewusstsein. Schließlich sammelte ich all meinen Mut zusammen und erzählte John, dass diese Bilder unter anderem intensive körperliche

Schmerzempfindungen bei mir auslösten, ich aber nicht wusste, wo der Schmerz saß.

Das kam mir ziemlich verrückt vor. Wie kann man einen Schmerz fühlen, ohne zu wissen, wo?

Ich bedauerte sehr, John von diesem Schmerz erzählt zu haben, weil es in meinen Augen ganz klar bewies, dass ich mir das alles nur vormachte.

Ich denke, der Schmerz kam zeitgleich mit den Flashbacks, aber diesmal löste ich mich in gewisser Weise von den Flashbacks, indem ich „dissoziierte" – ich verließ meinen Körper und stand außerhalb meiner selbst. Jeder macht das zu einem gewissen Grad, aber ich hatte es zu einer Kunst perfektioniert. Ich blendete alles aus – die Gefühle, die Erinnerungen, den Schmerz. Als kurzfristige Copingstrategie wundervoll!

Auf dem Schiff

Der zweite bedeutsame Traum ist ebenfalls ein wiederkehrender Traum, den ich manchmal heute noch träume. Ich muss immer wieder an ihn denken, und immer wird mir so schlecht, dass ich kotzen könnte.

Ich befinde mich an Bord eines riesigen Schiffes – ein Luxusliner mit vielen Menschen an Bord. Ich beobachte die Seevögel.
Die Sonne scheint, das Meer ist wunderbar grün und trägt weiße Schaumkronen. Dann tritt Ernie (mein Stiefvater) von hinten an mich heran. Er lehnt sich an mich, und ich spüre seinen Penis.
Er legt seine Hände über mein Gesicht, über meinen Mund. –
Ich kriege keine Luft mehr.
Ich springe ins Wasser, um ihm zu entkommen.
Das Meer ist aufgewühlt, und die Bugwelle ersäuft mich beinahe.
David steht am Heck, und ich winke ihm zu. Ich schreie, ich ertrinke, aber David kann mich weder sehen noch hören.
Das Schiff verschwindet, und ich weiß, ich werde ertrinken.
Dann befinde ich mich auf einer Straße. Ich habe nichts als mein Tuch (ein weißes Schmusetuch, an dem ich mich als Kind immer festgeklammert habe), und ich muss mich übergeben.
Da kommt all dieses weiße Zeugs aus meinem Mund.
Es hört gar nicht mehr auf. Immer mehr kommt heraus, und ich ersticke daran. Niemand kann mir helfen, es geht immer weiter,

all dieses weiße Zeugs, das aus mir herauskommt.
Das weiße Zeugs ist schon so viel, dass es mir bis zu den Knien geht.
Ich versuche zu schreien, aber ich kann es nicht.
Ich wache auf, und mir ist immer noch schlecht.

Den Schmerz verstehen

Ich habe es schon gesagt: Wir müssen erkennen, was unser Schmerz uns zu sagen hat, wenn wir heil werden wollen. Deshalb mache ich in meiner Geschichte einen Sprung zurück, um zu zeigen, wie ich anfing, die verschiedenen Erinnerungen zusammenzusetzen und mit Dingen, an die ich mich erinnern *konnte*, in einen Zusammenhang zu bringen, um einen Sinn in dem Ganzen zu entdecken.

Der Traum auf dem Schiff war ziemlich offensichtlich. Es handelte sich um eine anale Vergewaltigung. Aber hat sich diese wirklich zugetragen oder bildete ich mir das nur ein? („Warum solltest du es dir einbilden, Sue?" fragte mich Ruth, meine nächste Therapeutin stets. ‚Weil ich so schlecht bin‘, dachte ich dann immer, ‚so viel habe ich inzwischen herausgefunden.‘)

Über die Jahre habe ich Dinge zusammengetragen, die mit diesem Traum und dem mysteriösen Schmerz zusammenhängen könnten.

Als die Erinnerungen auftauchten, hatten wir angefangen, in getrennten Zimmern zu schlafen, weil meine Angst vor der Nähe anderer Menschen – selbst vor Davids Nähe – so groß geworden war. (Oder vielleicht sollte ich sagen: „… gerade vor Davids Nähe", denn wir haben eine sexuelle Beziehung, und das machte mir in dieser Zeit massiver Phobien besonders Angst.) Er litt unter einem Erschöpfungssyndrom und schwitzte nachts stark, und ich ertrug seinen feuchten Körper nicht – manchmal konnte ich noch nicht einmal seine Hand halten, wenn wir rausgingen. Es belastete uns beide, aber wir einigten uns darauf, in getrennten Zimmern zu schlafen.

Trotzdem bekam ich im Schlaf oder im Halbschlaf in den frühen Morgenstunden stechende Schmerzen im Po. Der Schmerz trat zusammen mit der Überzeugung auf, dass gerade ein Penis von hinten in mich eindrang. Dann wachte ich in Todesangst auf.

Aber nichts dergleichen geschah wirklich.

Der stechende Schmerz und das Bild des in mich eindringenden Penis traten immer wieder auf. Ich hasste und fürchtete dieses Bild. Ich sprang dann immer aus dem Bett und zog mich an, selbst wenn es noch viel zu früh dafür war.

Ich ging nach unten, machte mir eine heiße Schokolade und saß heulend mit meinem Hund Jemma und meinem Kuscheltier I-aah in der Küche.

Der Körper erinnert sich

Während meiner gesamten Therapiezeit bei Ruth bekam ich immer wieder diesen grauenhaften Schmerz – manchmal passiert das auch heute noch. Was schließe ich heute daraus?

Als Kind hatte ich schreckliche Verstopfungen. Ich hatte fast ständig Bauchschmerzen, und meine Mutter machte sich deswegen große Sorgen. Ich denke, ihre Sorgen betrafen nicht nur mich.

Als ich fünfzehn war und stets auf der Suche nach einer Ausrede, um nicht zur Schule zu müssen (heute weiß ich, dass ich Depressionen hatte, damals wusste ich das nicht), beschloss ich wegen dieser Schmerzen ein Riesentheater zu machen, damit ich eine Weile nicht zur Schule musste. Mir wurde der Blinddarm herausgenommen – aber der war natürlich gesund, und so machten sich die Ärzte weiter auf die Suche nach der möglichen Ursache.

Ich hörte aufmerksam auf das, was sie sagten, während sie um mein Bett standen und diese grauenhaften inneren Untersuchungen durchführten.

„... riesiges Rektum ... enorme Größe ..."

Damals sagte mir das nichts, aber in den vergangenen Jahren habe ich mich gefragt, ob diese körperlichen Symptome wohl die Folge einer analen Vergewaltigung waren? Das würde einen Sinn ergeben.

Viele Jahre später, als meine beiden Kinder noch sehr klein waren, hatte ich so schlimme Bauchschmerzen, dass mein Hausarzt mich an einen Facharzt in Birmingham überwies.

Er stocherte herum und dachte nach, befragte mich und war verwirrt. Schließlich sagte er in einem sehr sanften Tonfall zu mir: „Sie haben irgendwann einmal ein Trauma erlebt, sodass die für die Verdauung zuständigen Nervenbahnen kollabiert sind." Er sprach davon, dass Wasser am verkehrten Fleck in den Darm hereinkäme und am verkehrten Ort wieder heraus, und meinte, ich würde für den Rest meines Lebens Medikamente schlucken müssen.

Ich wusste nicht recht, wie ich das mit dem „Trauma" verstehen sollte. Vielleicht war es die Situation, als mein Stiefvater versuchte, meine Mutter zu töten – das war ziemlich traumatisch gewesen. Doch mit den Jahren fragte ich mich, ob das Trauma nicht schon viel früher geschehen war.

Der Körper siegt über den Verstand

Ich begann, Bücher zu lesen, in denen stand, dass unser Körper sich erinnert, selbst wenn der Verstand sich an nichts erinnern kann. Das war eine große Erleichterung für mich.

Natürlich ergab die Erinnerung, dass ich wohl noch sehr klein gewesen sein muss, einen Sinn, da ich noch ein Milchfläschchen im Babybett hatte. Demnach hätte ich noch nicht die Möglichkeit gehabt, mir selbst oder anderen mit Worten zu erklären, was vor sich ging.

Daher habe ich heute Erinnerungen ohne Worte – in Form von körperlichen Schmerzen. Ich hatte jahrelang massive Kopfschmerzen und habe wohl Tausende von Schmerztabletten geschluckt. Dann fand ich eine Osteopathin. Sie nahm eine sanfte Behandlung im Mund vor, nachdem ich ihr von der Sache mit dem Penis in meinem Mund erzählt hatte. Außerdem machte sie noch irgendetwas an meiner Wirbelsäule, und seitdem habe ich nur noch selten Kopfschmerzen. (Die Behandlung am Kopf half auch gegen meine extreme Angst vor dem Zahnarzt.)

Meine Träume halfen mir zu verstehen, warum ich solche Phobien in Bezug auf das Schlucken hatte und solch eine Angst vor dem Ersticken, als ob jemand auf mir draufhockte.

Diese „Körpererinnerungen" waren, ebenso wie die Albträume und Träume, zunächst äußerst befremdend, doch letztlich erwiesen sie sich als sehr heilsam.

Es sollte uns nicht überraschen, dass Emotionen irgendwie mit dem Körper in Verbindung stehen. Die Alltagssprache ist – in vielen Sprachen – voller Redewendungen, die die Verbindung zwischen Emotion und Körper, Psyche und Soma widerspiegeln. Hier nur ein paar Beispiele:

Zorn – Er bringt mich zur „Weißglut".
Traurigkeit – Sie schnürt mir die Kehle zu.
Ekel – Das ist zum Kotzen.
Freude – Ich könnte platzen vor Freude!
Angst – Ich habe ein flaues Gefühl im Magen.
Scham – Ich kann dir nicht in die Augen sehen.
Babette Rothschild

Die Puzzlestücke der Vergangenheit finden ihren Platz
Wie andere Überlebende versuche ich, die Puzzlestücke zusammenzusetzen, wo ich nur kann, um herauszuarbeiten, warum ich mich so gefangen fühle. Aber ohne klare, „echte" Erinnerungen fühlte ich mich immer noch so, als würde ich mir das alles nur einbilden – und das wurde dann zu einem weiteren Glied in der Kette, die mich in meinen Schuldgefühlen gefangen hielt.

Ruth meinte oft zu mir: „Du wirst vielleicht nie genau wissen, was passiert ist, Sue."

Ich musste lernen, damit zu leben und trotzdem weiter meine Träume, Flashbacks, Schmerzen, Erinnerungen, körperlichen Fakten usw. zu sichten, um der Wahrheit so nah wie möglich zu kommen.

Die Wahrheit bedeutete mir so viel.

Wenn ich behaupten würde, ich wäre missbraucht worden, und es würde nicht stimmen, dann wäre ich ein noch schlechterer Mensch. Gott würde mich ablehnen.

In dieser Phase konnte ich nicht in die Kirche gehen – sie war zu schrecklich, zu laut; da befanden sich Menschen hinter meinem Rücken; die Menge machte mir Angst.

Praktische Strategien, um aus Träumen zu lernen

1. Wenn Sie nachts Träume aufschreiben wollen, ist es wichtig, kein grelles Licht anzuknipsen; das radiert den Traum aus, als würde man beim Computer die falsche Taste drücken und alles ist gelöscht. Ich habe eine ganz schwache Glühbirne (ein Nachtlicht) in meine Nachttischlampe geschraubt. Neulich erzählte mir eine Frau, sie schalte überhaupt kein

Licht an – sie schreibt einfach drauflos, und es ist lesbar. Sie können auch ein Sprachaufnahmegerät am Bett liegen haben und den Traum erzählen und aufnehmen. Dann können Sie ihn am nächsten Tag vom Band niederschreiben.

2. Sie sollten Papier und Stift griffbereit haben. Schreiben Sie einfach drauflos. Versuchen Sie nicht, Ihre Gedanken zu ordnen. Schreiben Sie, so schnell es geht, damit Sie nichts vergessen. (Manchmal werden Sie etwas vergessen, aber machen Sie sich deswegen keine Sorgen. Sie werden aus dem, woran Sie sich erinnern, viele Informationen bekommen.)

3. Später am Tag sollten Sie den aufgeschriebenen Traum dann noch einmal durchlesen und die Dinge hinzufügen, die Ihnen beim Lesen wieder in den Sinn kommen, oder Randbemerkungen dazuschreiben (z. B. „das mit dem Baum kam nach der Sache mit dem Sturm" oder was auch immer). Träume in die richtige zeitliche Abfolge zu bringen ist nicht einfach, und ich bin mir auch nicht sicher, wie wichtig es ist.

4. Fragen Sie sich: „Welchen Sinn ergibt das Ganze?" Denken Sie über die verschiedenen Elemente, die im Traum vorkommen, nach (das Meer, die weißen Schaumkronen, der Hai). Welche Bedeutung haben diese Elemente für Sie?

5. Mir tat es nach einem aufwühlenden Traum meist gut, aufzustehen und etwas umherzugehen, ein Buch zu lesen oder mit I-aah zu kuscheln. Vielleicht wäre es gut, wenn Sie sich im Voraus überlegen, wie Sie sich etwas Gutes tun können, wenn solche nächtlichen Schrecken kommen.

KERNGEDANKEN

▶ Unsere verborgenen Erinnerungen können auf unterschiedliche Weise zutage treten.

▶ Verdrängte Erinnerungen brauchen mitunter Jahre, bis sie ganz ins Bewusstsein zurückgekehrt sind.

▶ Träume und Albträume helfen manchmal, unsere verdrängten Erinnerungen zu verstehen – ebenso wie körperliche Schmerzen und Ängste.

Die Fesseln abstreifen – praktische Impulse

1. Richten Sie sich Ihr Schlafzimmer so ein, dass Sie Träume aufschreiben oder auf Band sprechen können.
2. Um heil werden zu können, müssen wir den Schmerz zulassen. Listen Sie zum Beispiel Ihre Verletzungen auf: „Ja, ich wurde verletzt. Ich habe schreckliche Albträume. Ich wache nachts schreiend auf …" Es wäre gut, wenn Sie mit jemandem über Ihre Liste sprechen könnten.
3. Können Sie einige „Augenblicke der Veränderung" entdecken, wenn Sie auf Ihr bisheriges Leben zurückblicken? Große Entscheidungen? Momente, in denen Sie etwas besser verstanden haben? Beim Lesen dieses Buches sollten Sie Ihre Augenblicke der Veränderung unbedingt festhalten – wenn Sie sie nicht aufschreiben oder in Bildern malen, vergessen Sie sie möglicherweise wieder und verlieren auf die Weise wichtige Aspekte, wie Sie Ihre Fesseln abstreifen können.
4. Schlagen Sie den Anfang dieses Kapitels noch einmal auf. Können Sie sich bewusst für Ihre Heilung entscheiden? (Sie lesen bereits dieses Buch. Das ist ein großartiger Anfang.)
5. Stellen Sie sich vor, Sie feiern gerade Ihren 80. Geburtstag, und irgendjemand fragt, was das Tollste war, das Sie jemals gemacht haben. Was würden Sie antworten? Seien Sie kreativ! Ist es das Schnorcheln am „Great Barrier Reef"? Oder die Teilnahme am London Marathon? Oder der Moment, in dem Sie Ihr erstes Enkelkind im Arm halten?
6. Machen Sie einen Plan, wie Sie Ihr Leben verbessern wollen. (Ich mache das jeweils in den Ferien und hänge diese Liste dann an meine Pinnwand.) Kleine Veränderungen können große Wirkung haben, z. B. wenn Sie sich entschließen, jeden Tag einen kleinen Spaziergang zu machen, oder wenn Sie herausfinden, dass eine bestimmte Person Ihnen nicht guttut, und Sie deshalb beschließen, dieser Person in Zukunft aus dem Weg zu gehen. Solche Dinge können sehr wichtig sein.
7. Wo wollen Sie in einem Jahr stehen? Was können Sie in dieser Woche tun, um Ihr Ziel innerhalb eines Jahres zu erreichen?

Nicht vergessen!

Unser Ziel ist es, unser inneres Befinden irgendwie in Ordnung zu bringen, uns selbst zu verstehen und zu lernen, wie wir über unser inneres Leben bestimmen können, anstatt uns von ihm bestimmen zu lassen!

Sie haben einen Einfluss darauf, in welche Richtung Ihr Leben sich entwickelt.

Es ist besser, ein Zombie zu sein. Es ist sicherer. Zombies haben keine Gefühle. Man kann sie nicht verletzen. Sie denken nicht darüber nach, ob sie das Opfer sind. Sie fühlen sich nicht jedes Mal neu schuldig, wenn der 6. März in ihrer Erinnerung noch einmal abgespielt wird. Es gibt so viele Warums und Hätte-ich-nurs. Warum habe ich nichts dagegen getan? Hätte ich nur etwas anderes angehabt! Habe ich sie darauf gebracht? Habe ich sie irgendwie ermutigt? Was hätte ich noch tun können, um es zu verhindern – außer nicht da zu sein?
JILL SAWARD

8 Augenblicke der Veränderung

Als die Puppe Suzie in mein Leben trat, war das, als würde ein Hammer auf meinen Kopf niederfahren. Meine Welt veränderte sich schlagartig. Ich heulte tagelang und fühlte mich so labil und geschunden, dass ich eine Weile lang alles andere ruhen lassen musste.

Ich wusste, dass ich niemals mehr dieselbe Person sein würde – meine Welt hatte sich für immer verändert. Ich hatte mir Suzie angeschafft, und das war einer der wichtigsten Momente auf meinem bewusst gewählten Weg der Heilung.

Ruth und ich befanden uns in einer schwierigen Phase. Ich konnte einfach nicht annehmen, dass meine merkwürdigen „Bilder", Albträume, Flashbacks usw. zusammengenommen auf einen frühen, möglicherweise sexuellen Kindesmissbrauch deuteten.

Ruth und ich sprachen mehrmals darüber, ob Therapeuten einen Missbrauch unterstellen könnten. Ruth fragte, welches Motiv sie dazu bewegen könnte.

Ich habe auf diese Frage keine Antwort, aber je mehr ich über sexuellen Missbrauch lese, umso häufiger höre ich ehrbare und angesehene Fachleute sagen, es käme nur höchst selten vor, dass Menschen zu Unrecht behaupten, sexuell missbraucht worden zu sein. Aber wenn man sich im Internet umschaut, führt einen fast jede Spur über das Thema „sexueller Missbrauch" irgendwann auf eine Seite, die einem den Eindruck vermittelt, es handle sich beinahe bei jedem Überlebenden um eine unzutreffende Erinnerung.

Das kann einem schon Angst machen.

Es scheint da draußen eine Menge Leute zu geben, die Überlebende zum Schweigen verdammen wollen. Menschen, die möchten, dass alle Welt glaubt, wir würden uns das nur einbilden und sexueller Missbrauch sei ein äußerst seltenes Vergehen.

Aber das ist es nicht.

Immer noch am „Aufdecken"

Am Tag, nachdem ich mir meine ersten Gedanken über Suzie gemacht hatte, befand ich mich, wie ich heute weiß, immer noch in der Aufdeck-Phase. Ich wusste einfach nicht, was geschehen war, und ich bestand (besonders vor mir selbst) fest darauf, dass mein Stiefvater nichts getan hatte und dass das, was mein älterer Halbbruder und mein Onkel mit mir gemacht hatten, wirklich nicht als sexueller Missbrauch gewertet werden konnte. Selbst der Fremde im Park war in mich als Sechsjährige nicht wirklich mit dem Penis eingedrungen.

Nichts von dem war sexueller Missbrauch, beharrte ich, und so saßen Ruth und ich uns gegenüber und starrten einander an. Mir war bewusst, dass ich dissoziierte und versuchte, nicht auf sie zu hören. Ich spürte ein immenses Schuld- und Schamgefühl.

„Ich bin ein grauenhafter Mensch und habe das alles nur erfunden", sage ich.

Ruth schaut mich an und wartet ab.

„Ich hole nur schnell etwas", sagt sie und geht aus dem Zimmer. So etwas hat sie noch nie gemacht, und ich bekomme Panik. Doch dann kehrt sie mit einer wunderschönen Puppe zurück und mit einem kleinen, kuscheligen Geschöpf, von dem Ruth sagt, es sei der Schatten der Puppe. Ruth gibt mir die beiden, damit ich sie im Arm halten kann. Für den

Rest dieser Sitzung und auch während der nächsten sprechen wir über die Puppe, und in mir verändert sich etwas. Ich kann nicht recht sagen, was, aber ich erkenne, dass ich mir meine eigene Puppe zulegen sollte, um weiterzukommen.

Ich schaue nach, ob ich genug Geld auf dem Konto habe, und dann mache ich mich auf, um einzukaufen. Aber das ist gar nicht so leicht. Die Puppen passen nicht so recht. Schließlich setze ich mich in den Zug nach London, um zu Hamleys zu gehen.

Dort finde ich Suzie. Als ich sie sehe, weiß ich sofort: Das bin „ich". Sie hat zwar blonde Haare, und das passt nicht, aber ihr Gesicht und auch ihre Frisur stimmen. Sie ist kein Säugling mehr, eher ein Kleinkind, und ganz eindeutig ein kleines Mädchen. Ich schaue sie an und empfinde sofort etwas für sie – und das trotz des Preisschildes.

Wie konnten sie nur?!

Zu Hause fange ich an, mich mit Suzie zu unterhalten und sie kennenzulernen, aber auf das, was dann geschieht, bin ich nicht vorbereitet.

Ich fange an zu weinen. Wie kann jemand einem kleinen Kind wehtun?!

Ich halte sie im Arm und weine, weil mir bewusst wird, dass ich vor vielen Jahren, als ich den Film *Something About Amelia* sah, sehr wohl erkannte und „sah", dass es möglich ist, ein Kleinkind sexuell zu missbrauchen.

Dieser Gedanke war damals zu schrecklich gewesen, und so hatte ich ihn tief vergraben. Nun hatte ich, seit ich den Film damals zum ersten Mal gesehen hatte, genügend Hinweise gesammelt. Ich musste eingestehen, dass ein Missbrauch in frühester Kindheit möglich ist. Das war ein völlig neuer Denkansatz für mich.

Im Weinen fand ich etwas Erleichterung, aber auch einen gewissen Schrecken. Was gestand ich mir da nur ein?!

Ich erkannte, dass ich nicht in die Phase völliger Verwirrung, die manche Psychologen als Phase der „Verleugnung" bezeichnen, zurückkehren musste. Vielleicht zumindest.

An diesem Tag begann für mich eine neue Ära. Es war ein „Augenblick der Veränderung", als ich mir eingestand, dass die Fesseln mich niederdrückten und dass mir wirklich etwas angetan worden war.

Jetzt konnte ich wenigstens einige dieser Fesseln abstreifen.

Es ist unsere Entscheidung

Es ist unsere Entscheidung, wir müssen heil werden wollen. Natürlich wird dieser Heilungsprozess langsam vonstattengehen. Aber wir können viel bewirken, wenn wir uns bewusst für unsere Heilung entscheiden.

Es kann für Sie zum Beispiel genau das Verkehrte sein, sich eine Puppe oder Marionette anzuschaffen, aber vielleicht gibt es andere Entscheidungen, die Sie treffen können. Im Abschnitt unten finden Sie dazu einige Vorschläge.

KERNGEDANKEN

- Eine Puppe kann helfen, die Verbindung zu unserem verletzten Inneren Kind herzustellen.
- Die Phase des Aufdeckens kann lang und schmerzvoll sein.
- Wir können bewusste Entscheidungen treffen, die unseren Heilungsprozess voranbringen.

Die Fesseln abstreifen – praktische Impulse

1. Brauchen Sie ein kleines „Du", das Sie lieben und für das Sie sorgen können? (Auch wenn Sie als Erwachsene missbraucht wurden, müssen Sie trotzdem für das kleine Kind in Ihrem Innern, das so verletzt wurde, sorgen und es trösten.) Marionetten können sich wunderbar eignen, weil sie mit Ihnen „sprechen" können. Oder wie wäre es mit anderen kreativen Mitteln – der neue Gedichtband, nach dem Sie sich sehnen, eine Schachtel gute Pastellkreiden und ein neuer Skizzenblock oder ein Ausflug zum Secondhandladen, um ein paar günstige Klamotten zu kaufen?

2. Neben meiner besonderen Kiste (siehe S. 54) habe ich noch zwei spezielle Regalbretter neben meinem Bett, auf dem sich Dinge befinden, die ich täglich anschauen möchte: Fotos von David und den Kindern, Bilder von Papageientauchern, meine liebsten Fossilien und Kristalle, mein hölzernes Kreuz, die Plastik eines Kind in der großen Hand Gottes, die Ruth mir mal gegeben hat, und eine Kerze. Diese Dinge sollen mir beim Meditieren helfen, um einfach „in der Stille" bleiben zu können. Sie erinnern mich an Frieden und daran, dass ich „gehalten" bin. Egal, wie schlimm es auch kommen mag, ich bin geborgen.

3. Wenn Ihnen das Schreiben schwerfällt, können Sie andere visuelle Methoden nutzen, um Ihre Fortschritte festzuhalten (damit Sie nicht vergessen, wie weit Sie schon gekommen sind). Poster sind toll: große Plakate, auf die Sie sich selbst eine Botschaft schreiben können – zum Beispiel: „Es war nicht meine Schuld!" oder: „Ich habe mich dazu entschlossen – ich will heil werden!" Oder Sie können aus Zeitschiften eine Collage machen, z. B. darüber, wie Sie sich fühlen oder wer Sie sein möchten.

4. Wenn Sie die Arbeit mit diesem Buch überfordert, sollten Sie es langsamer durcharbeiten und immer nur einen Gedanken oder eine Anregung auf einmal aufnehmen. Ich benutze oft eine „Wortwand", wenn ich mich auf eine Sache konzentrieren will. Ich schreibe nur ein einziges Wort oder einen einzigen Gedanken auf und hänge das Blatt so hin, dass ich es sehen kann. Eine meiner wirksamsten Wortwände war die zum Wort „Frieden". Ich schrieb es mir auf, als mir bewusst wurde, wie verängstigt und unruhig ich war. Ich dachte ein ganzes Jahr lang darüber nach, wie ich mein Leben friedvoller und weniger angespannt machen konnte. Immer, wenn mir dazu ein neuer Einfall kam, wurde er auf der Wortwand notiert.

5. Wenn Sie als Kind missbraucht wurden, könnten Sie sich ein Album zulegen, um „Ihre Kindheit zu erlösen". In meinem befinden sich Fotos aus der Kindheit, einige meiner Texte sowie Karten und Briefe, die ich in der Zeit erhielt, als meine Erinnerungen zurückkehrten. In diesem Album geht es um meine Entscheidung, von jenen schrecklichen Jahren meiner Kindheit frei zu werden – ich will aus all dem herauswachsen und meinen Blick stattdessen auf all die Liebe und Zuwendung richten, die mich heute umgeben.

Sie könnten in Ihr Album zusätzlich noch Ihre Gedanken darüber schreiben, was für ein Mensch Sie gern sein möchten.

Nicht vergessen!

Wenn wir keine bewusste Entscheidung treffen, unsere Fesseln abzustreifen, werden wir wahrscheinlich in unserer Depression, unserer Wut, unseren Selbstvorwürfen und unseren falschen Beziehungen gefangen bleiben.

Mir wurde einmal gesagt, dass junge Menschen ihre Unschuld verlieren, wenn man in ihrer Gegenwart über sexuellen Missbrauch spricht. Es macht mich wütend, dass manche Leute einfach nicht zu verstehen scheinen, dass wir den Kindern doch gerade beibringen, es sei nicht in Ordnung, über Missbrauch zu sprechen, wenn wir in ihrer Gegenwart über solche Dinge nicht reden!

In der Tat ist es doch so, dass unsere Jugendlichen durch einen sexuellen Missbrauch und durch das Gefangensein in dem Schweigen ihre „Unschuld verlieren", ganz zu schweigen vom Verlust ihrer seelischen Unversehrtheit und ihrer Kindheit.

HELEN MUNT

9 Freundschaft schließen mit dem Inneren Kind

Meine nächste Entscheidung auf dem Weg der Heilung war, beim zufälligen Stöbern im Buchladen ein Buch zum Thema „Heilung für das Innere Kind" zu kaufen.[3] Es schien genau das zu sein, was ich brauchte. Ich fühlte mich in diesem ganzen Wirrwarr so festgefahren wie in einem riesigen Sumpf – nur Chaos, Verwirrung und dieser nicht enden wollende Lärm in meinen Gedanken.

Jetzt, wo ich Suzie besaß, hatte sich mein Leben verändert, weil ich eher bereit war zu akzeptieren, dass etwas passiert war. Und so suchte ich nach Wegen zur Heilung. Ich war frustriert, weil es in meinen Augen so mühselig voranging. Ich wollte, dass es mir jetzt gleich besser geht. Ich wollte diesen ganzen Mist mit dem sexuellen Missbrauch endlich hinter mir lassen.

Es gibt noch mehr „aufzudecken" und zu „entdecken"

Wenn ich heute auf diese Zeit zurückschaue, erkenne ich, dass ich damals noch viel aus den Tiefen meines Inneren zu bergen und „aufzudecken" hatte. Als ich mein neues Buch las, faszinierte mich der Gedanke, dass ich völlig „normal" sei, weil das Innere Kind nicht nur bei Menschen, die als Kind missbraucht wurden, abtaucht. Ich las, dass jeder Mensch dazu neigt, sein „verletzliches Selbst" zu verbergen, und dass es heilsam sein kann, das „fühlende Selbst" – den Teil von uns, der spontan, begeisterungsfähig und kreativ ist – freizusetzen.

Das machte mich ein wenig unruhig, weil ich, sobald ich „aufdrehte" und spontan und impulsiv handelte, einen großen Hass auf mich selbst empfand. (Ich mache dann alle möglichen Fehler, die ich später bereue. Außerdem habe ich die Überzeugung gewonnen, dass auch David es hasst, wenn ich mich so verhalte – selbst wenn er sagt, dass das nicht stimmt!)

Ich las zwar auch den Hinweis, dass die Arbeit am Inneren Kind möglichst mit Unterstützung von außen erfolgen sollte. Doch ich dachte mir, dass ich das lieber allein und ganz im Geheimen machen möchte.

Werden wie ein kleines Kind

In meiner Fantasiewelt, in der ich mich sicher, umsorgt, geliebt und im Einklang mit mir fühlte, war ich immer ein Kind. Deshalb begeisterte mich der Gedanke, mein Inneres Kind zu finden, so sehr. Außerdem erinnerte ich mich mit einer gewissen Scham daran, dass John gemeint hatte, ich wolle nicht erwachsen werden.

Nein, das wollte ich nicht. Ich finde die Welt der Erwachsenen schrecklich. Sie ist bedrohlich, und viele Menschen haben diesen merkwürdigen Hang, Geld, Status und Macht höher zu schätzen als Familie, Liebe und Freundschaft.

Ich möchte lieber Verstecken spielen als Zeitung lesen, und Kinderbücher machen mir mehr Spaß als Erwachsenenliteratur. Außerdem hat mein großer Held – der Mensch Jesus – gesagt, dass wir nur ins Reich Gottes kommen (was vermutlich neben vielem anderen auch bedeutet, durch das Vertrauen auf Gottes bedingungslose Liebe inneren Frieden zu finden), wenn wir werden wie die kleinen Kinder.

Und so erschien mir der Gedanke, wie ein kleines Kind zu werden und in diese Welt einzutauchen, sehr verlockend.

Wie kann man sein Inneres Kind finden

Die Suche nach dem Inneren Kind fängt damit an, dass Sie einen ruhigen Ort finden, an dem Sie sich einige Minuten lang ungestört konzentrieren können. Holen Sie sich Malstifte, Schreibzeug, Papier und Ihr Tagebuch und alles, was Sie sonst noch brauchen. Ich habe zum Beispiel gerne Suzie oder ein Kuscheltier, das meiner jeweiligen Stimmung entspricht, bei mir.

Fangen Sie anschließend an, mit Ihrer schwächeren Hand (bei mir ist das die linke Hand, weil ich Rechtshänderin bin) zu schreiben oder zu malen. Versuchen Sie, durch das Schreiben herauszufinden, was ihr Inneres Kind fühlt oder braucht, oder sagen Sie ihm einfach nur „Hallo".

Auch Malen kann hilfreich sein, wenn Sie sich von dem Gedanken befreien können, Sie müssten ein „vollkommenes" Kunstwerk schaffen, oder von der Überzeugung, Sie könnten nicht gut malen. Malen oder zeichnen Sie einfach drauflos! Kein anderer Mensch muss Ihr Bild jemals sehen. Sie malen das für sich, für das kleine verängstigte Kind, das vor langer Zeit abgetaucht ist, weil alles so furchterregend war.

Sie müssen sich für diesen Prozess Zeit lassen. Doch ich fand, diese Sache hat vieles ans Licht gebracht. Mein Inneres Kind wartete nur darauf, herauszukönnen, gehört und umsorgt zu werden.

Unser Inneres besteht aus Gefühlen, Gedanken, Bedürfnissen und Wünschen sowie aus unseren Werten und Hoffnungen und Träumen – aus dem, was uns wichtig ist. ... Das sind wichtige Aspekte dessen, wer wir sind ... unseres wahren Selbst. Niemand kann uns das nehmen.
JOHN AMODEO

Im Dialog

Ein Weg, mit dem Inneren Kind ins Gespräch zu kommen, besteht darin, dass man erst mit der dominanten Hand schreibt und anschließend mit der schwächeren Hand antwortet. Bei mir hat das gut funktioniert, deshalb empfehle ich Ihnen, es auch einmal zu versuchen.

Ich habe herausgefunden, dass meine dominante Hand eine stark kritisierende Stimme vertrat – in der Transaktionsanalyse nennt man das das „Eltern-Ich". (In der Transaktionsanalyse geht es darum, dass wir in Ordnung sind – die gesunde Haltung ist: „Ich bin O.K., du bist O.K." Die Transaktionsanalyse bietet eine sehr gute Möglichkeit, uns selbst und unsere Beziehungen zu anderen zu verstehen.) Es war also nicht nur meine Mutter gewesen, die mich niedergemacht hatte. Ich verurteilte mich selbst.

Das überraschte mich, weil mich so sehr bemühte, meine negativen Gedanken und Selbstgespräche mithilfe kognitiver Therapien zu überwinden. Dazu gehörte auch, dass ich viele Bücher las und Kurse besuchte, um mein Selbstwertgefühl und meine Durchsetzungsfähigkeit zu verbessern. Ich dachte wirklich, ich hätte es kapiert, aber nun war ich erstaunt über den tiefen Selbsthass und die bohrende Selbstkritik, die sich in meinen Zeilen offenbarten.

Kein Wunder, dass mein Inneres Kind abgetaucht war und sich versteckt hatte!

Ich versuchte es mit verschiedenen Kuscheltieren, die ich im Arm hielt, wenn ich nicht mehr weiterkam oder mich die Gefühle überwältigten. Der Killerwal half mir zum Beispiel, mir meine Wut einzugestehen, und obwohl ich dabei ein gewisses Maß an Panik bekam, half mir mein Kuschel-Killer, diese Seite in mir anzunehmen.

Zeichnen

Das linkshändige Zeichnen war es, das am Anfang am meisten bei mir löste – überraschenderweise, wo ich doch lieber mit Worten umging. Aber ich lernte, dass ich auch Bilder brauchte, und konnte mit dem Teil von mir in Verbindung treten, der eine Vorliebe für Diagramme und mathematische Muster hatte.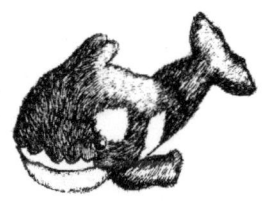

Immer wenn ich den Eindruck hatte, dass es gerade nicht gut voranging, malte ich mich als Kind – das fand ich sehr hilfreich. Es schien meine Gefühle freizusetzen.

Im Zusammenhang mit den Erfahrungen, die ich machte, während ich Suzie im Arm hielt, begann ich eine Welle der Liebe für das kleine Kind in mir zu empfinden. Es kostete dieses Kind jedoch einige Mühe, mich dazu zu bewegen, auf seine Gefühle zu achten.

Immer und immer wieder sagte das kleine Mädchen:

„Du hörst mir ja gar nicht zu!"

„Ich versuche es", schrieb ich mit der rechten Hand.

„Nein, das tust du nicht. Du hörst nicht auf das, was *meine Gefühle* dir sagen wollen!"

Weil es so schmerzhaft war, über die Gefühle zu schreiben, erleichterte mir das Malen, mehr mit meiner Innenwelt in Beziehung zu treten.

Das Malen nimmt Menschen aus ihrem rationalen, analytischen, erwachsenen Denkschema heraus und lässt sie in einen kindlichen Zustand eintauchen. Wir wissen, dass das Malen hauptsächlich aus der rechten Hirnhälfte kommt. Das ist der Teil, der sich auf die visuelle/besondere Wahrnehmung sowie auf den emotionalen und intuitiven Ausdruck spezialisiert zu haben scheint.

Lucia Capacchione

Wie wir unsere rechte Hirnhälfte aktivieren können

Die Arbeit mit dem Inneren Kind bringt uns wieder mit den Teilen unseres Selbst in Berührung, die durch Missbrauch oder Trauma abgespalten wurden oder die einfach nur durch unsere Erziehung und den Einfluss von Erwachsenen, die uns schon als Kinder zu kleinen Erwachsenen machen wollten, verschlossen wurden.

Von Kindheit an wird zunehmend unsere linke Hirnhälfte gefordert. In der Schule müssen wir lernen, logisch zu denken, uns Fakten zu merken und unsere verbalen Argumentationsmöglichkeiten zu nutzen. Doch dieser zunehmende Gebrauch der linken Hirnhälfte kann das angemessene Denken mit der rechten Hirnhälfte behindern.

Dem Teil von uns, der spielen und herumalbern will (der kreativen rechten Hirnhälfte), wird befohlen, erwachsen zu werden. Die Anteile in uns, die voller Angst sind (z. B. weil wir nicht verstehen können, was die Erwachsenen von uns wollen), ziehen sich tief in unser Innerstes zurück – dorthin, wo sie niemand mehr erreichen kann, nicht einmal wir selbst.

Die traumatischen Gefühle sind in unserer rechten Hirnhälfte gefangen, und um vom Missbrauch zu gesunden und unser wahres Selbst zu finden, müssen wir mit den Gefühlen und Erinnerungen des verletzten Kindes „in Berührung kommen" – wir müssen ihm zuhören. Das geschieht, wenn wir kreative Dinge mit unserer rechten Hirnhälfte machen, zum Beispiel durch Malen und andere Aktivitäten, die wir gern tun.

Wir dürfen nicht aufhören zu spielen. Ältere Kinder müssen spielen, Jugendliche und Erwachsene müssen spielen!

Als Babys lernen wir, unsere Gefühle zu spüren und mit ihnen etwas anzufangen, indem wir beginnen, unsere Erfahrungen so zu

organisieren, dass sie Einfluss auf unser späteres Verhalten und
Denkvermögen haben werden.
SUE GERHARDT

Was für Eltern sind wir?

Wir haben die Neigung, mit unseren Kindern ebenso umzugehen, wie
unsere Eltern mit uns umgegangen sind. Mit anderen Worten: Ich habe
mich nicht sehr gut um mein Inneres Kind gekümmert. Das kam beim
Links-Schreiben und -Malen deutlich heraus.

Aber an dieser Stelle ist es wichtig festzuhalten, dass wir in dieser *realen* Welt, in der wir wirkliche Eltern für unsere Kinder sind, durchaus die
besten Eltern sein können, die man sich nur denken kann. Wir können
eine bewusste Entscheidung treffen, dass wir gute Eltern sein wollen, dass
wir mit dem Vermächtnis schlechter Elternschaft brechen wollen, statt es
über Generationen weiterzureichen.

Es stimmt nicht, dass wir als Eltern missbräuchlich mit unseren Kindern umgehen werden, nur weil wir als Kind missbraucht wurden (auch
wenn manche Überlebende leider ihre Kinder ebenso missbrauchen).
Natürlich werden wir Fehler machen, aber wenn wir unseren Kindern
Liebe geben und die Freiheit, sie selbst zu sein, und viele Möglichkeiten
bieten, zu spielen und unsere Zuwendung zu erfahren (z. B. durch
Kuscheln oder kreative Aktivitäten wie Käfer beobachten oder malen),
und dazu noch verrückte Sachen mit ihnen machen (z. B. im Badezimmer
lustige Lieder singen), dann werden unsere Kinder – und auch ihre Kinder – gute Chancen haben, zu fröhlichen Menschen zu werden, die mit
sich selbst im Reinen sind.

Wenn Sie den Eindruck haben, Ihren Kindern eine schlechte Mutter
oder ein schlechter Vater zu sein, dann suchen Sie sich bitte Hilfe.

Ruth, der Kuschelhase

Auf der Suche nach Wegen, mein Inneres Kind
nicht weiter so kritisch zu betrachten, wurde mir
bewusst, dass ich in der Gegenwart eine durchaus
positive Beziehung zu Ruth hatte. Sie war in
gewisser Weise dieser neue Elternteil, der anders
mit mir umging.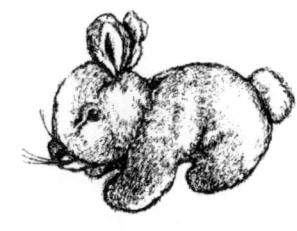

Sie …

- … nahm mich auch dann noch an, wenn ich wütend war oder mich weigerte, überhaupt etwas zu sagen;
- … tröstete mich, wenn ich weinte, und das ganz besonders in den Momenten, in denen meine Tränen meine Fassungslosigkeit darüber zum Ausdruck brachten, dass jemand ein kleines Kind so verletzen konnte;
- … förderte mein erwachendes Bewusstsein darüber, dass ich mich nicht schuldig und schamerfüllt fühlen musste.

Ich erfuhr von ihr die mütterliche Zuwendung, die ich meinem Inneren Kind schenken musste. Und als ich *Ruth Rabbit*, einen Kuschelhasen, in einem Laden entdeckte, nahm ich ihn mit zu mir. Ruth, der Kuschelhase, ist ein wenig wie *Kaninchen* aus den *Winnie Puuh*-Büchern, der ständig danach schaut, dass es allen gut geht. Mit dem kleinen Rabbit in meiner Tasche schaffte ich es, zur Arbeit zu gehen und U-Bahn zu fahren.

Ich erkannte jetzt, wie wichtig die Arbeit mit dem Inneren Kind ist – und ich musste versuchen, mir selbst eher fürsorgliche Botschaften zu geben als die verurteilenden Ergüsse des Eltern-Ichs, die tief aus meinem Innern herauszuprudeln schienen.

Unsere innere Welt

Wenn ich meine Puppe Suzie in den Arm nahm und mich mit ihr unterhielt, wenn ich mit der linken Hand schrieb und malte, war ich immer wieder überrascht, was da zutage trat.

Ich begann die Gewalt, die in meinem Elternhaus geherrscht hatte, als Missbrauch zu begreifen. Egal, wie sehr ich auch versuchte, mir einzureden, dass da „nichts gewesen" war – es war missbräuchlich gewesen.

Ich konnte erkennen, dass sich meine Mutter missbräuchlich und manipulativ verhalten hatte und dass sie immer noch in mein Leben eindrang und mich niedermachte.

Ich fing an zu akzeptieren, dass mein Onkel mich sexuell missbraucht hatte, und ich konnte Mitgefühl mit der verwirrten Vierzehnjährigen haben – und auch mit dem irritierten Mädchen, das nicht damit klarkam, dass ihr älterer Bruder offensichtlich besessen war von dem Gedanken, ihr an die Wäsche zu gehen.

Ich las weitere Bücher über die Arbeit mit dem Inneren Kind, und dadurch konnte ich Eric Bernes Transaktionsanalyse besser verstehen. Dort zeigt er uns verschiedene Aspekte unseres Ichs auf:

- das Eltern-Ich (das Regeln festlegt – „das darfst du nicht", „du sollst …", „du sollst nicht …");
- das Kindheits-Ich (das auf „echte" Weise fühlt und reagiert);
- das Erwachsenen-Ich (das denkt, Entscheidungen trifft und Probleme löst).

Zum kleinen Kind werden

Je mehr ich mit meiner linken Hand schrieb, umso mehr begann ich zu sehen, welche Kraft in dieser Heilungsmethode steckt. Ich wurde das kleine verletzte Kind. Ich ging zurück in die Zeit der „Vergewaltigung" im Park durch den Fremden und der anschließenden Versuche meiner Mutter, sich um mich zu kümmern. Ich spürte die Erniedrigung, die Scham, den Schrecken, die Verwirrtheit. Ich kam an die Wut heran, die ich empfand, als meine Mutter mir die sechs Pennys wegnahm und an die Scham- und Schuldgefühle, die mich überkamen, als ich ihr ins Gesicht sah und mit einem Mal wusste, dass ich etwas ganz Schlimmes getan hatte.

Ich bekam meinen Schokoriegel danach nicht. Ist das ein Grund, warum Schokolade die Trostnahrung ist, zu der ich greife, wenn alles schiefläuft?

Je mehr ich malte, mit der Linken und mit der Rechten, umso besser verstand ich das verängstigte Kind – diesen Teil in mir, der die Welt so bedrohlich findet – und umso näher konnte ich ihm sein.

Wenn es Ihnen schwerfällt, mit Ihrem Inneren Kind zu schreiben und zu malen (z. B. weil Sie vergessen haben, wie es ist, ein Kind zu sein), dann fangen sie damit an, kleine Kinder beim Spielen oder beim Einkaufen mit ihren Eltern zu beobachten.

Unser Inneres Kind braucht Zuwendung

Es gibt verschiedene Anzeichen dafür, dass unser Inneres Kind Zuwendung braucht:

- wenn wir gereizt oder verärgert sind, ohne recht zu wissen, warum;
- wenn wir körperliche Beschwerden haben, deren Ursachen schwer zu diagnostizieren sind;

- wenn wir unter Depressionen, Stresssymptomen, Burn-out oder anderen mentalen Erschöpfungszuständen leiden.

Das alles können Anzeichen dafür sein, dass wir unserem Inneren Kind zuhören sollten.

Wir müssen uns sehr deutlich vor Augen stellen, dass niemand außer uns selbst unserem Inneren Kind diese neue Art von elterlicher Zuwendung geben kann. Das kann kein noch so liebevoller Ehepartner und auch kein Therapeut an unserer Stelle übernehmen.

Obwohl es [einer Frau] schwerfiel, sich mit ihrem Inneren Kind verbunden zu fühlen, hatte sie angefangen, ihr Kind sprechen zu lassen. Das ist alles, was es braucht, um den Prozess veränderter elterlicher Zuwendung in Gang zu setzen. Vergessen Sie nicht: Es ist ein nicht endendes Abenteuer persönlicher Erneuerung.
LUCIA CAPACCHIONE

Die Sehnsucht nach Liebe

Ich begann zu verstehen, wie sehr sich das kleine Kind in uns nach Liebe sehnt. Doch statt auf diese inneren Bedürfnisse zu achten, essen wir lieber zu viel oder rauchen oder nehmen Drogen oder trinken oder stopfen uns mit Schokolade voll oder finden andere Wege, um die Gefühle, die unser Inneres Kind uns mitteilen will, abzublocken.

Je mehr ich daran arbeitete, meine tiefsten Gefühle zu verstehen, um so mehr dicke Malkreide und Filzstifte brauchte ich, damit mein Inneres Kind sich ausdrücken konnte. Es hatte mir wichtige Dinge zu sagen und brauchte viel Platz, um noch mehr zu kritzeln, zu wüten, zu schreien und zu tanzen.

Sie können Ihr Inneres Kind überreden herauszukommen, wenn Sie ihm sagen, dass es Zeit zum Spielen ist – Zeit, Sie selbst zu sein.

Es ist Zeit zuzuhören. Zeit, Ihr Inneres Kind reden zu lassen:

> *Suzie (linke Hand): Warum hörst du mir nie zu?*
> *Erwachsene Sue (rechte Hand): Ich versuche es doch.*
> *Suzie (linke Hand): Nein. Du hörst mir nicht gut genug zu.*
> *Erwachsene Sue (rechte Hand): Was willst du mir denn sagen?*

Suzie (linke Hand): Hab Angst. Ich bin so traurig. Will meinen echten Papa finden. Will, dass er kommt und mir hilft.
Erwachsene Sue (rechte Hand): Lass mich dich in den Arm nehmen.

Das Innere Kind befreien

Ich ließ mein Inneres Kind die Rechtschreibung so gestalten, wie es wollte. Ich war mit Spötteleien wie: „Du kannst ja kein Wort richtig schreiben" aufgewachsen. Um keinen Preis würde ich der kleinen Suzie das Gefühl geben, dass sie dies oder jenes tun müsse. Sie konnte alles so machen, wie sie wollte – und es war herrlich, die Worte absichtlich falsch zu schreiben!

Versuchen Sie, Ihre „Tu das nicht"- und „Tu dies"-Sätze über Bord zu schmeißen und suchen Sie nach einer Ausdrucksform, die Ihnen entspricht: laute Musik oder andere kreative Sachen, die Sie als Kind nicht tun durften.

Im Rückblick auf diese Monate, in denen ich mein Inneres Kind kennenlernte, kann ich erkennen, dass ich dabei sehr viel gelernt habe. Doch aus Gründen, die mir etwas schleierhaft sind, habe ich aufgehört, mit meinem Inneren Kind zu arbeiten. (An diesem Punkt meldet sich mein Eltern-Ich zu Wort: „Typisch für dich. Du bleibst doch nie an etwas dran!") Doch wie die Transaktionsanalyse blieb auch das Konzept vom Inneren Kind für mich ein Rahmen, mit dessen Hilfe ich mich selbst besser verstehen und einige meiner Fesseln abstreifen konnte.

Ein möglicher Grund, warum ich damit aufhörte, war vielleicht, dass es mir so viel offenbarte und ich damit überfordert war. Versuchen Sie deshalb, mit einem anderen Menschen über das zu sprechen, was Sie machen. Suchen Sie sich zum Beispiel eine Selbsthilfegruppe – das wäre ideal.

KERNGEDANKEN

▶ Selbst Jahre, nachdem wir angefangen haben, die Fesseln abzustreifen, kann es immer noch Dinge geben, die wir aufdecken und entdecken müssen.

▶ Die Begegnung mit dem Inneren Kind kann uns helfen, wieder mit der rechten Hirnhälfte in Verbindung zu treten, in der die verletzten Gefühle unseres kleinen Kindes gefangen sind und deshalb ungehört bleiben.

▶ Es kann sein, dass wir keine guten Zuhörer für unser Inneres Kind sind und lernen müssen, eine neue elterlich-fürsorgliche Beziehung aufzubauen und auf unser inneres, wahres Selbst liebevoll zu hören.

Die Fesseln abstreifen – praktische Impulse

1. Gehen Sie dieses Kapitel noch einmal durch und suchen Sie nach Möglichkeiten, wie Sie Zugang zu Ihrem Inneren Kind bekommen können. Vielleicht ist es gut, wenn Sie sich einen speziellen Ort suchen, wo Sie auf großen Papierbögen schreiben und malen können.
2. Schreiben Sie weiter Tagebuch. Das könnte zu Ihrem üblichen Weg werden, um mit dem Inneren Kind in Kontakt zu treten.
3. Schaffen Sie sich einen Ort, an dem Sie mit Ihren Händen Dinge tun können, die Ihnen gut tun: z. B. malen, mit Knete modellieren, ein Puppenhaus einrichten, Spielzeugtiere stricken, Spitzen häkeln, Bücherregale bauen, Modelle aus Streichhölzern bauen, Grußkarten gestalten, Spiralen oder mathematische Muster zeichnen usw. Sie begeben sich damit auf die Reise zu Ihrem wahren Selbst.
4. Brauchen Sie einen Kuschelhasen wie *Ruth Rabbit*, der Ihnen hilft, mit dem heilenden Anteil in Ihnen in Berührung zu kommen – mit dem Teil von Ihnen, der lernt, Ihrem Inneren Kind eine fürsorgliche Mutter und ein fürsorglicher Vater zu sein?
5. Versuchen Sie, still zu werden und sich die Fesseln bewusst zu machen, die Sie bereits gesprengt haben – z. B. dass Sie heute wissen, dass es nicht Ihre Schuld war.
6. An welcher Ihrer Fesseln wollen Sie heute ein Stück abschlagen?
7. Es ist wichtig, dass Sie sich immer wieder etwas Gutes gönnen. Überlegen Sie, was das in dieser Woche sein kann.

Nicht vergessen!

Lassen Sie sich bei Ihrer Arbeit mit dem Inneren Kind nicht entmutigen. Sie müssen sich Zeit lassen. Wenn Sie Ihr Inneres Kind entdeckt haben, werden Sie merken, dass dadurch Ihre Kreativität freigesetzt wird, damit Sie das verletzte kleine Kind in Ihrem Innern lieben und annehmen können. Das wird Ihr Leben verändern!

> *Eltern, die uns nicht annehmen – „Schämst du dich denn gar nicht!" –, überzeugen uns davon, dass wir Ihre Anerkennung niemals gewinnen werden.*
> PHILIP YANCEY

TEIL 3
Die Fesseln verstehen lernen

In diesem Teil geht es darum, unsere Ängste zu verstehen und zu begreifen, warum wir uns selbst wehtun. Außerdem enthält er Vorschläge, wie wir unser Denken verändern und die Fesseln der Selbstverletzungen brechen können.

In dem Bemühen, unsere Fesseln zu sprengen, entdecken wir häufig, dass wir weitere Informationen benötigen, um weiterzukommen, oder wir stecken fest und meinen, überhaupt keinen Fortschritt zu erzielen. Das scheint allen Überlebenden so zu gehen, darum sollten wir nicht aufgeben. Wir müssen uns immer wieder daran erinnern, dass wir den Entschluss gefasst haben, unsere Fesseln loszuwerden – und genau das werden wir auch tun! Doch es braucht Zeit, die Schuld- und Schamgefühle, die negativen Gedanken, die Ängste und die Verwirrung loszuwerden.

Wir baden nicht in unserem Leid. Wir brauchen einfach noch mehr Zeit und Unterstützung.

Wir haben nichts anderes als Zeit, und die ist auf unserer Seite.
Deshalb wird uns immer wieder die Chance gegeben,
unser Leben zu wiederholen und neu zu erschaffen.
IYANALA VANZANT

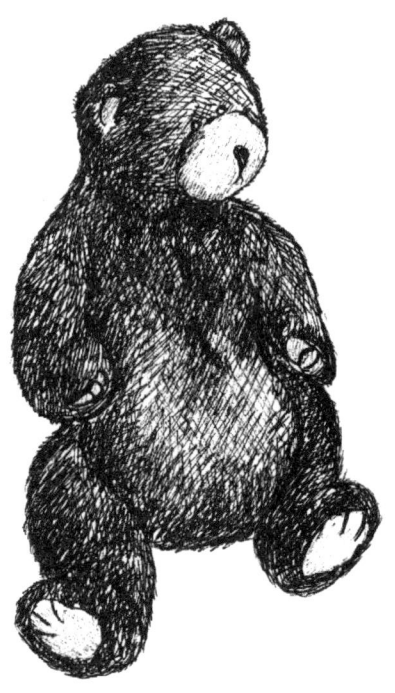

10 Was hält mich gefangen?

Wenn wir besser verstehen können, welchen Problemen Überlebende als Folge des Traumas gegenüberstehen, sind wir eher in der Lage, die Fesseln zu sprengen, die uns am Boden halten und uns hindern, einfach ein zufriedenes, von Liebe erfülltes Leben zu führen.

Nicht jeder Überlebende hat alle diese Probleme. So ritzen sich zum Beispiel nicht alle Überlebenden, und mir sind Überlebende mit einem anscheinend gesunden Selbstwertgefühl begegnet – zumindest besitzen sie es jetzt, nachdem sie an ihrer Heilung gearbeitet haben.

Warum wir nicht nein sagen konnten

Eines der offensichtlichsten Merkmale der Überlebenden von sexuellem Missbrauch ist, dass sie sich schuldig fühlen. „Es war alles meine Schuld", sagen wir uns.

Das ist wohl der zerstörerischste Aspekt im Denken der Überlebenden – und es scheint, dass jede und jeder Überlebende so denkt!

Vielleicht haben Sie den Film *Something About Amelia* gesehen, in der eine Jugendliche zum Sex mit ihrem Vater gebracht wird. Als Amelia all ihren Mut zusammennimmt und den Missbrauch aufdeckt, schreit ihre Mutter sie voller Wut an, warum Amelia denn nichts getan hätte, um den Missbrauch zu verhindern. Die Dreizehnjährige ist verwirrt und sagt, sie wüsste es nicht.

Wir wissen nicht, warum wir nicht nein sagen konnten.

Im Film wird der Mutter erklärt, dass Amelia Angst hatte, ihr Vater könne sie nicht mehr lieben, wenn sie nicht täte, was er von ihr verlangt.

Es gibt *so viele Gründe*, warum ein Kind nicht nein sagen kann.

Es war nicht unsere Schuld.

Erwachsene Opfer von Vergewaltigungen sind häufig irritiert, warum sie den Angriff nicht verhindern konnten. Sie machen sich selbst Vorwürfe, als ob sie die Schuldigen wären. (Ich hörte kürzlich, dass erwachsene Vergewaltigungsopfer häufig Menschen sind, die zu übermäßigem Alkoholkonsum neigen. Um unsere Sicherheit zu garantieren, ist es natürlich wichtig, dass wir auf unseren Körper achten und wachsam bleiben – was wir in betrunkenem Zustand nicht mehr können. Doch das bedeutet nicht, dass das Opfer an der Vergewaltigung schuld ist – selbstverständlich nicht. Aber das Opfer verliert einen Großteil seiner Selbstkontrolle und damit die Fähigkeit, nein zu sagen.)

Scham und ein geringes Selbstwertgefühl

Dieses Gefühlspaar findet sich durch das ganze Buch hindurch – beide Gefühle sind sehr mächtig und rauben uns unsere Kraft. Außerdem verhindern sie, dass wir aus dem Schweigen herausfinden.

Wir wagen nicht, mit jemandem darüber zu sprechen.

Und wenn dann in den Medien über einen Missbrauchsfall berichtet wird, der vor Gericht kommt, und jemand neben uns sagt: „Ist doch offensichtlich, dass da nichts war. Sie hätte doch sonst gleich, nachdem es passiert war, etwas davon gesagt", dann möchten wir vielleicht sagen, dass die wenigsten Opfer zum Zeitpunkt des Missbrauchs etwas sagen – und Kinder schon gar nicht, weil sie nicht wissen, wie sie es ausdrücken sollen.

Scham, Schuldgefühle und Selbstverurteilungen sind heimtückisch – und wir bekommen sie nur schwer aus unserer inneren Welt heraus, weil wir dort ständig die alten Tonbänder mit den Botschaften, die man uns vermittelt hat, abspielen: „Du bist ein Versager." „Es war deine Schuld." „Du bist doch für nichts zu gebrauchen, außer für Sex." Das ist ein negatives Denken, und wir müssen uns bewusst daranmachen, es zu verstehen.

> *Ich wusste, dass [der Missbrauch] allein meine Schuld war,*
> *weil wir oft heftig miteinander getobt haben und manchmal*
> *abends auf dem Teppich herumgekullert sind, und ich hatte keine*
> *Unterwäsche unter meinem Nachthemd an. Deshalb weiß ich,*
> *dass es so ausgesehen hat, als ob ich es gewollt hätte.*
> *Ich habe schreckliche Schuldgefühle.*
> Eine Frau in einer Gesprächsrunde im britischen Fernsehen

Es war meine Schuld

Ein Junge, der von seiner Mutter missbraucht wird, kann gar nicht anders als zu denken, es wäre seine Schuld gewesen. Er ist schlecht, weil es doch undenkbar ist, dass seine Mama, die sich um ihn kümmert, böse sein könnte.

Und der Same des geringen Selbstwertgefühls ist bereits in uns. Er wartet nur darauf, von unsensiblen Lehrern, Priestern, Ärzten, Sozialarbeitern oder gar von unserer Familie und Freunden aktiviert zu werden.

Körperlicher Missbrauch – Schläge oder andere entsetzliche Dinge, die man Kindern antut – ist absolut grauenhaft, aber wir dürfen nicht vergessen, dass mit jeder Art von Missbrauch immer auch emotionaler Missbrauch einhergeht, und der gibt dem Kind die schlechtesten Startchancen, die man im Leben nur haben kann. Und emotionaler Missbrauch bleibt immer versteckt. Darum wird wenig dagegen getan.

„Ich tauge nichts", sagte ein Fünfjähriger immer wieder zu mir, seiner Lehrerin, wenn ich neben ihm saß und versuchte, ihm Lesen beizubringen.

Diese Sicht von uns selbst, mit der wir uns selbst als „hoffnungslosen Fall" betrachten, ist eine der ersten Fesseln, die uns gefangen nehmen, und sie ist nur sehr schwer abzulegen.

Hat es mir Spaß gemacht?

Ich erinnere mich noch daran, dass ich zu der Zeit, als ich bei John in Therapie ging, große Angst hatte, ich könnte das Sexuelle, was sich zwischen mir und meinem Stiefvater möglicherweise zugetragen hatte, womöglich auch noch genossen haben. Irgendwie machte das alles nur noch schlimmer.

Ich dachte, John müsse mich für verdorben halten.

Als ich John von den sexuellen Vorfällen aus meiner Kindheit erzählte, an die ich mich noch genau erinnern konnte, waren es einfach so viele Begebenheiten. Da musste es doch meine eigene Schuld sein, oder? Weil es so viele verschiedene Männer waren. Ich muss wohl geflirtet haben. Ich habe sie darauf gebracht.

Wenn sich Männer einmal vor einem entblößen, mag das noch normal sein. Beim zweiten Mal hast du vielleicht einfach nur Pech gehabt. Aber ich zählte etwa zwanzig bis dreißig solcher Vorfälle – manchmal mit demselben Mann gleich fünf oder sechs Mal. Manche von ihnen waren Verwandte, andere waren Fremde.

Ich hasste mich.

Ich wollte tot sein.

Mein Essverhalten geriet völlig außer Kontrolle.

Ich empfand eine übergroße, alles umfassende Scham. Ich glaubte, nicht nur verdorben zu sein, sondern auch noch böse – das hatte ich schon seit meiner Kindheit so empfunden. Dieses Gefühl machte mich depressiv und ängstlich.

Der Vertrauensverlust

Wenn wir als Kind von einem Menschen missbraucht wurden, der zu unseren wichtigsten Bezugspersonen gehörte, wird dadurch unsere Fähigkeit zu vertrauen zerstört.

Es ist etwas ganz Grundlegendes, dass wir im Leben zu vertrauen lernen. Der kleine Säugling muss seinen Eltern oder seinen frühesten Bezugspersonen in allen Dingen völlig vertrauen.

Wenn wir niemanden haben, dem wir vertrauen können, wenn wir nicht gelernt haben, zu vertrauen, oder wenn unsere frühere Fähigkeit zu vertrauen erschüttert wurde, hat das niederschmetternde Auswirkungen:

- Wie können wir in der Schule Beziehungen aufbauen, wenn wir nur irgendwie zu überleben versuchen?
- Wagen wir es noch, unseren Geschwistern, Eltern oder anderen Verwandten zu vertrauen?
- Wie können wir genügend Vertrauen aufbauen, um einen anderen Menschen zu lieben?
- Wenn wir unsere Mama lieb hatten, sie uns aber missbraucht hat – können wir uns dann jemals wieder irgendwo sicher fühlen?

Mir läuft ein kalter Schauer den Rücken herunter, wenn in Spionagefilmen die Frage aufkommt: „Wem können wir noch vertrauen?" Auf den Gesichtern der Schauspieler zeigt sich blankes Entsetzen. Es gibt keinen sicheren Boden mehr unter den Füßen, und jede Mutmaßung, wem man vertrauen könnte, erweist sich als trügerisch.

Vertrauen besitzt ungeheuer viel Kraft und berührt beinahe jeden Aspekt unseres Lebens.

Dysfunktionale Familienbeziehungen

Mir gefiel das Wort „dysfunktional" gleich, als ich es zum ersten Mal hörte. Vor meinem inneren Auge sah ich meine Mutter und meinen Stiefvater vor mir, wie sie sich mit Tellern bewarfen, Fensterscheiben zertrümmerten und sich Beschimpfungen entgegenschleuderten. In Wirklichkeit trugen sie es manchmal an uns Kindern aus. (Wir waren drei. Ich war die

Mittlere, dazu noch zwei Jungen. Jeder von uns hatte einen anderen Vater.)

Bei John lernte ich, dass es für mich ziemlich verwirrend gewesen sein muss, in einer Familie aufzuwachsen, in der man sich nie sicher sein konnte, was als Nächstes passieren würde. Ich versuchte, John davon zu überzeugen, dass meine Kindheit doch gar nicht so schlecht gewesen sei. Manches war gut gewesen – mein Stiefvater konnte sogar richtig lustig sein, genauso wie meine Mutter. Aber man wusste nie, wann der Vulkan wieder ausbrechen und Blut und Gift speien würde.

„Es war nicht immer schlecht", meinte ich.

„Aber es muss schwer gewesen sein, weil man nie wusste, welche Regeln gelten und was als Nächstes kommt, oder?"

Ich saß da und starrte John an. Ich hasste es, wenn er meine festen Überzeugungen ins Wanken brachte, denn sie waren mein Schutz und bewahrten mich davor, die Welt so zu sehen, wie sie war.

Aber ich wusste, dass er recht hatte. Ich wäre als Lehrerin und als Mutter eine ziemliche Versagerin, wenn ich ständig die Regeln ändern würde. Die Kinder wüssten nie, woran sie sind – sie würden sich unsicher fühlen.

Ich musste mir eingestehen, dass es absolut grauenvoll gewesen war.

In meiner Ursprungsfamilie …

- … sagte nie jemand: „Es tut mir leid."
- … veränderte sich die Stimmung plötzlich und unerklärlich von einem ausgewachsenen Atomkrieg zu einem Frieden mit hauchdünner Schale. Du wusstest nie, wann du wieder eine Abreibung bekamst – es geschah völlig willkürlich. Der Einzige von uns, der nicht geschlagen wurde, war mein jüngerer Halbbruder (das Kind meines Stiefvaters und meiner Mutter). Er schien nie etwas falsch zu machen.
- … gab es Regeln – doch sie änderten sich plötzlich ohne Grund, abgesehen von zwei Regeln: Du musst auf jeden Fall immer dafür sorgen, dass Mama glücklich ist. Und: Gib dem Monster Ernie (meinem Stiefvater) nie einen Anlass, ärgerlich auf dich zu sein.
- … entdeckte ich, dass ich nur überleben konnte, wenn ich mich so unscheinbar wie möglich machte und mich in mein Zimmer zurückzog, wo ich mich in meine eigene Welt verkriechen konnte, zu der niemand aus meiner merkwürdigen Familie Zugang hatte. In der Welt war ich in Sicherheit, und so wurde sie zu meiner Wirklichkeit. Die andere

Welt, in der ich mit meiner Familie an einem Tisch sitzen musste, war der unwirkliche Ort.

Missbräuchliche Familien bringen verwirrte Kinder hervor. Und ich glaube, verwirrte Kinder sind eine leichte Beute für Missbraucher. Überlebende sehnen sich so sehr nach Liebe, nach jemandem, der sich um sie kümmert; sie sind so dankbar für jede kleine Aufmerksamkeit; und sie sind Einzelgänger, deren Angst zu groß ist, als dass sie sich anders geben könnten. Ich zum Beispiel verbrachte viel Zeit allein – ich war eine leichte Beute.

Aber ich hatte schon in jungen Jahren gelernt, *dass es meine Schuld war. Ich war dafür verantwortlich.*

> *„[In Familien, in denen es zu Missbrauch kommt,] tragen sich so häufig [missbräuchliche Handlungen] zu, dass sie nicht nur erwartet werden, sondern dass das Kind darüber hinaus glaubt, dass es selbst diese Handlungen über sich gebracht hat." In solchen Situationen fangen Kinder an, sich selbst die Schuld dafür zu geben, dass sie missbraucht oder misshandelt werden.*
>
> MARILYN STRONG MIT EINEM ZITAT VON SCOTT LINES

Ausgegrenzt

Ein weiteres Problem, mit dem Überlebende zu kämpfen haben, ist, dass sie möglicherweise von ihrer Familie oder ihrem Umfeld ausgegrenzt werden. „Nimm alles zurück, dann kannst du wieder nach Hause kommen."

Aber wir wollen es nicht zurücknehmen. Wir stehen zu unseren Anschuldigungen. Wir wollen das, damit wir uns selbst überhaupt als wirklich erleben können. (Aber ich habe auch Verständnis für Überlebende, die nachgeben, um wieder zu ihrer Familie dazugehören zu können.)

So kann es kommen, dass Überlebende ein tiefes Gefühl der Einsamkeit und Isolation empfinden.

Die Verluste, die wir durch den Missbrauch ohnehin schon erlitten haben, werden nun noch verschlimmert durch den Verlust unserer Familie. Wir trauern in unserer Einsamkeit und suchen erneut nach Hilfe. Doch Hilfe ist nicht leicht zu finden, und so verlassen wir uns wieder auf unsere eigenen Copingstrategien, z. B. durch Selbstverletzungen oder indem wir unserem Körper auf andere Weise schaden.

Ich glaube nicht, dass man allein heil werden kann.
Es funktioniert viel besser, wenn du mit jemandem darüber
reden kannst.

Martin, 23 Jahre

Spezifische Probleme

Es gibt Empfindungen, die alle missbrauchten Menschen teilen, egal von wem und wie sie missbraucht wurden, doch es gibt spezifische Probleme, wenn der Täter ein Lehrer, Geistlicher, Jugendleiter oder Vater oder Mutter oder eine andere primäre Bezugsperson war.

Wie soll ein Kind einen Missbrauch überhaupt auch nur ansatzweise bewältigen, wenn es zum Beispiel in eine Pflegefamilie kommt und dort erneut missbraucht wird?

Wie würden Sie damit fertig werden, wenn Sie in ein Internat geschickt und dort von einem Lehrer missbraucht würden? Was würde das mit Ihrer Lernleistung machen? Oder mit Ihrer Fähigkeit, zu vertrauen und sich sicher zu fühlen? Wie würden Sie mit der Drohung umgehen, nur ja niemandem davon zu erzählen? Oder mit der Schmeichelei, dass Sie etwas ganz Besonderes sind?

Was würde geschehen, wenn Ihnen jemand von der Liebe Gottes erzählt, nur um Sie dann zu missbrauchen? Was würde das mit Ihrem Glauben machen?

Männliche Überlebende

Die Mehrzahl der Menschen, die missbraucht werden, sind Frauen und die Mehrzahl der Missbraucher sind Männer. Doch diese Tatsache verschleiert die Schwierigkeiten männlicher Überlebender. Auch ihre Verletzungen sind immens, aber sie werden möglicherweise noch stärker totgeschwiegen als weibliche Überlebende.

Meine Mutter verhielt sich missbräuchlich, wenn auch nie in sexueller Hinsicht. Eine Mutter soll ihrem Kind Zuwendung geben, es trösten, wenn es hingefallen ist oder ihm etwas misslungen ist oder wenn es Angst im Dunkeln hat und es bedingungslose Liebe braucht. Wie verdreht muss doch der Blick auf das Leben sein, wenn man eine Mutter hat, die einen sexuell missbraucht. Wo soll man dann noch Trost finden?

Ein Freund von mir war von seinem deutlich älteren Bruder brutal missbraucht worden. Als Jugendlicher hatte er nicht nur die üblichen Ängste, die alle Menschen in der Pubertät haben, er lebte auch in der Angst, er könne schwul sein. Er wollte nicht schwul sein (in der Schule wurde er deswegen bereits gehänselt), aber in seinem Denken als Vierzehnjähriger fragte er sich, ob der Missbrauch gleichbedeutend damit war, dass er schwul sei.

Er hatte niemanden, den er fragen konnte; niemanden, dem er davon hätte erzählen können. Schließlich versuchte er, seinen Onkel um Rat zu bitten, doch das war das reinste Desaster, und so schwor er sich, nie wieder einem Menschen davon zu erzählen.

Er sehnte sich nach Liebe, nach einer Partnerin, nach Kindern.

Schließlich schaffte er es, in einer Selbsthilfegruppe von den Vorfällen zu erzählen – und das, obwohl die meisten in der Gruppe Frauen waren.

Männliche Überlebende brauchen besondere Zuwendung, egal, ob der Missbrauch in der Kindheit stattgefunden hat oder sie später von einer Frau verführt wurden – vielleicht in einer Beziehung, die außer Kontrolle geraten ist und die beide eigentlich nicht wollten. Es ist leicht zu sagen, ein Mann könne nie in eine solche Beziehungsfalle geraten, aber natürlich passiert auch das. Das mag nicht sehr männlich klingen, und gerade das ist vielleicht schon das Hauptproblem, mit dem missbrauchte Männer zu kämpfen haben.

> *Unsere Gefühle sind unsere Energiequelle; sie geben uns die Pferdestärken, die es uns ermöglichen, die Aufgaben zu bewältigen, die das Leben an uns stellt.*
> M. Scott Peck

Strategien für den Umgang mit Scham und geringem Selbstwertgefühl

1. Akzeptieren Sie, dass die Scham, die wir empfinden, in der Regel nicht angemessen ist – genauso wenig wie die Schuldgefühle, die damit einhergehen.

2. Mit einem niedrigen Selbstwertgefühl besitzen wir im Allgemeinen zu wenig Achtung für uns selbst. Aber das können wir in kleinen Schrit-

ten ändern, indem wir besser für unseren Körper sorgen – uns gesund ernähren und unsere Nägel pflegen, zum Beispiel. Solche praktischen Dinge sind oft viel leichter, als unser Denken zu verändern, aber ich glaube, sie können uns helfen, anders über uns selbst zu denken.

3. Geben Sie Ihrem Inneren Kind genügend Zuwendung: Hören Sie ihm zu, tun Sie ihm etwas Gutes, machen Sie jeden Tag fünf Minuten lang etwas, das Sie gerne tun.

> *Die sicherste Heilmethode gegen das Gefühl,*
> *ein völlig unannehmbarer Mensch zu sein, ist die Erkenntnis,*
> *dass wir durch die Gnade des Einen,*
> *dessen Annahme entscheidend für uns ist, angenommen sind.*
> LEWIS SMEDES

KERNGEDANKEN

- In den meisten Missbrauchsfällen haben die Opfer kaum eine Chance, nein zu sagen.
- Viele Überlebende leiden unter Scham und einem geringen Selbstwertgefühl.
- Wenn es uns schwerfällt, anderen zu vertrauen, hat das enorme Auswirkungen auf unser gesamtes Leben.

Die Fesseln abstreifen – praktische Impulse

1. Wir müssen unser negatives Denken beobachten (siehe Kapitel 5). Stellen Sie sich vor, I-aah denkt schlecht über sich selbst: „Ich habe keine Liebe verdient, weil ich so schlecht bin. Ich bin ein hoffnungsloser Versager … Ich sollte … Ich kann nichts."

Wir müssen die negativen Dinge, die wir über uns selbst sagen, herausfinden und durch die positiveren Gedanken von *Tieger* verändern. Tieger ist der, der die negativen Aussagen von I-aah mit seinen Worten in Frage stellt: „Ich werde … I will … Ich kann …"

Es ist sicher gut, wenn Sie manche dieser Dinge aufschreiben – eine kurze Notiz reicht – zum Beispiel, dass Ihnen auffällt, wie sehr Sie sich selbst kleinmachen. Sie werden sicher kaum merken, wie oft Sie das tun, und nur schlecht etwas daran ändern können, wenn Sie sich nicht

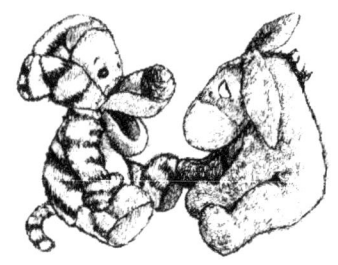

vornehmen, Ihr eigenes Denken ein paar Tage zu beobachten. Wenn möglich, bitten Sie andere, Ihnen dabei zu helfen.

2. Schreiben/zeichnen/malen Sie Ihre negativen Gefühle: „Ich schäme mich, weil ich …"

Nicht vergessen!

Wir können die Vergangenheit nicht ändern, aber wir können die Gefühle, die wir im Blick auf das Geschehene haben, verändern. Und das wird unser Leben von Grund auf verwandeln.

Nichts von dem, was in unsere Erfahrungswelt eingedrungen ist, geht jemals verloren.
WILLIAM ELLERY CHANNING

11 Ängste und Phobien

Je mehr ich versuchte, keine Probleme zu haben und meine Flashbacks und Albträume im Griff zu behalten, umso schlimmer wurden meine Phobien. Ich bekam Panik, wenn jemand hinter mir stand, wenn ich Menschen essen hörte oder mich in der Nähe von Menschen befand, die aßen, oder wenn ich andere Mundgeräusche vernahm (wie Schlucken, hörbare Küsse im Fernsehen oder Leute, die beim Reden mit den Lippen schnalzten).

Dann bekam ich eine schwere Erkältung und entwickelte eine Phobie im Bezug auf mein eigenes Schlucken, die ich auch heute noch habe, wenn sie auch inzwischen um einiges besser geworden ist. Der Schrecken entsteht, wenn ich Schleim in meinem Rachen spüre und ihn herunterschlucken muss. Dann bekomme ich die Panik, dass ich nie wieder in der Lage sein werde zu schlucken. Ich habe dann das Gefühl, als hätte ich einen Krampf in der Kehle, der mich am Schlucken hindert. Am schlimmsten ist es, wenn ich mich hinlege (oder wenn ich beim Zahnarzt bin). Es kommt mir so vor, als müsste ich schlucken, und, um das zu tun, muss ich mich aufsetzen, aber schließlich dauert es oft Minuten, bis ich tatsächlich in der Lage bin zu schlucken.

Manchmal wurde es in der Vergangenheit so schlimm, dass ich ganz aufstehen musste und völlig die Nerven verlor und heulte.

Es mag manchem Leser blöd vorkommen – geradezu unmöglich –, aber ich hatte etwa 15 Jahre lang Angst davor, einen Schnupfen zu bekommen. Vor einigen Jahren hatte ich im Winter eine Bronchitis und war drei Wochen lang krank. Durch die Panikattacken beim Schlucken wurde aus dieser ganz normalen winterlichen Erkrankung ein Schrecken ohne Ende.

Verhaltenstherapie

Ein Verhaltenstherapeut bot mir seine Hilfe an. Er erklärte mir, dass ich bei der Behandlung Situationen aushalten müsse, in denen laute Essgeräusche zu hören wären. Er meinte, das würde mir helfen. Ich entdeckte, dass diese Behandlung tatsächlich wirkte, was mich sehr überraschte. Aber mich interessierte viel mehr, was hinter den Phobien steckte. Warum hielten sie mich in einem so unangenehmen Lebensgefühl gefangen? Selbst wenn ich schließlich glauben konnte, dass die Essgeräusche mich nicht umbringen würden, so wollte ich doch wissen, was es mit meiner Angst vor der Nähe von Männern auf sich hatte oder mit meiner Panik in öffentlichen Verkehrsmitteln oder mit den Albträumen und den Flashbacks, die unvermutet in mein Leben hineinbrachen und mir den Tag völlig ruinierten.

Außerdem war die Klinik, in die ich für diese Behandlung gehen musste, so laut und belebt, dass ich die Zeit im Wartezimmer kaum ertrug. Ich musste jede Woche dorthin, was mir meine Arbeitssituation damals eigentlich gar nicht erlaubte. Ich durfte nicht aufhören zu arbeiten. Ich war ein Workaholic, weil das mein Überlebensmechanismus war.

Ja, ich wollte mit meiner Familie am Tisch sitzen und essen können. Aber ich hielt es für wichtiger *zu verstehen, warum ich diese Phobien überhaupt hatte.*

Woher kommen solche Phobien?

Ich habe einiges zu Phobien und Zwangsstörungen gelesen, aber es scheint unterschiedliche Theorien darüber zu geben, warum diese merkwürdigen Dinge entstehen. Therapien können helfen, sie wieder loszuwerden, und ich kenne einige Leute, denen kurze, intensive Therapien sehr geholfen haben.

Es scheint so, als würde sich irgendetwas Problematisches ereignen und etwas in uns „sich aufhängen". Überraschenderweise scheint es leichter als gedacht zu sein, diese Erinnerungen, bei denen sich etwas „aufgehängt" hat und die sich in den Zwängen und Phobien äußern, wieder loszuwerden – leichter zumindest als manche anderen Aspekte unseres Befreiungsprozesses.

Ängste und Phobien können jeden treffen, nicht nur missbrauchte Menschen. Wenn Sie also unter solchen Problemen leiden, kann Ihnen Ihr Hausarzt vermutlich helfen, den entsprechenden Fachtherapeuten zu finden.

Wir können durch Schreiben oder kreative Techniken versuchen herauszuarbeiten, worum es bei den Phobien geht – auch die Arbeit mit dem Inneren Kind hilft natürlich.

Während ich mit meiner Puppe Suzie zusammensaß und mich mit ihr unterhielt, fand ich heraus, dass meine Angst vor essenden und schmatzenden Menschen zum Teil mit meinem Stiefvater zusammenhing. Ich saß beim Essen stets rechts von ihm und hörte sein Kiefergelenk knacken, denn er war ein ziemlich geräuschvoller Esser. Ich saß sehr eng neben ihm und wusste ja nie, wann er plötzlich wütend werden und mich schlagen würde. Manchmal geriet auch etwas von seiner Spucke auf meinen Teller oder auf mich.

Drei neue I-aahs

In der Zeit meiner Therapie bei Ruth wurde mir bewusst, dass ich über Dinge sprechen musste, über die ich noch nicht einmal nachdenken wollte.

Ich befand mich gerade in der Phase, in der die Therapie immer schlimmer wurde, ohne dass sich eine Hoffnung abzeichnete, dass es irgendwann auch wieder besser werden würde.

Woche für Woche nahm ich I-aah mit in die Therapiesitzungen, und

Ruth schien völlig verblüfft, als ich mit drei neuen, zusätzlichen Kuschel-I-aahs auftauchte. Meinen alten I-aah hatte ich so sehr geliebt, dass ihm der Schwanz abgefallen, seine Augen abgerieben und sein Mund ganz verschwunden war (was ich gut fand, weil ich ihm alles erzählen, er aber nichts weitererzählen konnte).

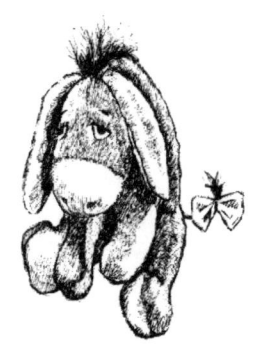

Wir hatten versucht, noch einmal einen grauen I-aah zu kaufen, aber die waren schwer zu finden. Deshalb bestand David darauf, gleich drei zu nehmen, als wir endlich welche aufgetrieben hatten – man kann ja nie wissen.

Ich kämpfe mich durchs Leben

Ich wusste nicht mehr weiter. Das Leben tat so weh. Ich hielt in London Vorlesungen an der Universität, und der Druck war immens. Außerdem hatte ich zu schreiben und dazu noch ein größeres Bildungsprojekt – alles schien einfach gnadenlos immer weiterzugehen.

Bei einer der Therapiesitzungen versuchte ich mich durch das alles hindurchzufinden, aber ich war völlig gefangen und in Tränen aufgelöst wegen der schrecklichen Gedanken, die immer wieder plötzlich in meinem Kopf herumspukten. Ruth verließ kurz den Raum und kehrte mit einem schwarzen Bären zurück, den sie „Geradeso" nannte. Es war ihr Bär, aber sie gab ihn mir und meinte, ich dürfe ihn behalten.

Ich war völlig verwundert. Wie konnte ich einem Menschen so wichtig sein, dass er mir einen seiner Teddybären schenkte? Ich bekam das nicht in meinen Kopf.

Doch Ruth erklärte, was es mit „Geradeso" auf sich hatte. Wenn das Leben grauenhaft ist, erinnert mich der Bär daran, dass ich es schaffen kann, wenn auch nur geradeso. Ich verliebte mich sofort in diesen süßen Bären, der in meiner Handtasche oder meiner Jackentasche Platz fand, wenn ich aus dem Haus ging (was mir schwerfiel). Dort konnte ich mich sogar an ihm festhalten, ohne dass es jemand merkte. Er begleitete mich in meine Vorlesungen. Er saß auf meinem Schreibtisch, wenn ich schrieb.

Die Strategien von „Geradeso"

Ich lernte, indem ich den Bären streichelte, mich an die Überlebensstrategien zu erinnern, die ich von Ruth gelernt hatte:

- Ich schaffe es „geradeso", mit dem Leben fertig zu werden.
- Ich kann mich an meinen Kuscheltieren festhalten.
- Das Leben ist gerade nicht besonders toll, aber Ruth sagt mir, dass es wieder leichter werden wird.
- Wenn ich in der U-Bahn Angst bekomme, weil mir ein Mann nahe kommt, mache ich mir bewusst, dass es nicht Ernie ist. Ernie ist tot. Er kann mich nicht mehr anfassen. (Falls Ihr Missbraucher noch lebt, sollten Ihre „Geradeso"-Strategien Ihrem persönlichen Bedürfnis nach Sicherheit Rechnung tragen.)
- Ich bin kein schlechter Mensch.
- Mein Körper erinnert sich an Dinge, die geschahen, als ich noch sehr klein war. Diese Dinge könnten sich als Missbrauch erweisen oder auch nicht. Wichtig ist, dass ich sorgfältig auf das achte, was mein Körper mir zu erzählen versucht.
- Ich schaffe es „geradeso", auf meinen Körper zu hören, weil Ruth mir dabei hilft und zur Seite steht. Sie wird sich nicht in Luft auflösen (eine meiner schlimmsten Ängste).

Sex und Gewalt

Was ich Ruth gegenüber kaum aussprechen konnte, war dieses merkwür-

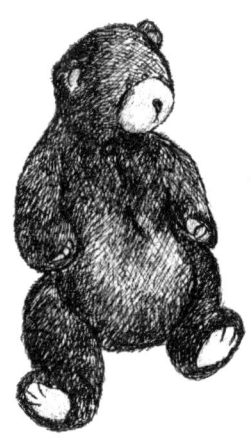

dige Hassgefühl, das aus meiner Vagina aufstieg. Sie brachte dies in Verbindung mit Gewalt, die beim Sex eine Rolle spielen kann.

Das machte mir Angst.

Ich wollte nicht darüber reden. Gewalt macht mir Angst. Sex ist verwirrend. Beide zusammengenommen führen dazu, dass ich dissoziiere, um dem Chaos zu entgehen, das da von außen in meinen Körper eindringt.

Ich wusste in diesem Stadium bereits, dass meine Irritationen beim Sex – z. B. die massive Übelkeit und die Angst, keine Luft mehr zu bekommen – mit den Dingen zu tun haben könnten, die mein Stiefvater mir angetan hatte.

Gewalt war gleichbedeutend mit Stiefvater. Ich wollte, dass alles totenstill blieb – genau wie er. Mir ist jedoch bewusst, dass für manche Überlebenden eine Verbindung zwischen Sex und Gewalt besteht, die sie nur mithilfe eines Therapeuten aufdecken können.

Ich wollte eigentlich nicht, dass meine Irritationen aufgedeckt würden, und so kam ich zu „Geradeso".

Ich wusste, dass ich immer noch voller Selbsthass war – ich konnte in keinen Spiegel schauen –, aber „Geradeso" war bei mir. Ich weiß, ich empfand mich als „böse", weil ich eine solche Welle der Aggression in meiner Vagina aufsteigen spürte, wenn ich etwas abgrundtief hasste. (Es ist nicht das Gefühl, das man hat, wenn man erregt wird.) Ich habe mich bemüht diese Welle von Hass zu verstehen, aber bis jetzt bleibt es etwas Irritierendes und „Geradeso" hilft mir, mit dem Bewusstsein in Berührung zu bleiben, dass ich O.K. bin. Ich betrachte dieses Gefühl in der Vagina inzwischen als einen Teil von mir. So ist es, und ich schaffe es „geradeso", das auszuhalten.

Strategien für den Umgang mit Sorgen, Ängsten und Phobien

1. Wenn Ihnen Hilfe für den Umgang mit Phobien angeboten wird, ergreifen Sie die Gelegenheit. Ich kann Ihnen versichern, dass dieses ganze verhaltenstherapeutische Zeugs wirklich funktioniert – und das selbst in kürzester Zeit.
2. Schauen Sie sich noch einmal meine „Geradeso"-Überlebensstrategien weiter oben an. Schreiben Sie sich ähnliche Strategien auf, die zu Ihren Lebensumständen passen. Sie könnten sie auf ein Kärtchen schreiben und immer bei sich tragen, wenn Sie aus dem Haus gehen – oder sie an Orte heften, wo Sie sie im Bedarfsfall auch sehen werden.
3. Manchmal hilft so etwas wie ein „Mantra". Meines lautet: „Es ist nicht Ernie. Ich bin in Sicherheit." Diesen Satz sage ich mir immer und immer wieder. Ihr Mantra wird natürlich anders lauten. Überlegen Sie doch mal, ob Sie eines finden können.
4. Phobien beziehen sich immer auf irgendetwas. Wenn Sie dieses „irgendetwas" verstehen, kann Sie das ein gutes Stück voranbringen. Fassen Sie einen bewussten Entschluss, Ihre Fesseln abzustreifen. Finden Sie heraus, was sich da tief in Ihrem Innern „aufhängt".

▶ Ängste und Phobien können unser Leben stark beeinträchtigen.

▶ (Verhaltens-)Therapien bieten eine wirksame Hilfe bei Phobien.

▶ Bei manchen Ängsten im Zusammenhang mit Sex und der Verbindung von Sex und Gewalt brauchen Sie die Unterstützung eines geschulten Therapeuten.

Die Fesseln abstreifen – praktische Impulse

1. Ein weiterer Weg, wie Sie Ihre Angst reduzieren, besteht darin, den negativen Dingen im Gehirn positive Dinge entgegenzusetzen. Wenn Sie wie ich zum Grübeln neigen und oft herumsitzen und negativen Gedanken nachhängen (z. B. Ihrem Hass auf den Missbraucher), macht Sie das eher noch ängstlicher, als dass es Ihre Angst mindert. (Es gibt allerdings auch eine angemessene Wut, die uns die Motivation und Energie für unseren Heilungsprozess gibt – siehe dazu Kapitel 20 und 21.)
Versuchen Sie eine Liste mit positiven Aussagen über sich selbst aufzustellen, um dem Negativen etwas entgegenzusetzen. Gut, es mag sein, dass Sie denken, es gäbe nichts Positives, aber Sie werden Dinge finden! Sind Sie z. B. fürsorglich? Oder zärtlich? Oder geschickt im Umgang mit Geld? Oder eine gute Zuhörerin? Oder eine Ulknudel? Oder gut im Wiederverwerten von Materialien? Oder achtsam im Umgang mit unserer Umwelt?

2. Manche unserer Ängste können von den Gedanken und Flashbacks herrühren, die uns unerwartet überfallen. Schauen Sie sich die Strategien für den Umgang mit Flashbacks auf Seite 41ff. noch einmal an und entscheiden Sie, welche dieser Strategien Sie nutzen könnten, um Ihre Ängste zu mindern.

3. Sprechen Sie mit jemandem über Ihre Ängste und Phobien. Schreiben, malen, zeichnen Sie Erlebnisse aus Ihrer Kindheit und Ihrem späteren Leben. Durch unsere „Geschichten" über das Erlebte finden wir oft zu uns selbst – weil wir durch Geschichten herausfinden, wer wir sind. Erzählen Sie in Ihrer Selbsthilfegruppe von Ihrer Geschichte.

4. Wie geht es Ihnen bis jetzt mit diesem Buch? Sollten Sie noch einmal zu einem der vorangegangenen Kapitel zurückkehren, um über etwas noch intensiver nachzudenken?

Nicht vergessen!
Ein Trauma kann den gesamten Körper in Mitleidenschaft ziehen. Möglicherweise empfinden Sie körperliche Schmerzen oder Sie fühlen sich ganz allgemein unwohl.
Das alles geht vorbei.

Wir hatten über die Möglichkeit gesprochen, nach Australien zu reisen ... Wie kann jemand, der noch nicht einmal eine Straße überqueren kann, überhaupt darüber nachdenken, nach Australien zu reisen? [Um bei dem Ehemann, David Sheppard, zu sein, der für das englische Cricket-Team ein Testspiel absolviert. Aber die Reise verlief gut.] Als die Canberra *aus dem Hafen von Sydney auslief, war ich sehr erleichtert, dass ich es geschafft hatte ... David hatte gut gespielt, und so konnte ich eine weitere Angst ablegen, nämlich die, dass man mir die Schuld ... für seine schlechten Leistungen ... geben könnte.*
Grace Sheppard

12 Selbstverletzungen

Fast alle Überlebenden scheinen sich in irgendeiner Weise selbst zu verletzen. Wir machen das mit Absicht, auch wenn wir uns manchmal einzureden versuchen, es wäre versehentlich geschehen.

Dieses selbstzerstörerische Handeln kann schrecklich missverstanden werden, aber ich vermute, damit müssen wir rechnen, wo wir doch selbst nicht genau wissen, warum wir es machen.

Es geht nicht nur darum, unserem Körper Schmerzen zuzufügen. Denn wir fügen uns auch seelische Schmerzen zu, wenn wir uns selbst wegen irgendeiner Sache fertigmachen oder uns einreden, wir wären hoffnungslose Versager.

Zu verstehen, warum wir uns selbst verletzen, ist entscheidend.

Körpererinnerungen

Ich frage mich, ob ein Zusammenhang besteht zwischen der Tatsache, dass so viele von uns zu Selbstverletzungen neigen, und dem Umstand, dass unsere Erinnerungen auch über den Körper zu uns zurückkehren. Ich habe mit verschiedenen Leuten darüber gesprochen, aber keiner ist sich sicher, ob da eine Verbindung besteht.

Ich glaube, dass hinter unserem selbstzerstörerischen Handeln unser Hass auf unseren Körper, auf uns selbst und auf das Leben, so wie wir es gerade führen, steht. Allerdings ist es viel komplizierter, denn obwohl diese Dinge, die wir tun, von Medizinern und anderen, die uns unterstützen, oft als negativ und destruktiv angesehen werden, können sie sich in unserem Heilungsprozess hilfreich auswirken.

Das klingt verrückt.

Doch Überlebende berichten immer wieder von der Erleichterung, die sie verspüren, nachdem sie sich selbst verletzt oder zum Erbrechen gebracht haben.

Was wir da machen, scheint eine merkwürdige Art zu sein, den psychischen Druck zu mindern und uns selbst zu beweisen, dass wir weiterleben können.

Wenn wir uns also selbst Vorwürfe machen, weil wir gerade etwas getan haben, was wir lieber nicht getan hätten (und wofür wir uns hassen), sollten wir uns bewusst machen, dass gerade das möglicherweise von etwas noch viel Destruktiverem abgelenkt und den psychischen Druck gemindert haben könnte.

Ich will damit nicht sagen, dass wir nicht versuchen sollten, unser selbstzerstörerisches Verhalten zu stoppen – ganz und gar nicht. Ich sage nur, dass Selbstverletzungen in den Zeiten, in denen wir uns durch unseren Schmerz hindurcharbeiten, wie ein Sicherheitsventil wirken können.

Eine Fressattacke mit anschließendem Erbrechen oder das Ritzen wird die Fesseln vermutlich nicht sprengen, aber es hilft uns vielleicht durch diesen einen Tag und bringt uns auf dem Weg des Aufdeckens und Entdeckens unserer Probleme einen Schritt weiter.

Verschiedene Arten der Selbstverletzung

Überlebende verfügen über eine Reihe von Strategien, den eigenen Körper zu attackieren. Manche davon kann man äußerlich erkennen (an Narben, Schwellungen, blauen Flecken usw.):

- Ritzen – häufig Schnitte mit einer Rasierklinge an Armen oder Beinen
- Verbrennungen durch Zigaretten u. Ä.
- Aufkratzen von Schorfen
- Abbeißen von Finger- oder Zehennägeln so lange, bis Blut fließt
- Ausreißen von Haaren
- den Kopf gegen Wände oder Gegenstände stoßen
- sich ins Gesicht schlagen
- mit der Faust gegen die Wand oder andere harte Gegenstände schlagen, sodass ein starker Schmerz zu spüren ist

Die meisten dieser Selbstverletzungen geschehen im Verborgenen und die Folgen werden mit Kleidung oder Verbänden überdeckt. Dadurch sind sie zwar sichtbar, bleiben Außenstehenden aber dennoch verborgen.

Es gibt andere Dinge, die in der Regel nicht sichtbar sind, außer wenn sich unser Körpergewicht gravierend ändert:

- Aushungern und anderes chaotisches Essverhalten
- Fressattacken mit anschließendem Erbrechen
- die Einnahme großer Mengen von Abführmitteln

Außerdem verletzen wir uns seelisch selbst durch negative Gedanken, die oft sehr schwer abzustellen sind. Dazu gehören z. B.:

- ‚Ich werde den Missbrauch niemals überwinden.'
- ‚Ich habe es verdient, so unglücklich zu sein.'
- ‚Es hat keinen Sinn, dass ich mich um Heilung bemühe. Mich mag sowieso keiner.'
- ‚Ich bin selbst an allem schuld, deshalb muss ich mich immer wieder selbst bestrafen.'

> *Die Selbstverletzungen und ich leben in einer dauerhaften Partnerschaft miteinander. Ich versuche, mich von ihnen zu trennen, aber sie hängen sich weiter an mich und wollen mich nicht gehen lassen!*
> CLAIRE

Selbstmordversuche

Selbstzerstörerisches Verhalten ist eine ernste Gefahr, und in ihrer Verzweiflung erreichen manche Überlebende den Punkt, wo sie sich fragen, ob sie es überhaupt noch schaffen können. Ich weiß von mir, wie groß diese Versuchung war, wenn Antidepressiva oder andere toxische Medikamente in Reichweite waren. Ich wollte raus aus diesem Leben. Ich ertrug es einfach nicht länger.

Das Problem ist: Wenn man erst einmal Selbstmordgedanken hatte oder gar einen Suizidversuch unternommen hat, kann daraus eine gefährliche Gewohnheit werden. Wir müssen offen über dieses Thema sprechen, und es ist wichtig, dass wir diese Dinge einem anderen Menschen gegenüber ansprechen.

- Sich durch den Schmerz hindurchzuarbeiten und zu lernen, wie man die Fesseln abstreifen kann, ist so schmerzhaft, dass wir mit Selbstmordgedanken rechnen müssen.
- Es kommt zu depressiven Stimmungen, und dann fällt es schwer zu glauben, dass das Leben jemals wieder besser wird.
- Wir haben schon so sehr gekämpft, aber wir fühlen uns immer noch grauenhaft.
- Wir sind erschöpft.
- Die Leute sagen: „Das ist doch schon so lange her. Komm endlich darüber hinweg. Du musst vergeben und vergessen." Solche und andere schädliche Ratschläge werden uns immer wieder entgegengeschleudert, und dann fühlen wir uns noch nutzloser, hoffnungsloser und idiotischer. Der Tod würde dem allen wenigstens ein Ende setzen.

Doch wenn wir schließlich alle verfügbaren Tabletten nehmen oder uns so tief ritzen, dass wir die Pulsader treffen – oder was wir sonst im Sinn haben –, ist die wahrscheinlichste Folge, dass wir uns bleibende Schäden zufügen. Vielleicht verbringen wir den Rest unseres Lebens auf irgendeiner Pflegestation.

Eines müssen wir uns unbedingt klarmachen: Selbstmord ist eine nicht wieder rückgängig zu machende Lösung für ein vorübergehendes Problem.

Mir ist bewusst, dass „vorübergehend" für manche von uns Jahrzehnte bedeutet. Deshalb ist es auch so schwer zu glauben, dass sich jemals etwas ändern wird.

ABER …

Ich habe nicht wenige Versuche unternommen, aus unserer verrückten Welt auszusteigen. Manche waren recht halbherzig und wohl eher ein Schrei nach Hilfe als der Wille zu sterben. Aber einige hatten den Zweck, meinen Tod herbeizuführen, was mir einmal auch schon fast gelang, doch die Ärzte schafften es schließlich gerade noch, mich zu retten.

Wenn ich heute daran denke, belastet mich das sehr.

Ich denke daran, was ich meinen Kindern, meinem Partner, meiner ganzen Familie angetan hätte. Wie wäre es für meine Kinder, wenn sie heute zu einem Therapeuten sagen müssten: „Meine Mutter hat sich umgebracht, als ich acht Jahre alt war"? Mir kommen die Tränen, wenn ich daran denke. Ich fühle ein schauderhaftes Kribbeln in meiner Wirbelsäule. Der Schrecken über das, was ich beinahe getan hätte, verfolgt mich, wenn ich morgens früh wach liege.

Ich dachte damals, meine Kinder wären mit einer neuen Mutter besser dran, und David bräuchte eine bessere Frau.

So dachte ich damals.

Aber ich lag völlig falsch.

Wie kann ich es laut und deutlich genug sagen?

Vor Kurzem traf ich eine sympathische junge Frau mit kleinen Kindern. Sie sagte genau dasselbe wie ich früher: „Wenn ich mich umbringe, werden meine Kinder eine bessere Mutter bekommen." Sie litt so sehr, dass sie nichts anderes wollte, als alles hinter sich zu lassen. In ihr entdeckte ich etwas von meinem früheren Ich – diese tiefe Überzeugung, dass die Welt ohne sie besser dran wäre.

Ich vermute daher, dass dies ein durchaus verbreitetes Phänomen ist.

Ich wusste nicht, wie ich der Frau, mit der ich da zusammensaß, deutlich genug sagen konnte, dass sie sich irrte.

Ihre Kinder würden um ihre Mutter weinen, die sie allein gelassen hatte. In den Augen ihrer Kinder war sie die beste Mama der Welt.

Der Missbrauch führt dazu, dass wir so gering von uns denken, dass die Welt uns erst sinnvoll erscheint, wenn wir uns vernichtet haben.

Jeder Selbstmord ist eine Katastrophe für die, die zurückbleiben.

Ritzen und Selbstmord

Das Ritzen wird oft als Selbstmordversuch verstanden. Aber etliche Forschungsergebnisse widersprechen dieser Einschätzung.

Das Ritzen und andere offenkundige Selbstverletzungen sind ein Weg, innere Spannungen abzubauen. Es ist eine Methode sich gut genug zu fühlen, um weiterleben zu können. Es ist die Erleichterung, die der immer noch ruhelose Verstand braucht. Es ist der Glaube, dass das Leben erträglich wird, wenn wir Blut fließen sehen – wenn wir einen echten, sichtbaren Schmerz empfinden können.

Das Problem beim Ritzen ist, dass es bleibende Narben hinterlässt, die uns zum Gegenstand von Vorurteilen machen können.

Manche Überlebende haben mir berichtet, dass man ihnen am Arbeitsplatz misstrauisch begegnet, seit die Narben entdeckt wurden. Es wird z. B. angenommen, dass jemand, der sich ritzt, auch die ihm anvertrauten Kinder misshandelt. Oder dass man Menschen, die sich früher geritzt haben, keine Leitungsfunktionen zutrauen kann.

Es passiert etwas Ähnliches wie dann, wenn andere herausfinden, dass jemand schon einmal eine Depression hatte oder stationär in der Psychiatrie war oder Tranquilizer nimmt oder irgendetwas tut, was anderen den Eindruck gibt: „Die ist nicht ganz richtig im Kopf."

Unsere Verwundbarkeit rührt immer auch an die Schwachstellen der anderen; und die geben sich vermutlich extra viel Mühe, nicht mit unserem Schmerz in Berührung zu kommen, damit sie nicht über ihren eigenen inneren Schmerz nachdenken müssen. Es kann vorkommen, dass sie stattdessen uns angreifen.

Es besteht Forschungsbedarf

Selbstverletzungen stehen im Mittelpunkt wissenschaftlicher Forschung, weil die Fachleute sie noch zu wenig verstehen. Nicht nur missbrauchte Menschen verletzen sich selbst. Auch andere „massive" Ereignisse können ein solches Verhalten auslösen – es kann zum Beispiel nach einem postviralen Erschöpfungssyndrom oder nach dem Tod eines Elternteils auftreten.

Wir wissen, dass die Selbstverletzung uns manchmal aus dem völligen emotionalen Taubheitsgefühl, in dem wir uns hin und wieder befinden, herausholen kann – *zumindest spüren wir wieder etwas.* Das holt uns zurück in die Gegenwart und hilft uns, uns wieder in der Wirklichkeit zu „erden".

Bleibt zu hoffen, dass die Wissenschaft noch mehr Licht in das Thema Selbstverletzungen bringt, denn für die Betroffenen kann es zu einem ernsten Problem werden – unter anderem auch deshalb, weil das Pflegepersonal nicht immer begreift, was da los ist. Einmal nähte ein Pfleger meine Hand ohne örtliche Betäubung. Er meinte, er müsse mir beibringen, keine solchen Dummheiten zu begehen. Ich hatte mir die Hand und das Handgelenk aufgeschlitzt, als ich in eine Fensterscheibe geschlagen hatte. Ich befand mich zu dem Zeitpunkt stationär in der Psychiatrie und hatte gerade einen Brief von meiner Mutter erhalten. Glauben Sie mir, dieses Fenster zu zertrümmern, war eine durchaus sinnvolle Reaktion!

Hier sind einige weitere Informationen über Selbstverletzungen, die ich auf der Internetseite der britischen Organisation *Samaritans* gefunden habe:

- Obwohl Selbstverletzungen nicht das Gleiche sind wie ein Selbstmordversuch, ist die Wahrscheinlichkeit eines Suizidversuches bei Menschen, die sich selbst verletzen, erhöht.
- Mädchen neigen eher zu Selbstverletzungen als Jungen.
- Jugendliche, die sich selbst verletzen, haben mit erhöhter Wahrscheinlichkeit niemanden, an den sie sich wenden können.
- Junge Menschen mit vielen Problemen – in der Schule, zu Hause oder mit Freunden – neigen eher zu Selbstverletzungen.
- Der Hauptgrund, den Jugendliche für ihre Selbstverletzungen nennen, ist der Wunsch, sich in einem schrecklichen seelischen Zustand Erleichterung zu verschaffen.
- Beinahe die Hälfte aller jungen Menschen, die sich selbst verletzen, haben versucht, Hilfe zu bekommen – vor allem bei Freunden und Angehörigen –, bevor sie mit den Selbstverletzungen anfingen.
- Jugendlichen, die Hilfe suchen, fällt es in der Regel schwer, zu einem Therapeuten oder ihrem Lehrer zu gehen, weil sie sich zu sehr schämen oder ihre Probleme nicht für wichtig genug erachten.
- Jugendliche neigen offenbar eher zu Selbstverletzungen, wenn es unter ihren Freunden oder bei Familienangehörigen bereits zu Selbstverletzungen kam.

Alkohol und Drogen

Ein Versuch der Traumabewältigung ist, den Schmerz durch Alkohol und Drogen zu dämpfen. Auf kurze Sicht wirkt das, und deshalb machen wir es. Doch auf lange Sicht sind diese Strategien extrem selbstzerstörerisch und bringen tonnenschwere Fesseln mit sich. Suchen Sie sich deshalb Hilfe.

Alkohol kann zu einer schweren Depression führen – ganz im Gegensatz zu dem Glücksgefühl, das die ersten paar Gläschen mit sich bringen. Bei mehr als ein paar Gläschen geraten Sie in einen Teufelskreis voller Trübsinn und Selbstmordgedanken.

Wenn wir dauerhaft Dinge zu uns nehmen, um den Schmerz zu betäuben, werden wir nicht in der Lage sein, die Fesseln zu brechen. Dann werden wir in einem Jahr immer noch in derselben Misere drinhocken.

Essstörungen

Sehr viele Überlebende, die ich kenne, haben mit Essstörungen zu tun. Es gibt für extreme Fälle medizinische Hilfe und anderweitige Unterstützung.

Chaotisches Essverhalten ist eine Art, dem Stress und den Ängsten, die unser Körper empfindet, Ausdruck zu verleihen. Daher kann es hilfreich sein, die mögliche Verbindung zwischen den Gefühlen und dem eigenen Essverhalten zu beobachten.

Viele lernen, mit ihrer Essstörung besser umzugehen. Manche scheinen sie völlig zu überwinden. Aber ich muss zugeben, dass ich im Blick auf meine langsam die Hoffnung verliere, obwohl ich so normalerweise nicht denke. Ich lenke meine Gedanken meist auf die positiven Seiten – es ist in meinen Augen ein wesentlicher Aspekt, wie ich das Leben meistere, dass ich das Hoffnungsvolle meditiere.

Aber ich habe immer noch Fressattacken. Es ist, als könne ich es einfach nicht kontrollieren. Ich kann einfach nicht aufhören. Wenn ich daran denke, kann ich nur sagen: „Du bist ein hoffnungsloser Fall."

Ich glaube, wenn wir das Gefühl haben, dass wir unser destruktives Verhalten niemals in den Griff bekommen werden, sollten wir aufzählen, was wir bisher schon alles geschafft haben.

Auf meiner Liste steht:

1. Ich hungere mich nicht mehr sehr oft aus. (Während ich den Text jetzt

zum letzten Mal überarbeite, wird mir bewusst, dass ich es noch weit öfter tue, als mir lieb ist.)

2. Ich habe mir geschworen, mich nie wieder zum Erbrechen zu bringen.
3. Ich schaffe es manchmal, mich mitten in einer Fressattacke zu stoppen. Wenn mir das gelingt, bin ich sehr zufrieden mit mir selbst.
4. „Siehst du, du kannst es schaffen."

Suzie, der Pinguin

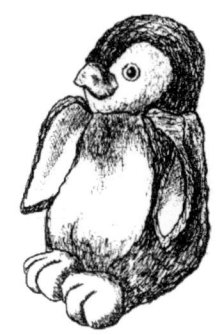

Mein Pinguin Suzie muss im arktischen Winter manchmal lange auf Nahrung warten. Und wenn es endlich Futter gibt, will Suzie jede Menge. Ihr kugelrunder Bauch ist wie meine speckig-schwabbeligen Körperteile, die außer Kontrolle geraten, und wenn ich meinen Pinguin Suzie im Arm habe, erinnert er mich daran, dass ich nicht erbrechen und nicht in mich reinfressen soll.

Wege aus dem selbstzerstörerischen Verhalten

Es ist möglich, das Ritzen, Kratzen, Fressen, Erbrechen usw. zu stoppen. Aber es ist sehr schwer.

Ich habe als Jugendliche aufgehört, mir die Haare auszureißen, weil meine Mutter dahintergekommen war und mir das Leben so schwer machte, dass ich die Zähne zusammenbeißen und damit aufhören musste. Ich konnte trotzdem noch auf meinem Bett vor mich hinschaukeln und mit dem Kopf gegen die Wand schlagen, weil sie das nicht sah. Ich musste nur aufpassen, dass es nicht zu laut krachte. Ich konnte mir den Kopf an der Stelle anschlagen, wo ich mir zuvor die Haare ausgerissen hatte, daher denke ich, es muss wohl recht beruhigend gewesen sein und das Kopfanschlagen tat mehr weh als das Haareausreißen, sodass es mir half. Ich habe keinen guten Zugang zu meinen damaligen Gefühlen – vermutlich ist das gut so, denn ich war so schrecklich unglücklich, dass ich damit wirklich nicht mehr in Berührung kommen möchte, als es ohnehin schon der Fall ist.

Ich denke, mein Körper wurde mit den verborgenen Erinnerungen an den Missbrauch fertig, indem er in eine Depression verfiel, und ich sorgte immer dafür, dass ich beschäftigt war. (Drei Hockeyspiele in der Woche waren bei mir durchaus üblich.) Wenn ich nichts zu tun hatte, besaß ich meine eigene Welt, in die ich fliehen konnte und zu der sonst niemand Zugang hatte.

Ich begebe mich immer noch in diese Welt – sie ist für meine Existenz unersetzlich. In ihr fühle ich mich sicher, ich werde geliebt, gehalten und es gibt dort keine Furcht einflößenden Monster. Es ist eine Welt voller Sonnenschein, Papageientaucher, Boote, Inseln und Menschen, denen ich vertraue. Es gab Zeiten, da war diese Welt für mich „die Wirklichkeit", weil ich alles andere ausblenden musste, um zu überleben.

Wir können aufhören, uns selbst Schaden zuzufügen, aber seien Sie nicht zu streng mit sich selbst. Wenn Sie gerade versuchen, die mit der akuten Phase verbundenen Gefühle zu überstehen, dann besitzen Ritzen, Fressattacken und Ähnliches kurzfristig durchaus ihren Sinn. Aber vergessen Sie die katastrophalen, langfristigen Folgen nicht!

Strategien für den Umgang mit Essstörungen

1. Gestehen Sie sich ein, dass Sie ein Problem haben.
2. Beobachten Sie Ihr Denken und Fühlen mithilfe Ihres Tagebuches und verknüpfen Sie es mit Ihrem Essverhalten. Ich habe herausgearbeitet, dass ich selbst bei nur leichtem Stress anfange, in mich reinzufuttern. Wenn ich bei den regulären Mahlzeiten nicht genug esse, kann es passieren, dass ich eine Fressattacke bekomme.
3. Einer meiner Ärzte sagte zu mir, wenn ich wirklich vorhabe, mit meinem chaotischen Essverhalten aufzuhören, wäre das so, als würde jemand mit dem Rauchen aufhören: „Wenn Sie es wirklich ernst meinen, Sue, werden Sie es auch eines Tages schaffen." Das hat mir sehr geholfen.
4. Ich ging früher davon aus, dass ich „schlechte Tage" habe. Heute denke ich lieber, dass es nur „schlechte Augenblicke" gibt, weil man einen schlechten Tag jederzeit zum Guten verändern kann. Egal, wie viel wir schon gegessen haben, wir können jederzeit aufhören. Man muss nicht denken: „Oh, jetzt habe ich es eh schon vermasselt. Da kann ich den Rest der Kekspackung auch noch in mich reinstopfen."
5. Versuchen Sie es mit der Strategie: „Brich niemals das Gesetz." Ich habe sie in den letzten Wochen ausprobiert, und sie hat funktioniert. Bei die-

ser Strategie geht es darum, dass wir unser zu-viel- oder auch zu-wenig-Essen als etwas betrachten, womit wir ein Gesetz brechen. Man darf niemanden töten und keine Steine in Schaufensterscheiben werfen. Das verbietet das Gesetz. Die meisten von uns haben die Macht, sich daran zu halten und solches Verhalten zu lassen. Wenn wir es bei diesen wichtigen Gesetzen schaffen, kann es doch nicht so schwer sein, uns vom Fressen oder vom Hungern abzuhalten oder von all den anderen Dingen, mit denen wir uns selbst wehtun.

Na gut, es ist schwer. Aber mir hat diese Strategie wirklich geholfen. „Nein, das darf ich nicht!"

6. Ich habe ein Mantra übers Essen formuliert: „Iss gesund!" – Und allmählich verändert sich mein Denken im Blick auf mein Essverhalten.

Strategien für den Umgang mit Selbstverletzungen

1. Ein Weg, da durchzukommen, ist ein Totalentzug – völlig und sofort damit aufzuhören und nie wieder anzufangen. Um das zu schaffen, brauchen Sie vielleicht Unterstützung, aber das ist eine erfolgreiche Strategie. (Wenn Sie von irgendeiner Art von Suchtmittel loskommen wollen, brauchen Sie die Hilfe eines Arztes. Es ist vermutlich besser, nicht zu versuchen, von therapieunterstützenden Medikamenten wie Antidepressiva frei zu werden, wenn Sie gerade mit der Traumabewältigung selbst zu kämpfen haben.) Sie könnten sich eine Sternchenliste machen, um Ihre Fortschritte festzuhalten. Schauen Sie sich an, wie viele Tage und Wochen Sie bereits durchhalten, und sagen Sie sich immer wieder, dass Sie es schaffen werden! (Ja, es kann sein, dass Sie einen Rückfall erleiden, aber dann sollten Sie einfach da weitermachen, wo Sie aufgehört haben.)

2. Wenn Sie sich ritzen oder blutig kratzen, können Sie sich durch gesündere Alternativen ablenken. Malen Sie z. B. mit einem roten Stift auf Ihre Haut – das kann helfen. Oder zupfen Sie an einem Gummibändchen, das Sie um Ihr Handgelenk tragen.

Wenn Sie auf den Schmerz aus sind, können Sie Pflasterspray (erhältlich in Apotheken) auf eine Wunde sprühen; das beißt, und wenn das Spray getrocknet ist, können Sie daran herumzupfen, wie Sie wollen.

Kunststoffkleber mit Henna vermischt und auf die Haut aufgetragen trocknet zu einer harten Schicht, und wenn Sie die abzupfen, bleibt eine braune „Narbe" zurück. Auch Tattoos eignen sich zum Abkratzen. Es tut höllisch weh, und die Tattoos selbst sind ein echtes Statement.

3. Nehmen Sie sich Zeit, und setzen Sie sich mal wieder auf Ihre Bettkante. Fragen Sie sich: „Will ich das für den Rest meines Lebens machen? Nein? Also, was kann ich dagegen tun?"
Stellen Sie einen Aktionsplan auf. Wenn das mit dem Totalentzug nichts für Sie ist, können Sie die Dinge auch langsam ausschleichen lassen. Halten Sie Ihren Aktionsplan schriftlich fest und bewahren Sie ihn an einem Ort auf, wo Sie ihn sehen können. Konzentrieren Sie sich auf Ihre Erfolge, nicht auf Ihre Misserfolge!

4. Versuchen Sie es auch hier mit der Strategie: „Brich niemals das Gesetz." Wenn Sie nicht im Supermarkt klauen dürfen, dürfen Sie auch nicht ritzen, kratzen usw.

5. Denken Sie daran, liebevoll mit sich umzugehen. Sie sind gut genug darin, diese Fessel der Selbstverletzung hinter sich zu lassen. Sie hatten gerade wieder einen schlimmen Rückfall. Nun gut, dann machen Sie trotzdem weiter. Lassen Sie sich nicht auf den Gedanken ein: „Jetzt hab ich's vermasselt. Da kann ich's auch gleich aufgeben." Geben Sie nicht auf! Sie können es schaffen!

6. Sie werden es leichter haben, wenn Sie Unterstützung finden. Suchen Sie sich eine Selbsthilfegruppe oder einen Therapeuten oder einen Facharzt.

Strategien für den Umgang mit Selbstmordgedanken

1. Sprechen Sie in der Phase, in der Sie Selbstmordgedanken haben, mit jemandem. (Wenn Sie niemanden haben, gibt es z. B. die Telefonseelsorge oder Seelsorgeadressen im Internet, wo man Ihnen weiterhilft; s. Anhang.)
Es ist etwas ziemlich Normales, an Selbstmord zu denken – das tun viele Menschen. Hilfreich könnte sein, wenn Sie einem Menschen, der Sie unterstützt, dieses Buch zeigen, und mit ihm die hier aufgezeigten Strategien durchsprechen.

Folgende Wahrheit machen wir uns oft nicht klar genug: Es mag zwar so aussehen, als würde uns niemand vermissen und als käme die Welt auch gut ohne uns aus – aber das ist ein völlig verkehrtes Denken. Und an diesem Denken wird sich nur etwas ändern, wenn wir mit Menschen, die uns unterstützen, darüber reden. Das ist so ähnlich wie der Rat, nach dem Verlust eines geliebten Menschen keine großen Entscheidungen zu treffen. Menschen können sich in einem derartigen Schockzustand befinden, dass sie in der Gefahr stehen, Fehlentscheidungen zu treffen, die sie später bereuen.

Genauso ist es beim Selbstmord: Wir befinden uns durch den Missbrauch in einem derart traumatisierten Zustand, dass wir törichte Entscheidungen treffen. Nur: Wenn Sie erst einmal tot sind, haben Sie keine Chance mehr, Ihre Meinung zu ändern.

2. Lernen Sie die Tatsache zu akzeptieren, dass Überlebende mit Depressionen zu tun haben, und die werden oft von Selbstmordgedanken begleitet. Schreiben Sie sich das auf einen Notizzettel und hängen Sie ihn in Ihrer Küche auf. Neben Ihre Tablettenpackung (oder das Mittel, das Sie für einen Selbstmord benutzen würden) legen Sie ein Kuscheltier oder einen Zettel, auf dem etwas aus diesem Kapitel steht. Geeignet wäre dafür zum Beispiel der Satz über den Selbstmord („nicht rückgängig zu machende Lösung für ein vorübergehendes Problem", s. Seite 118).

3. Erinnern Sie sich an den schlimmsten Tagen daran, dass Sie bereits den Missbrauch überlebt haben – also werden Sie auch das jetzt überleben.

4. Nehmen Sie sich Zeit, die in diesem Buch genannten Copingstrategien noch einmal anzuschauen. Die können Ihnen durch die härteste Phase helfen und Sie daran erinnern, dass Sie ein wertvoller Mensch sind, dem schrecklicher Schaden zugefügt wurde – aber Sie können überleben.

5. Gehen Sie an die frische Luft, wenn Sie können, und halten Sie nach etwas Schönem Ausschau: nach dem Moos an einem Baumstamm, den Regenbogenfarben, mit denen Öl in einer Pfütze schillert, usw. Versuchen Sie, sich auf diesem Spaziergang abzulenken, und nehmen Sie sich etwas Positives vor, wenn Sie wieder in Ihre Wohnung zurückkommen: Mixen Sie sich einen Fruchtsaftcocktail oder schauen Sie sich ein lustiges Video an. Vielleicht ist Ihnen nicht nach etwas Lustigem,

aber *zwingen Sie sich trotzdem dazu*. Machen Sie sich bewusst, dass Ihr Leben wieder besser werden wird. Was jetzt gerade geschieht, ist eine vorübergehende Phase.

KERNGEDANKEN

- Die meisten Überlebenden neigen dazu, sich in irgendeiner Weise selbst Verletzungen zuzufügen.
- Wir können Strategien einüben, die unser Handeln und Denken verändern.
- Für den Augenblick mögen Selbstverletzungen als Copingstrategie in Ordnung sein. Langfristig müssen wir jedoch lernen, ohne sie auszukommen.
- Selbstmord ist eine nicht rückgängig zu machende Lösung für ein vorübergehendes Problem. – Er ist also eigentlich gar keine Lösung und wird mit großer Wahrscheinlichkeit für die Menschen zu einem Trauma werden, die zurückbleiben.

Die Fesseln abstreifen – praktische Impulse

1. Schreiben, malen, zeichnen Sie, wie es Ihnen mit dem Abstreifen Ihrer Fesseln geht. Was haben Sie schon erreicht? (Zum Beispiel: „Ich kaue nicht mehr so viel auf meinen Nägeln.")
2. Nehmen Sie sich eine Stunde Zeit, um Musik zu hören, schwimmen zu gehen oder einen Spaziergang zu machen.
3. Stellen Sie ein Plakat mit Ihren Fortschritten zusammen, indem Sie Bilder aus Zeitschriften aufkleben, die Ihre Gefühle wiedergeben.
4. Zeichnen Sie einen riesigen Mülleimer und schreiben oder zeichnen Sie in den Eimer all die Dinge, die Sie loswerden wollen.
5. Schleudern Sie Kieselsteine ins Wasser.

Nicht vergessen!

Sich selbst die Arme aufzuschlitzen ist sicher besser, als mit dem Messer auf jemand anderen loszugehen – aber Sie haben etwas Besseres verdient als das.

Die Arbeit mit diesem Buch ist vermutlich eine große Herausforderung. Aber haben Sie Geduld. Gehen Sie liebevoll mit sich um. Tun Sie sich etwas Gutes.

Ich habe nach einer Essstörung das andere Ufer erreicht und bin fest davon überzeugt, dass wir nicht derart an unseren Körper und das Essen gefesselt leben müssen. Menschen können ein tieferes, freieres und glücklicheres Leben führen.

Jo Ind

13 Unzutreffende Erinnerungen?

Durch die Weise, wie die Erinnerungen an den Missbrauch in meiner frühen Kindheit in mein Bewusstsein zurückkehrten, bekam ich ziemliche Angst, ich könnte mir alles nur ausgedacht haben.

An so etwas hätte ich mich doch erinnert, oder?

Daher finde ich dieses Kapitel besonders schwer zu schreiben, da mir die Probleme, mit denen Überlebende an dieser Stelle zu kämpfen haben, nur zu bewusst sind:

- Andere glauben den Betroffenen nicht.
- Sie selbst vertrauen ihren ins Bewusstsein zurückkehrenden Erinnerungen nicht.
- Überlebende bekommen durch das verwirrende Thema fehlerhafter Erinnerungen ein allgemeines Gefühl, sich im Leben nicht mehr zurechtzufinden.

Ich möchte jedoch genau betrachten, was passiert, wenn die Erinnerungen zurückkehren, und welche Probleme damit verbunden sind.

Wenn Sie ähnlich reagieren wie ich und beträchtliche Zweifel an Ihren Erinnerungen hatten oder haben, oder wenn Ihr Missbraucher das Geschehene vehement leugnet, dann ist dieses Kapitel für Sie vermutlich besonders schwer zu lesen. Lesen Sie es daher an einem Tag, an dem Sie sich stark fühlen, oder lesen Sie es zusammen mit einem Menschen, der Sie auf Ihrem Weg begleitet und bei dem Sie sich sicher fühlen.

Ich glaube dir das nicht

Wenn eine Mutter der aufgewühlten achtjährigen Tochter nicht glaubt, wenn diese versucht, ihr zu sagen, dass ihr älterer Bruder sie vergewaltigt hat, sind jahrelange psychische Probleme bei der Tochter vorprogrammiert. Zum Trauma der Vergewaltigung tritt zudem noch das Trauma, dass man ihr keinen Glauben schenkt.

Manche Überlebenden werden so lange aus ihrer Familie ausgeschlossen, bis sie die Anschuldigungen zurücknehmen. Die lautstarken Unschuldsbeteuerungen des Täters übertönen bald die zaghafte Stimme des verzweifelten Opfers.

Der kleine Junge, der von seinem älteren Bruder missbraucht wird, läuft zwar zu seinen Eltern, doch er kann es nicht erklären. Er versucht es, aber die Drohungen des großen Bruders jagen ihm Angst ein. Und so findet der kleine Junge andere Wege, es „zu erklären". Er nässt nachts ins Bett ein. Er weint und klammert sich auf der Suche nach einem sicheren Ort an seine Eltern.

Aber man sagt ihm: „Jungen weinen nicht." Man sagt ihm, er solle sich endlich wie ein Großer benehmen. Bald sind seine Eltern für ihn genauso bedrohlich wie der große Bruder.

Der Junge erfindet eine Fantasiewelt, in der er sicher ist, in der er geliebt wird.

Es wird vermutlich Jahre dauern, bis er sich als Erwachsener durch all seinen Schmerz hindurchgekämpft hat.

Er hätte es gebraucht, dass man ihm glaubt.

Was ist wahr?

Ein Hauptproblem bei Missbrauch ist, dass es so schwer ist, herauszufinden, was wirklich geschehen ist. Wir kennen das alle: Wenn zwei Menschen dieselbe Begebenheit erleben, werden die Berichte der beiden über dieses Ereignis voneinander abweichen – ein Problem, vor dem die Polizei bei Verkehrsunfällen häufig steht. Auch in Familien sehen wir die Dinge oft unterschiedlich. Wir können so wahrheitsgetreu wir möglich über etwas berichten und werden die Dinge trotzdem anders sehen als andere.

Das ist beunruhigend.

Aber es ist sehr wichtig, dass wir uns das bewusst machen, wenn wir über Missbrauch sprechen. Wir dürfen nicht immer meinen, unser

Bericht über die Vorgänge sei der einzig wahre und zutreffende. Aber wir müssen auch lernen, unbeirrt genug an unserer Version festzuhalten, um unsere Selbstachtung zu wahren.

Das kann ziemlich hart sein, besonders dann, wenn unser Missbraucher uns anfaucht: „Das habe ich niemals getan. Du lügst."

Zu belanglos, um sich daran zu erinnern

Bei der Situation, als mein Onkel (der einzige erwachsene männliche Verwandte, den ich als Jugendliche hatte) bei einer Umarmung seine Hände auf meine Brüste legte, kann es gut sein, dass er sich später überhaupt nicht daran erinnerte. Für ihn war das Ganze vielleicht so belanglos und normal, dass er es gar nicht im Gedächtnis behielt. Damals war es vermutlich nichts Anrüchiges, die Brüste der eigenen Nichte zu begrapschen. Ich habe sogar ein Foto von ihm und mir, wo er mit seinem Arm unter meiner Achsel hindurchgreift und seine Hand meine Brust berührt.

Ich frage mich, ob er es wohl geleugnet hätte, wenn ich ihn deswegen zur Rede gestellt hätte. (Er starb vor einigen Jahren, und ich hatte sein Verhalten nie angesprochen.)

Vermutlich ja.

Es gibt zwei mögliche Erklärungen für seine vermutliche Leugnung:
* Er hat vergessen, was er getan hat.
* Er erinnert sich daran und lügt.

Tatsache ist, dass ich diesen Onkel sehr mochte, und die ganze Sache aus meinem Gedächtnis verbannte. Ich hatte es „vergessen". Die Erinnerung daran kehrte zusammen mit anderen Erinnerungen zurück. Ungewöhnlich war an der Erinnerung mit meinem Onkel jedoch, dass ich sie mit vierzehn natürlich „im Gedächtnis behalten" konnte – genauso, wie ich die Vergewaltigung mit sechs „behalten" hatte. Doch irgendwie war sie in irgendeinem Niemandsland meines Gehirns verschwunden – halb diesseits und halb jenseits meiner bewussten Erinnerung.

Ist es wahr?

Das Problem ist, dass wir nicht sagen können, was im Kopf eines anderen vorgeht. Wir kennen die Motive für das, was andere sagen oder tun, nicht genau. Vielleicht denken wir, der andere lügt, während der andere sich einfach nicht daran erinnert oder sich anders daran erinnert als wir oder die Situation anders bewertet – denn ebenso, wie in *unserem* Gedächtnis Erinnerungen an Schlüsselereignisse immer wieder abgespult werden, geschieht dies auch in *ihrem*.

Ich denke, es kann vorkommen, dass sich unsere Erinnerungen beim wiederholten Abspielen in unserem Gedächtnis (was uns oft gar nicht bewusst ist) verändern. Wir verändern sie nicht, um irgendjemanden zu täuschen oder um uns selbst und andere zu belügen. Doch sicher verändern sich unsere Erinnerungen, während wir träumen oder während Erinnerungen durch andere Ereignisse getriggert werden.

Wir bezichtigen uns selbst

Zwangsläufig herrscht bei Überlebenden Verwirrung. Es fällt schwer, einen genauen chronologischen Ablauf zu geben, weil unsere Emotionen durcheinander sind.

Wir misstrauen uns selbst.

Wir bezichtigen uns selbst, uns alles nur eingebildet zu haben.

Bei Menschen wie mir, die als sehr kleine Kinder missbraucht wurden (oder glauben, missbraucht worden zu sein), sind die Erinnerungen natürlich verschwommen, weil sie in die vorsprachliche Phase fallen. Die Ereignisse vermischen sich mit Träumen, Albträumen und Flashbacks. Doch diese können sehr vage, fast irreal erscheinen, und so misstrauen wir uns selbst.

Manchmal zweifeln wir an unserem ganzen Sein.

Hinweise sammeln

Ruth half mir, die „Beweise" für den Missbrauch zusammenzutragen. Sie drängte mich nie dazu, doch mir fiel auf, dass sie immer wieder mal sagte: „Was, denkst du, bedeutet das, Sue?"

Sie ließ mich die Dinge selbst erkennen und lenkte mich dabei ganz sachte.

Für sie muss es sehr frustrierend gewesen sein, wenn ich mich immer wieder in meine Sicherheitszone zurückzog und behauptete: „Nein, da war nichts. Das habe ich mir alles nur eingebildet."

Wir betrachteten gemeinsam die Situationen, in denen mein Stiefvater während der Urlaube in Schottland in unser gemeinsames Schlafzimmer kam. Er schaute mir regelmäßig zu, wie ich mich auszog. Egal, wie sehr ich auch versuchte, mich zu bedecken, er stand da und grinste lüstern und lachte. Er machte Bemerkungen, und ich empfand die ganze Situation als sehr unangenehm. Heute frage ich mich, ob ich mir gewünscht hätte, dass meine Mutter in das Zimmer kommt, um mich zu beschützen. Vielleicht hatte ich die Hoffnung, dass sie mir hilft, damals bereits aufgegeben.

Ruth und ich sprachen über sein Verhalten, als ich mit siebzehn einen Mann bei der Polizei anzeigte, der sich auf freiem Feld immer wieder vor mir entblößte, wenn ich dort mit dem Hund spazieren ging. Irgendwie schaffte es mein Vater sogar, sich in die Gespräche mit der Polizeibeamtin hineinzudrängen. Er lächelte und lächelte. Es machte ihm richtig Spaß. Mir war das schrecklich peinlich.

Wo war meine Mutter?

Ruth und ich sprachen über die extreme Gewalttätigkeit meines Stiefvaters – und darüber, wie er häufig im oberen Stock mit meinem älteren Halbbruder „was machte". (Mein Stiefvater hasste meinen Halbbruder.) Ich hörte meinen Bruder erst stöhnen, dann weinen, aber meine Mutter sagte stets: „Wag ja nicht, nach oben zu gehen."

Es war ein Geheimnis.

Ja, es kann sein, dass er ihn missbrauchte – aber warum ließ meine Mutter das zu?

Ruth und ich schnürten ein Paket, das meinen Vater beschrieb. Ein brutaler, egoistischer Mann, der sich durch Gewalt und Drohungen holte, was er wollte, und der mich lüstern anschaute und lächelte, sobald über sexuelle Dinge gesprochen wurde. Er las Sexbücher, die er in braune Papierumschläge gehüllt mit in den Urlaub nahm, und drohte meinem Bruder und mir, wir sollten uns ja nicht das Cover anschauen. (Meist kam mein älterer Bruder ohnehin nicht mit uns in den Urlaub.)

Er war in Geschäftsdingen unehrlich und gab offen zu, Steuern zu hinterziehen.

Natürlich bewies nichts von dem, dass er seine Stieftochter missbrauchte, aber er war alles andere als ein netter Kerl.

Er nahm sich, was er wollte, wann er wollte und wie er wollte, sodass meine Erinnerung, mir hätte jemand die Milchflasche weggenommen und seinen Penis in den Mund gesteckt, durchaus plausibel war. Ich war ungefähr 18 Monate alt, als meine Mutter mit seinem Kind (meinem jüngeren Bruder) schwanger war. Hat er sich da seinen Sex etwa bei mir geholt?

Meine Mutter erzählte davon, dass ich oft mein Bettchen so wild zum Schaukeln gebracht hätte, dass ich mich damit im Zimmer herumbewegte und Ernie es schließlich am Boden festschraubte.

Warum besaß ich ein so heftiges Bedürfnis, aus meinem Kinderbett herauszukommen?

Sie erzählte auch, dass ich – nachdem das Bett am Boden festgeschraubt war – lernte, die Gitterstäbe zu verschieben und so heftig auf der Matratze herumzuhüpfen, bis der Boden aus dem Bett herausfiel! Meine Mutter fand das komisch. Auch ich lachte darüber, bis schließlich die Erinnerungen zurückkehrten.

Nichts von meinen „Beweisen" beweist irgendetwas. Aber wenn man sie alle zusammenträgt und als Ganzes betrachtet, zeigt sich das Bild einer schwangeren Mutter, eines Mannes, der sich nimmt, was er will, und eines Babys, das verzweifelt versucht, aus seinem Kinderbett zu entkommen.

Hinweise auf Fotos

Zu meiner Überraschung fand ich ein Bild von Ernie, dem Monster, und mir, wie ich als etwa Zweijährige auf seinem Schoß sitze. Ich habe meinen Finger in seinem Mund und er seinen in meinem.

Ich fühlte mich innerlich wie tot.

Ich zeigte Ruth das Foto und sie fragte: „Was sagt dir das, Sue?"

Ich brach in Tränen aus. Das Bild von dem Penis in meinem Mund raubte mir immer noch den Schlaf und machte mir große Probleme beim Schlucken und wenn ich Schnupfen hatte.

Auf dem Bild trage ich mein cremefarbenes Kleid, das meine Mutter aus Seide genäht hatte, die meine Großeltern von ihren Reisen mitgebracht hatten. Es hatte einen riesigen Saum, und ich trug das Kleid mit vier Jahren immer noch.

Ich trage dieses Kleid auch in der frühesten Situation, an die ich mich noch erinnern kann – das war die Zeit, als meine Mutter mich alleinließ, weil mein Bruder mit Scharlach ins Krankenhaus musste. Ich habe keine Ahnung, wie lange sie mich alleinließ, aber die Angst vor dem Alleinsein ist mir zum Greifen nah.

Sie werden es nie zweifelsfrei wissen

Ruth sagte mir oft, dass ich nie genau erfahren würde, was sich zugetragen hat. Vielleicht würde ich mir eines Tages „sicher" sein, dass da etwas gewesen ist, aber mit hundertprozentiger Sicherheit würde ich es niemals wissen. Damit würde ich leben müssen.

Ich habe gelernt damit zu leben, wie viele andere Überlebende auch.

Inzwischen fällt es mir etwas leichter zu sagen: „Ich bin als Kind sexuell missbraucht worden", ohne dabei die Angst zu haben, von einem Blitz erschlagen zu werden!

Wenn ich durch einen Flashback oder durch einen Albtraum psychisch unter Druck gerate, nehme ich sofort wieder die Position ein: „Es ist nie passiert. Ich bilde mir das alles nur ein. Ich bin schlecht." Diese Gedanken werden von der intensiven Angst begleitet, ich könne so schlecht sein, dass Gott mich ablehnt – und das, obwohl ich gewiss bin, dass Gott uns bedingungslos liebt.

Verantwortungsbewusste Therapeuten

Ruth und ich sprachen oft über das sogenannte *False Memory Syndrome*. Sie fragte mich in diesem Zusammenhang immer wieder: „Glaubst du, dass John dich in irgendwelche Erinnerungen hineingedrängt hat?" Ich weiß, dass er das nie getan hat.

Als ich ihm von der „Vergewaltigung" durch den Fremden im Park mit sechs Jahren erzählte, meinte er, er habe sich schon gefragt, ob sich in meiner Kindheit etwas Derartiges zugetragen habe.

„Hat John dir nahegelegt, du seist sexuell missbraucht worden?" fragte Ruth.

Nein. Das tat er nie.

„So etwas hätte er nie gemacht", sagte ich zu Ruth.

„Er besaß also viel zu viel Verantwortungsbewusstsein, um so etwas zu machen?", fragte sie.

„Ja."

Also war es klar. Der Gedanke an sexuellen Missbrauch war von mir selbst gekommen, nie aber von John. Mir wurde deutlich, dass ein weniger verantwortungsvoller Therapeut oder ein weniger qualifizierter Seelsorger Dinge in den Raum stellen könnte, doch Ruth fragte mich immer wieder: „Warum sollte ein Therapeut das tun wollen?"

Das ist eine gute Frage.

Warum sollten sie so etwas tun? In dem fehlgeleiteten Bemühen, ihren Klienten zu helfen?

In *A Bright Red Scream* sagt Marilee Strong, dass manche Therapeuten von der falschen Annahme ausgehen, Klienten, die sich ritzen, würden damit zeigen, dass sie missbraucht wurden – doch das ist nicht die Regel. Es gibt Ritzer, die vehement behaupten, nicht missbraucht worden zu sein. Ich bin mir daher ziemlich sicher, dass ich nicht zu der Annahme gedrängt wurde, ich wäre sexuell missbraucht worden. Wenn Sie den Eindruck haben, bei Ihnen sei das anders, ist das sicher sehr schwer für Sie.

Wir werden uns vermutlich alle damit abfinden müssen, dass wir es nie mit Sicherheit wissen werden.

Hetty, die stachelige Igeldame

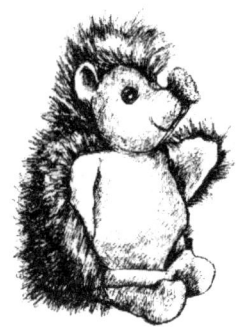

Nachdem ich die Therapie bei John gemacht hatte, war ich zu der Überzeugung gelangt, dass eine Therapie die Dinge zunächst einmal verschlimmert, bevor man sich besser fühlt. (Ich will damit sagen, dass die Phasen des „Aufdeckens" und „Entdeckens" einfach grauenhaft sind – und trotzdem sind sie unentbehrlich, wenn wir die Phase der „Genesung" erreichen wollen.)

Als ich während der Therapie damit kämpfte, mir aus dem, was ich erkannte, einen Reim zu machen, wurde mir klar, dass es für mich durchaus erlaubt war, in manchen Dingen etwas stachelig zu sein. Es ist normal, empfindlich zu reagieren, wenn Angehörige etwas aufwühlen, was uns peinlich ist oder uns verletzt. Und wir müssen uns erlauben, unseren Angehörigen oder dem Missbraucher unsere Stacheln zu zeigen.

Meine Igeldame Hetty ist ziemlich winzig, aber wenn sie sich aufregt, rollt sie sich zu einer Kugel zusammen, und wenn man sie dann berührt, kann das ziemlich schmerzhaft pieksen.

Ja, ich bin stachelig. Wagen Sie es, mich in Panik zu versetzen, und ich rolle mich zusammen und verschwinde in meine eigene Welt, um zu überleben.

Und das ist O.K. so. Wir müssen alle überleben.

Ein Wort an Menschen, die Überlebende auf ihrem Weg begleiten

Alle, die Überlebende und insbesondere Kinder, die von Missbrauch erzählen, betreuen, stehen vor einer großen Herausforderung.

- Sie müssen den Opfern glauben.
- Sie müssen sich verhalten wie jemand, der ihnen glaubt.
- Hören Sie zu.
- Hören Sie wirklich zu!
- Glauben Sie ihnen. Glauben Sie ihnen. Und nochmals: Glauben Sie ihnen.
- Ja, es mag sein, dass die Geschichte erst einmal ziemlich zusammenhanglos und verworren herauskommt. Aber bitte hören Sie weiter zu – im Erzählen der Geschichte liegt die Heilung.

Das Geheimnis zu lüften ist schon schwer genug, auch ohne das Gefühl, dass einem nicht geglaubt wird.

Es ist jedoch für uns alle – für die Überlebenden und die Menschen, die sie unterstützen – gut, ein gewisses Maß an Skepsis zu zeigen. Ich irre mich lieber in der Hinsicht, dass ich fälschlicherweise gezweifelt habe, als dass ich all meinen Bildern und dem, was ich darin zu erkennen meine, vorschnell Glauben schenke.

KERNGEDANKEN

- Es kann schwer sein, den wahren Kern unserer Bilder und Erinnerungen herauszufiltern.
- Wir können aus den verschiedensten Quellen Belege sammeln, z. B. durch alte Fotos oder durch Gespräche mit Angehörigen und Freunden.
- Es ist in Ordnung, wenn wir im Zusammenhang mit dem Missbrauch empfindlich und emotional reagieren. Die Erfahrungen waren so schmerzhaft. Wenn wir ehrlich sind und versuchen, über unsere Verletzungen zu sprechen, wird uns das schließlich auf den Weg zur „Genesungsphase" bringen.
- Suchen Sie nach einem Menschen, der ihren Worten Glauben schenkt.

Die Fesseln abstreifen – praktische Impulse

1. Wenn Sie Ihren Erinnerungen misstrauen, ist das völlig normal. Es scheint Hunderte wie uns zu geben, und es mag uns Kraft geben zu wissen, dass andere manchmal ähnliche Ängste ausstehen, z. B.:

- Ist es wirklich so passiert?
- Habe ich diese Sache nur aus einem meiner Albträume?
- Was, wenn es nicht wahr ist und er es beweisen kann und er dann kommt und mich zur Schnecke macht?
- Was, wenn es nicht wahr ist und er in den Himmel kommt und ich ihm dann dort in die Augen schauen muss?
- Wird auch Gott mich verurteilen?
- Ich bin ein schlechter Mensch, der sich solche grauenhaften Dinge ausdenkt.
- Nicht er ist böse, sondern ich.
- Sie war meine Mutter – wie kann ich so schlimme Sachen über sie sagen?

2. Suchen Sie sich eine der Aussagen heraus und schreiben Sie etwas darüber in Ihr Tagebuch. Oder formulieren Sie Ihre persönliche Angst in einer eigenen Aussage.

3. Schauen Sie Ihre Familienfotos durch. Kleben Sie einige davon in ein Album, mit dessen Hilfe sie allmählich Heilsames in die Schatten der Vergangenheit hineinbringen. Ich habe so ein Album angefangen; es enthält Dinge, die mich an meine Kindheit erinnern, aber auch Liebesbotschaften (Karten und Ähnliches) der liebevollen Familie, die ich nun habe. Es tut mir gut, an schlechten Tagen darin zu blättern. (Wenn Sie keine liebevolle Familie und keinen Partner haben, suchen Sie Freunde.)

4. Brauchen Sie einen Igel, der Sie daran erinnert, dass es völlig in Ordnung ist, wenn Sie stachelig sind?

Nicht vergessen!
Sie sind nicht allein.

Um wirklich glauben zu können, müssen wir erst einmal zweifeln.
POLNISCHES SPRICHWORT

TEIL 4
Einen Weg durch den Schmerz bahnen

In Teil 4 werden wir entdecken, dass es immer noch viel für uns zu erarbeiten gibt: den Umgang mit Schamgefühlen, die Bewältigung wichtiger Lebensfragen und ein tieferes Verständnis der Folgen des Missbrauchs.

Wir haben uns bewusst entschieden, an unserer Heilung zu arbeiten, aber trotzdem fühlen wir uns noch wie gefangen. Wir haben unser Bestes getan, um das Trauma und seine Folgen besser zu verstehen, und es ist uns gelungen, einige der Fesseln abzustreifen, doch der Schmerz bleibt.

Dann wird uns klar, dass wir noch mehr entdecken müssen, wenn wir ein gewisses Maß an Frieden und Freude gewinnen wollen.

Wir baden nicht in unserem Elend! Wir arbeiten uns durch unseren Schmerz hindurch.

Die Liebe macht alles liebenswert.
Der Hass konzentriert sich ganz auf das eine Verhasste.
GEORGE MACDONALD

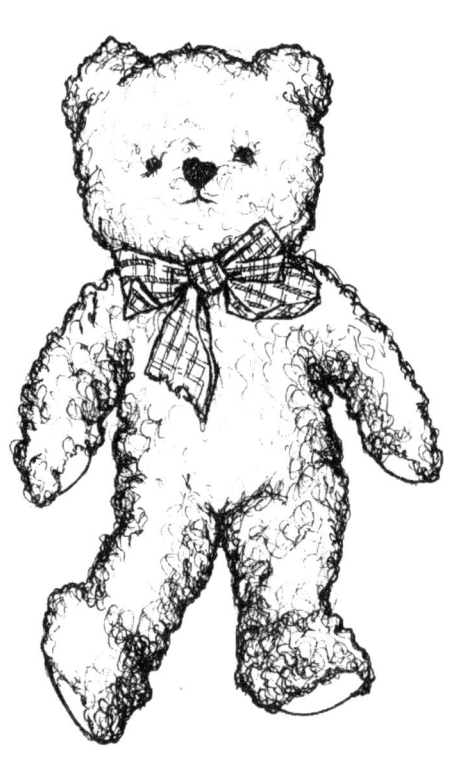

14 Unsere Gefühle sind wichtig

Während ich bei Ruth in Therapie war, nahm ich all meinen Mut zusammen und ging in eine Gruppe für Überlebende. In der Regel gab es bei den Zusammenkünften einen Vortrag. Beim ersten Treffen drehte ich total durch, als ein Mann in meiner Nähe Kekse aß.

Beim zweiten Treffen hielt Eric den Vortrag, ein freundlicher Mann wie ein Teddybär, mit einer sanften Stimme und einem Lächeln, das mir half, mich in der großen Gruppe weniger eingeschüchtert zu fühlen.

Ich spürte, dass ich immer wieder dissoziierte, aber ich biss die Zähne zusammen und klammerte mich an I-aah und „Geradeso" und versuchte, aufmerksam zuzuhören.

Eric sagte sinngemäß:

„Die Gefühle, die ihr habt, sind *eure* Gefühle. Sie sind wichtig. *Sie sind sehr wichtig, weil es eure Gefühle sind – und jede und jeder von euch ist wichtig.* Ihr müsst eure Gefühle ernst nehmen – denn sie wollen euch etwas sagen. Achtet deshalb genau auf eure Gefühle. Sie gehören zu *euch*. "

Die Suche nach der Wirklichkeit

In der unheimlichen Welt unvollständiger Erinnerungen und flüchtiger Bilder, in der ich damals lebte, erreichten mich diese Worte trotz all meiner Verwirrtheit.

Als ich einige Tage zuvor aus der Therapiesitzung bei Ruth gekommen war, war ich völlig aufgewühlt gewesen. Aber ich musste noch einige Sachen wie Brot, Milch, Obst und Gemüse einkaufen und so musste ich in den Supermarkt gehen. An der Kasse stand ein Mann zu dicht hinter mir, und ich fing an zu zittern. Er seufzte, um mich zur Eile zu drängen. Ich hatte nur zwei Einkaufstaschen voll, die mühelos zu tragen waren, doch als die Verkäuferin mir meine Geldkarte zurückgab, ließ ich sie fallen. Ich bückte mich, um sie aufzuheben, und fühlte mich – mit dem Mann, der viel zu dicht hinter mir stand, im Nacken – sehr verletzlich.

Ich hob die Karte auf, um sie in meinen Geldbeutel zu stecken, ließ dabei jedoch meinen Autoschlüssel fallen.

Der Mann bemerkte: „Wie in aller Welt werden Frauen nur so idiotisch?"

Wäre ich spontan genug gewesen, hätte ich ihm antworten können: „Wollen Sie damit sagen, dass Sie das nicht wissen?" oder irgendeinen blöden Kommentar über Männer abgeben können – aber dann hätte ich mich genauso sexistisch verhalten.

Ich nahm meine Schlüssel und ergriff die Flucht.

Den Rest des Tages verbrachte ich in einer Art Panikzustand. Vermutlich schoss das Adrenalin geradezu durch meinen Körper, und es fiel mir schwer, aus dem „Abwehr und Flucht"-Programm herauszukommen.

Ich war wütend auf den Mann. Wäre er mir nicht so auf die Pelle gerückt, hätte ich mich vielleicht weniger eingeschüchtert gefühlt. Er hätte mir ja auch helfen können, die Karte oder die Schlüssel aufzuheben.

Aber ich kostete ihn offenbar einige Sekunden seiner wertvollen Zeit. Keiner weiß, was im Kopf eines anderen vorgeht. Vielleicht ging es bei ihm ja wirklich gerade um Leben und Tod, und er musste sich beeilen.

Gegen Ende des Tages hatte ich es geschafft, die Dinge wieder etwas positiver zu sehen und zu erkennen, dass ich den Tag ganz gut gemeistert hatte und dass ich in der Lage gewesen war, meine Wut zu spüren. Ich hatte etwas Echtes, Reales gespürt: meine Wut – und das in meinem umkämpften Zustand, in dem ich schon bei ganz normalen Dingen ausflippte.

Sich lebendig fühlen

Als ich dann am darauf folgenden Samstag Erics Vortrag hörte, reagierte etwas in meiner inneren Welt sowohl auf die Wut, die ich im Supermarkt empfunden hatte, als auch auf die Gedanken, die mir kamen, während ich darüber nachdachte, dass meine Gefühle wichtig sind. Es war einer dieser „Augenblicke der Veränderung", und irgendwo tief innen empfand ich eine tiefe Zufriedenheit darüber, dass es echte Gefühle gab, die *mir* gehörten.

In meinem aufgewühlten Zustand war das so wichtig, und so ging ich auf meinem Weg vom Treffen nach Hause noch einmal in den Supermarkt, um ein paar Lebensmittel einzukaufen. Dabei stieß ich auf einige Teddybären, die wohl noch von Weihnachten übrig waren und nun günstiger angeboten wurden.

Ich verliebte mich sofort in diese Teddybären. Sie waren ganz billig, lagen wirr durcheinander und waren genau das, was ich jetzt brauchte. Ich wünschte mir einen „Eric", der mich daran erinnern sollte, dass meine Gefühle echt sind.

Dass sie wichtig sind.

Dass sie ihre Berechtigung haben.

Dass sie von einer Wahrheit tief in meinem Innern erzählen.

Eric lebt weiter

Eric wurde mein Lieblingsteddy. Ich hielt ihn oft im Arm und erinnerte mich daran, dass all diese Gefühle zu mir gehören und wichtig sind – darum muss ich auf sie achten und auf sie antworten; ich darf sie nicht einfach wegdrücken.

Wenn ich nun, Jahre später, diesen Abschnitt lese und mir die Gedanken anschaue, die mir bei Erics Vortrag kamen, erscheinen sie mir gar nicht mehr so spektakulär. Aber damals rissen sie mich vom Hocker und führten zu einem dieser „Augenblicke der Veränderung". Und es geschah gerade dort, in dieser großen Gruppe, in der ich mich so wenig sicher fühlte – was mich überraschte, aber auch freute. Ich denke, damals fing ich an, viel mehr an meine Gefühle zu glauben, und das ist mir bis heute geblieben.

Wenn wir unseren Gefühlen trauen, trägt das wesentlich zu unserem Selbstwertgefühl bei. Damals war mein Selbstwertgefühl sehr gering, und ich misstraute all meinen Gefühlen. Sie sind ja auch so bedrohlich.

Den Gefühlen in meinem Innern trauen? Das ist ja schon beinahe so, als würde ich mir selbst vertrauen – dem vertrauen, was ich in meinem Innersten bin.

Ja. Und genau das geschah an jenem Tag. Ich lernte, meine Gefühle anzuerkennen. Ich denke, das half mir, meine ersten wirklich schweren Fesseln zu sprengen.

Ich glaube, jeder braucht einen „Eric".

KERNGEDANKEN
- Unsere Gefühle sind wichtig.
- Wenn wir lernen, unseren Gefühlen zu vertrauen, sehen wir uns selbst insgesamt positiver.

Die Fesseln abstreifen – praktische Impulse

1. Schreiben Sie ein paar Sätze über Ihre Gefühle auf.
   „Ich empfinde gerade …"
   „Wenn ich über meine Gefühle nachdenke, …"
2. Es ist gut, wenn wir uns mit unserem Inneren Kind unterhalten, um zu erkennen, wie es sich fühlt. Vielleicht braucht es Ihre Zuwendung, denn die Arbeit an sich selbst ist nicht leicht, und deshalb müssen Sie gut für sich sorgen. Wenn wir unserem Inneren Kind Zuwendung schenken, zeigen wir damit, dass wir uns selbst lieben und für uns sorgen.
3. Schreiben oder malen Sie etwas zu der folgenden Aussage: „Wenn ich ein paar weitere Fesseln abgestreift habe, werde ich …" (Bergsteigen lernen, ein riesiges Wandgemälde über meinen Heilungsweg malen …)
4. Brauchen Sie einen „Eric"?
5. Überlegen Sie, wie Sie sich jetzt gerade fühlen und welche Fortschritte Sie gemacht haben. Lesen Sie noch einmal durch, was Sie aufgeschrieben haben und achten Sie dabei besonders auf negative Gedanken.

Nicht vergessen!

Menschen, die selbst Leid erfahren haben, können „verwundete Heiler" werden. Wir wissen, wie schrecklich das Leben für Überlebende sein kann, und wir können unser Leid in Liebe und Fürsorge für andere Leidende verwandeln.

Wer sich der Vergangenheit nicht erinnert, ist dazu verurteilt, sie zu wiederholen.
GEORGE SANTAYANA

15 Wo ist Gott, wenn es wehtut?

Die Antarktis hat mich schon immer fasziniert, weil ich mir als Kind wünschte, Polarforscher zu sein (was damals nur Männer machten – umso mehr ein Grund, es sich zu wünschen). Schon als Kind liebte ich Papageientaucher und Pinguine. Als ich bei Ruth in Therapie ging, waren Dokumentarfilme über Pinguine ein wesentlicher Bestandteil unserer Arbeit.

Das Weibchen der Kaiserpinguine legt ein einziges Ei, das es dann vorsichtig dem Männchen übergibt, das das Ei in eine Federtasche über seinen Füßen befördert, um es warmzuhalten. Das Weibchen geht anschließend weg, um zu fressen, und lässt das Männchen mit dem Ei am kältesten Ort der Welt zurück. Die Männchen können nur durch Zusammenhalt überleben – sie übernehmen abwechselnd die Plätze am Rand der Gruppe und wandern dann Stück für Stück ins Innere der Gruppe, um die Nähe und Wärme der anderen Männchen abzubekommen.

Wenn ein Männchen draußen bleibt, bedeutet das den sicheren Tod – für Vater und Ei. Nachdem das Junge geschlüpft ist, muss es in der Federtasche seines Vaters mit dem wenigen Futter aus dem Bauch des Männchens auskommen. Sie sind beide darauf angewiesen, dass die Mutter von ihrer Wanderschaft und Futtersuche zurückkehrt.

Sie warten und warten. Wenn sie nicht bald kommt, werden sie sterben; oder der Vater könnte sich dazu entschließen, das Kleine zu verlassen, um sich auf Futtersuche ans Meer zu begeben und so selbst zu überleben.

Das Muttertier weiß, dass es zu seinem Jungtier zurückkehren muss, und so hüpft es aufs Eis und watschelt und schliddert die bis zu hundert Kilometer zur Gruppe der Männchen zurück. Das ist gar nicht so einfach, wenn man so kurze Beine und so merkwürdige Flügel hat, die nur zum Schwimmen gut sind.

Doch die Mutter hält durch. Ihre Mutterliebe und ihre Entschlossenheit, ihr Kind am Leben zu erhalten, spornen sie dazu an.

Mutterliebe

Als ich sah, wie das erschöpfte Muttertier nach seinem Partner rief, musste ich weinen. Sie begrüßt ihren Partner durch Schnabelküsse und füttert das Junge, um ihm Lebenskraft zu geben.

Hätten wir doch nur solche Mütter. Mütter, die bereit sind, hundert Kilometer für uns zu gehen. Und Väter, die die raueste Umgebung auf unserem ganzen Planeten ertragen, um uns sicher und warmzuhalten.

Aber viele von uns hatten keine solchen Eltern. Und wie die verwaisten kleinen Pinguinjungen mussten wir uns, so gut es ging, allein durchschlagen.

Der antarktische Schnee ist getränkt vom Blut der Jungtiere, die es nicht geschafft haben und von umherwildernden Raubmöven gefressen wurden.

Manche von uns schaffen es nicht. Die Nachrichten sind gerade wieder voll von Beispielen dafür, wie sehr Kinder mitten im reichen Westen vernachlässigt werden.

Mama Pinguin

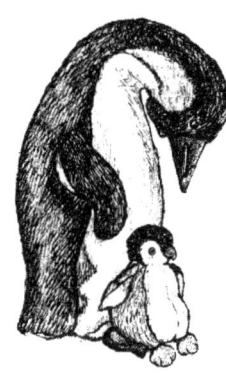

In einem Spielwarenladen fand ich einen Mama-Pinguin mit Baby auf den Füßen. Nun war es an der Zeit, dass ich Ruth gegenüber eingestand, wie missbräuchlich das Verhalten meiner Mutter gewesen war. Sie hatte mich oft geschlagen, manchmal ins Gesicht, und ich erinnere mich daran, wie ich gegen die Wand geschleudert wurde, wenn sie mich besonders hart schlug.

Ich brauchte lange, um zu erkennen, dass vieles von dem, was meine Mutter tat, Missbrauch war: wie sie mich allein ließ, wie sie mich durch ihr Verhalten manipulierte und die Art, wie sie mich herunterputzte („Aus dir wird nie etwas!").

Deshalb saßen Mama-Pinguin und ihr Baby neben mir auf dem Schreibtisch, während ich über eine Mutter nachdachte, die nicht sehr fürsorglich gewesen war, und nach einer Heilung dieser Erinnerungen suchte.

Wenn ich das kleine wehrlose Pinguinküken in der Hand hielt, kam ich mit dem Teil von mir in Berührung, der so verletzt worden war. Ich fing an zu verstehen, welche heilsamen Kräfte meine Kuscheltiere hatten.

Sie machen meinen Schmerz sichtbar.

Sie helfen mir, zuzugestehen, dass etwas in mir verletzt worden war und manchmal immer noch verletzt ist.

Sie bieten mir einen Weg, diese Verletzungen auf eine weniger schmerzhafte Weise in mein Inneres zu integrieren. Und indem ich das tue, nehme ich dem Schmerz etwas von seiner Macht, mich weiter zu verletzen.

Wo war Gott?

Die Familie meiner Kuscheltiere wuchs, und meine Heilung schritt voran. Aber eine Frage stellte sich mir immer wieder:

Wo war Gott, als ich missbraucht wurde?

„Wenn er mich liebt, warum hat er es dann nicht verhindert?", lautet der Gedanke, der uns im Kopf herumspukt. In den vergangenen Jahren haben mich immer wieder Kollegen und andere gefragt, wie ich angesichts von Erdbeben, Tsunamis und hungernden oder todkranken Kindern weiter an einen liebenden Gott glauben kann.

Wir können die Übeltaten von Mördern und anderen der menschlichen Bosheit und Gier zuschreiben – das sind Menschen, die sich selbst an die erste Stelle setzen, oder Menschen, die keinen sicheren Ort besaßen und in ihrer Kindheit so sehr beschädigt wurden, dass sie völlig aus dem Gleichgewicht geraten sind. Aber Erdbeben, Überschwemmungen und Tsunamis lassen sich nicht so leicht begreifen, und um ehrlich zu sein: Ich habe keine Antwort auf die Frage, wo solches Leid herkommt.

Ich habe Bücher zu dieser Frage gelesen (wenn Gott so mächtig und liebevoll ist, könnte er doch verhindern, dass es zu einem Erdbeben kommt, oder?) und es scheint so, als ob niemand eine wirklich gute Antwort darauf hat – auch die Theologen nicht. Daher denke ich, dass meine Ansicht zu dieser Frage so berechtigt ist wie jede andere. Und ich denke Folgendes:

GOTT WEINT MIT UNS.

> *Natürlich ist es leicht zu sagen, Gott wäre in unserer größten Not abwesend, weil er grundsätzlich abwesend – nicht existent – ist. Aber warum erscheint er uns dann so gegenwärtig, wenn wir – um es offen zu sagen – gar nicht nach ihm fragen?*
> C. S. LEWIS

Ich glaube, dieser große Schöpfer wollte, dass wir die Freiheit haben, uns zu entscheiden – wir können an die Existenz eines liebenden Gottes glauben oder wir können es lassen. Es ist uns überlassen.

Ich glaube auch, dass dieser große Schöpfer, der eine so wunderschöne

Welt geschaffen hat, dieser Welt die freie Wahl gelassen hat, nach ihren eigenen Regeln zu funktionieren: Die äußere Kruste der Erde ist immer noch dabei, sich abzukühlen, und das führt zu Erdbeben. Auch das Wetter kann sich frei entfalten und sich mit den unberechenbaren Winden und Meeresströmungen ändern. Und so bekommen wir die Überschwemmungen – nicht zuletzt mit Unterstützung durch menschliche Dummheit, weil Bäume abgeholzt oder Häuser in Überschwemmungsgebieten gebaut werden.

Wir besitzen die Freiheit, so oder so zu handeln.

Auch das Universum besitzt die „Freiheit", nach den – wie wir sie nennen – Naturgesetzen abzulaufen (z. B. dem Gesetz der Schwerkraft: Wenn Sie sich einen Briefbeschwerer auf den Fuß fallen lassen, tut das weh.)

Unter schützenden Flügeln geborgen

Zum Sinnbild des liebevollen Schöpfers wurde für mich Mama Pinguin, die hundert Kilometer auf sich nehmen würde, um mich zu erreichen. Und wenn ich mich unsicher fühlte, würde sie mich in den Schutz ihrer Federtasche flüchten lassen.

Ich konnte mich nie mit dem Gedanken eines väterlichen Gottes anfreunden – nein danke, ich hatte bereits einen Stiefvater, einen Vater, dessen Namen ich trage, und einen biologischen Vater, der mich verließ, als ich drei Wochen alt war. Das sind mehr Väter, als ein Mensch braucht. Deshalb halte ich es lieber mit einem mütterlichen Gott, der mich in Notzeiten beschützt. (Als Kind liebte ich meine Mutter.)

Dieser Gott sammelt auch all meine Tränen in einem Krug. Das ist ein Bild aus dem Alten Testament, das ich sehr liebe.

Unsere Tränen werden für wertvoll erachtet und verstanden, und das gibt mir Hoffnung.

> *[Gott] verwandelt Schmerz. Er benutzt ihn, um uns zu lehren und zu stärken, wenn wir zulassen, dass der Schmerz uns zu ihm hinführt.*
> PHILIP YANCEY

Getragen

Ruth sagte mir, sie könne all den „Müll" tragen, den ich ihr erzählte. Ich konnte all das bei ihr in ihrem Beratungsraum lassen und befreit in die Welt da draußen gehen. Ich wollte meinen Baby-Pinguin bei ihr lassen – denn Ruth kümmerte sich ja in gewisser Weise um den Baby-Anteil in mir, der sich danach sehnt, geborgen und getragen zu sein. Diesen Teil bei ihr zu lassen, half mir zu erkennen, dass die seelische Belastung, unter der ich stand, „tragbar" war. Ich konnte sie hinter mir lassen und befreit davonziehen – nun, einigermaßen befreit. Befreit genug, um die paar Tage bis zu unserem nächsten Termin zu überstehen.

Ich lernte, meinen eigenen Schmerz „aus-zu-halten", indem ich mich dazu überwand, Entspannungs- und Atemübungen zu machen. Ich ging regelmäßig in einen Fitnessklub, um die überschüssigen Pfunde loszuwerden, die ich aufgrund meiner Fressattacken angesammelt hatte.

Wirklich sicher fühlte ich mich noch immer nur an meinem sicheren Ort in meinem Schlafzimmer.

Schäfchen

David brachte mir „Schäfchen" mit. Ich war damals gerade in einer Phase, in der ich fast täglich ausflippte. Ich verliebte mich sofort in das kleine Lamm, da sein Bedürfnis nach Liebe und Geborgenheit so offensichtlich war. Ich erkannte mein eigenes Bedürfnis danach, „behütet" zu werden – gehalten, getragen und geliebt zu sein.

Schäfchens Bedürfnis nach Fürsorge war so offensichtlich, dass es mir half, nicht länger zu behaupten, es gehe mir „blendend" und es sei nie etwas geschehen. Schäfchen im Arm zu halten, ermöglichte es mir, einzugestehen, dass ich die mir angebotene Liebe und den zur Verfügung stehenden Schutz annehmen musste. Und dazu gehörte auch, dass ich lernen musste, mich selbst mehr zu lieben und zu achten.

Genauso wenig wie ich verstehen kann, warum kleine Kinder Leukämie kriegen, kann ich begreifen, wie ein liebender Gott uns Missbrauch zumuten kann. Was ich jedoch begreife, ist, dass unsere Wut darüber, dass wir so unter dem Missbrauch leiden müssen, berechtigt ist. Und es ist in Ordnung, wenn wir vieles nicht begreifen können.

Trotz alledem glaube ich, dass ich geliebt und „getragen" bin. Das gibt mir die Hoffnung und die Kraft zum Weiterleben.

KERNGEDANKEN

- Kinder leiden, wenn Erwachsenen sich nicht genügend um sie kümmern oder sie nicht ausreichend beschützen.
- Es ist in Ordnung, wenn wir Gott entgegenschreien: „Wo warst du?"
- Es ist schwer zu begreifen, wie ein liebender Gott so viel menschliches Leid zulassen kann.
- Wir können Liebe, Fürsorge und Geborgenheit erfahren, wenn wir sie suchen.
- Ich glaube, dass Gott mit uns weint.

Die Fesseln abstreifen – praktische Impulse

1. Suchen Sie sich ein Kuscheltier oder ein Bild, das für Sie Liebe, Zuwendung und Geborgenheit ausdrückt, und geben Sie ihm einen besonderen Platz in Ihrer Wohnung.

2. Wie kommen Sie mit den Strategien zur Bewältigung von Ängsten (s. Kapitel 11) zurecht? Finden Sie leichter zur Entspannung? Wenn wir uns die Zeit nehmen, Stress abzubauen, trägt das meist sehr zur Verbesserung unserer Lebensqualität bei. Schwimmen, Tanzen, Gartenarbeit – das alles sind Möglichkeiten zur Entspannung, wenn diese Dinge uns Freude machen. Wenn wir mit einer guten Tasse Kräutertee im Garten entlangschlendern und dem Rotkehlchen zuhören, das voller Lebensenergie im Kirschbaum singt, ist das auch eine Chance, dem großartigen Schöpfer zu begegnen.

3. Haben Sie sich ein Album zugelegt, mit dessen Hilfe Sie „Ihre Kindheit erlösen"? Es wird Ihnen helfen, etwas von dem zurückzuerobern, was Sie verloren glauben. Es kann zu einem Ort für Ihre Trauer werden (wir müssen unsere verlorene Kindheit betrauern) und Ihnen eine Möglichkeit geben, die Tatsache zu feiern, dass Sie immer mehr zu dem Menschen werden, der Sie ursprünglich sein sollten.

4. Sind Sie wütend auf Gott? Das ist *gut!* Sie sind ehrlich.

Nicht vergessen!
Der Schmerz, die Traurigkeit und die Wut werden mit der Zeit abnehmen. Wir können diesen Prozess unterstützen, indem wir auf unser Inneres Kind hören und unseren negativen Gedanken entgegentreten. Wenn wir anfangen, unsere Fesseln zu sprengen, werden wir uns stärker fühlen. Wir werden die Kontrolle über unser Leben zurückgewinnen.

> *Täuschen Sie sich nicht. Jedes Mal, wenn wir die Verantwortung für irgendetwas, was sich in unserem Leben zuträgt, einem anderen geben, geben wir damit auch unsere ganze Macht ab.*
> SUSAN JEFFERS

16 Unser Schatten und unsere Scham

Von Ruth lernte ich, dass wir alle einen „Schatten" in uns tragen, einen Teil von uns, den wir tief vergraben haben und in den wir all die Gefühle hineingepackt haben, die wir für inakzeptabel halten – Aspekte unseres inneren Erlebens, die uns oft gar nicht bewusst sind. Manche Menschen nennen ihren Schatten ihre „Seele" oder ihren „Geist" oder ihr „Inneres Kind", und das sind alles Aspekte des Teiles von uns, der unbewusst ist.

Obwohl es bei unserem Schatten auch Bereiche gibt, die uns Schwierigkeiten bereiten – Dinge, für die wir uns schämen –, können wir uns mit unserem Schatten anfreunden und von ihm lernen.

Die Scham wird spürbar
Als ich versuchte, meinen Schatten kennenzulernen, hatte ich zunächst ständig das Empfinden, dieser vergrabene Anteil in mir müsse sehr schlecht sein.

Da landen wir wieder bei der Scham – die Fesseln der Scham scheinen besonders dick und schwer zu durchbrechen zu sein. Wir sagen uns:
- Ich weiß, dass ich schlechter bin als andere.

- Ich bin ein hoffnungsloser Fall. Ich werde nie das leisten, was andere von mir erwarten.
- Wenn andere wüssten, wie ich wirklich bin, würden sie nichts mit mir zu tun haben wollen.
- Ich bin eine einzige Lüge. Nichts an mir ist echt.
- Ich bin so schlecht, dass Gott mich sicher nicht haben will.

Dieses Schamgefühl in uns hat nicht so sehr mit irgendetwas zu tun, was wir getan hätten; es betrifft vielmehr uns selbst – die Person, die wir sind.

Das ist ziemlich heftig. (Aber immerhin fühlen wir überhaupt etwas! Für manche Überlebende ist das wenigstens ein Zeichen dafür, dass der leblose Zombie-Zustand sich ändert.) Doch wenn wir glauben, dass wir in unserem innersten Sein wertlos sind, werden unsere Fesseln nur noch schwerer, als sie ohnehin schon sind. Daher ist es für unsere Heilung entscheidend, dass wir unseren Schatten verstehen.

Was können wir von unserem Schatten lernen?

Ja, es gibt Anteile in unserem Schatten, die man als „böse" bezeichnen könnte, zum Beispiel Aggressionen und Bitterkeit, die wir verdrängt haben, weil wir das Gefühl hatten, wir dürften der Welt um uns herum nicht zeigen, wie sehr uns der Missbrauch verletzt hat. Ich denke auch, dass wir versuchen, unsere Emotionen vor uns selbst zu verbergen: Wir verdrängen sie aus Angst, nackt und schutzlos vor den Menschen dazustehen, deren Ablehnung wir fürchten.

Unser Innerstes, oder unsere Seele, ist so sehr wir selbst, dass wir seine Tiefen verleugnen, obwohl wir uns damit selbst schaden. Wir können ein viel größeres Maß an Bewusstheit uns selbst gegenüber gewinnen, wenn wir uns unseren Schatten genauer ansehen. Das wiederum ist wichtig, damit wir uns verändern können und zu mehr Ausgeglichenheit und Selbstintegration kommen. (Na gut, Sie fühlen sich momentan vielleicht jenseits aller Ausgeglichenheit und Selbstintegration. Aber bleiben Sie dran, streifen Sie unermüdlich eine Fessel nach der anderen ab. Sie werden dahin gelangen!)

Lassen Sie mich ein Beispiel für mehr Ausgeglichenheit geben: Durch Persönlichkeitstests erfuhr ich, dass ich ein introvertierter Mensch bin. (Ich brauche also viel Zeit für mich.) Doch ich bin heute ausgeglichener, weil ich gelernt habe, wie ich mich in größeren Gruppen zurechtfinden kann.

Je mehr wir über uns selbst erfahren, umso mehr werden wir fähig, uns selbst zu verändern und Frieden und Lebensfreude zu finden. Unseren Schatten zu begreifen ist dafür unerlässlich. Höchstwahrscheinlich werden wir unseren Schatten nie völlig begreifen. Aber für den Anfang sprengen wir vielleicht schon eine Fessel, wenn wir uns eingestehen, dass wir einen Schatten besitzen.

„Nähen" wir den Schatten wieder an

Peter Pan gerät außer sich, als sein Schatten von ihm abfällt. Er braucht jemanden, der ihn wieder annäht. So wie er, können auch wir lernen, mit unserem Schatten zu leben, und wenn wir ihn als einen Teil von uns sehen, werden wir uns eher als ein Ganzes erleben.

Einige Schlüssel, die uns helfen, unseren Schatten zu verstehen:

- Gefühl und Intuition können eine größere Rolle spielen.
- Wenn wir uns geliebt fühlen, fühlen wir uns „echter"; wir haben eher das Gefühl, dass wir als Person wichtig sind, und das reduziert das Gefühl von Scham.
- Wenn wir unsere Gefühle und unsere Intuition nutzen, bekommen wir einen Einblick in unsere Seele und gewinnen ein besseres Empfinden für die „verschiedenen" Personen oder Wesen, die in uns stecken.

Wenn Sie mehr über Ihren Schatten erfahren möchten, gibt es dazu einige hilfreiche Bücher. Ich möchte an dieser Stelle erklären, welche Bedeutung unser Schatten für uns hat und was wir tun können, um unsere Fesseln abzustreifen.

Der eigenen Intuition folgen

Eine Möglichkeit, seinen Schatten kennenzulernen, ist, mit ihm zu kommunizieren, so wie Sie auch mit Ihrem Inneren Kind sprechen.

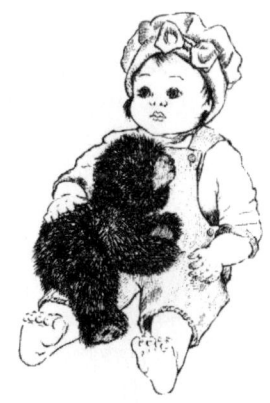

Sie können das zum Beispiel tun, wenn Sie das Gefühl haben, dass irgendetwas nicht stimmt: wenn Sie vermehrt dissoziieren, wenn Sie sich ängstlich fühlen oder eine allgemeine Unruhe verspüren. Ich spüre das recht intensiv, und wenn ich dann innehalte und mit meinem Inneren ins Gespräch komme, kann ich dieses Gefühl, dass etwas nicht stimmt, ganz gut loswerden.

Vor einigen Tagen war ich überrascht, dass ich mich so unwohl fühlte. Ich unterbrach das Schreiben und versuchte, mit meinem Inneren zu reden. Was war nicht Ordnung?

Ich wusste, dass ich raus in die Sonne gehen sollte, und während ich mit meinem Hündchen im Garten umherschlenderte und mich mit meinem Innersten unterhielt, dämmerte mir, dass ich eine E-Mail in einem unnötig unfreundlichen Tonfall geschrieben hatte. Ich ging ins Haus, schickte eine Entschuldigung hinterher, und fühlte mich wieder gut.

Manchmal unterhalte ich mich mit meiner Puppe Suzie und meinem Kuscheltier *Shadow* („Schatten"), wenn ich durcheinander bin, (oder auch mit meinem Killerwal, der mich an meine Wut und meinen Zorn erinnert – dann ist der innere Dialog meist wesentlich schwieriger). Manchmal köcheln ziemlich heftige Emotionen in meinem Innern, dann dauert es mitunter etwas länger, bis ich herausfinde, was los ist. Schuldgefühle, Wut und Scham können hochkommen, aber auch Freude und Begeisterung.

Mein Killerwal hilft mir, meine Wut zu bewältigen, indem er mir zeigt, dass diese Wut da ist. Dies anzuerkennen und zu akzeptieren ist ein wesentlicher Teil meiner Selbstannahme. Wir müssen uns so annehmen, wie wir sind – auch in unserer Wut und Bitterkeit.

Unser Dialog mit uns selbst hat wenig mit dem logischen Denken der linken Hirnhälfte zu tun. Es geht dabei viel mehr um Intuition – es geht darum, dass unsere rechte Hirnhälfte ins Spiel kommt und uns auf kreative Weise hilft, unser inneres Selbst zu verstehen.

Wege aus der Scham

Eines ist mir im Blick auf unseren Schatten sehr wichtig: Ich habe die Hoffnung, dass Sie sich immer mehr von diesem beherrschenden Gefühl der Scham lösen werden, je mehr Sie Ihren Schatten entdecken. Wir fühlen uns vielleicht bei unserem Killerwal nicht gerade toll; ebenso wenig werden wir uns großartig fühlen, wenn wir uns ausmalen, wie wir an unserem Missbraucher Rache üben könnten. Aber es gibt vieles an unserem Schatten zu entdecken, das uns helfen kann, uns von den Folgen des Missbrauchs freizumachen.

Wir lernen uns in unserem Innersten kennen. Und hoffentlich lernen wir dabei auch, uns von den Gefühlen freizumachen, die ich ganz zu

Beginn dieses Kapitels genannt habe – dem Gefühl, nicht gut genug zu sein, und dass Gott und alle anderen uns ablehnen werden.

Jeder Mensch auf dieser Erde besitzt einen Wert. Der Missbrauch hat unsere innere Welt ins Chaos gestürzt. Es war nicht unsere Schuld, und ich hoffe, Sie werden Ihren persönlichen Wert entdecken und lernen, sich so anzunehmen, wie Sie sind – und zwar in dem Maß, wie Sie wachsen und sich verändern und sich freikämpfen.

Sie sind ein wunderbarer Mensch.
PIP WILSON

Eine Strategie für Zeiten, in denen Sie mit Ihrem inneren Selbst in Berührung kommen müssen

Legen Sie Ihre schwächere Hand in Ihre stärkere und sagen Sie zu sich selbst: „Ich bin geborgen und getragen." Wenn Sie sich nicht sicher sind, was Sie fühlen, oder wenn Sie etwas von Ihrem Schatten entdecken wollen, fragen Sie sich: „Was fühle ich gerade?" Berühren Sie Ihr Inneres Kind. Die Antwort wird kommen, wenn Sie hinhören.

KERNGEDANKEN
- Seien Sie nicht enttäuscht, wenn Sie versuchen, mit Ihrer Seele ins Gespräch zu kommen und es so scheint, als täte sich nichts. Der Prozess, der uns zu einer erfolgreichen Kommunikation mit unserem inneren Sein führt, kann ein Leben lang andauern. Bleiben Sie dran – und holen Sie sich Hilfe bei einem Kuscheltier.
- Unseren Schatten kennenzulernen dient dem Ziel, umzusetzen, dass es im Leben um Freude und nicht um Traurigkeit geht.
- Wir müssen uns selbst und andere annehmen, wie wir/wie sie sind.
- Wir sind „gut genug"!

Die Fesseln abstreifen – praktische Impulse
1. Wenn Sie es nicht ohnehin schon getan haben, wäre jetzt eine gute Gelegenheit, um in einem Spielwarenladen oder Secondhandshop ein

Kuscheltier zu suchen, das Ihnen hilft, Ihre Seele zu verstehen. Nutzen Sie Ihre Intuition. Welches Kuscheltier hüpft regelrecht vom Regal in die Arme Ihres Inneren Kindes?

2. Unseren Stimmungen und Gedanken kommen wir selten mit Worten auf die Spur. Manchmal müssen wir etwas malen oder zeichnen, und ich empfinde das Malen als einen Trost für meine ruhelose Seele. Dieses „betende Malen" muss kein spezifisches, erkennbares Thema haben. Lassen Sie den Pinsel einfach mit den verschiedensten Farben, die Sie gerade als passend empfinden, über das Papier gleiten – das kann sehr beruhigend wirken und einiges aufzeigen. Ich finde durch „betendes Malen" oft einen Zugang zu meiner Wut.

   Manchmal fühle ich mich weniger angespannt, weil ich auf diese Weise meditiere, aber manchmal habe ich keine Ahnung, warum es mich entspannt – und das ist auch egal. Wir sind viel komplexer und mysteriöser, als wir je ergründen könnten.

3. Versuchen Sie, sich zu entspannen und tief durchzuatmen. Hören Sie auf Ihren Körper. Haben Sie Nackenschmerzen? Was empfinden Sie gerade tief in Ihrem Herzen? Was ärgert Sie? Schreiben Sie auf, wie Sie auf Ihre Gefühle reagieren – oder malen oder spielen Sie sie. Vielleicht haben Sie Lust, im Park herumzuhüpfen oder in einen Haufen Blätter hineinzuspringen – das schockiert Ihre Nachbarn vielleicht ein wenig, aber Sie finden zu Ihrem neuen Selbst, und das ist wichtiger als die Meinung anderer.

4. Spielen kann vieles bedeuten: Holz bearbeiten, fotografieren, stundenlang puzzeln, Sudokus oder Kreuzworträtsel lösen, Musik hören oder tanzen. Das Wesentliche ist, etwas zu finden, das uns Spaß macht. Das Spielen kann uns ein tieferes Verständnis dafür geben, wer wir sind.

Nicht vergessen!

Sie *müssen* Ihre Schuldgefühle und Ihre Scham – diese Überzeugung, dass alles Ihre Schuld war – loslassen.

Sie sind *in der Lage*, die Fesseln abzustreifen, die Sie an Ihre Vergangenheit binden.

> *Die Einladung lautet, mit dem Schatten zu tanzen.*
> STEVE SHAW

17 Wer bin ich?

Ich bin immer wieder überrascht, wie viele Menschen mir sagen, sie empfänden sich wie Fremde, die nicht wirklich zur Familie gehören, oder sie hätten schon immer das Gefühl gehabt, anders zu sein als andere Kinder.

Ich habe im Blick auf meine Ursprungsfamilie auch immer so empfunden – es fällt mir schwer, zu irgendeinem meiner Angehörigen eine Beziehung aufzubauen, und ihnen geht es mit mir genauso.

So häufig, wie mir von solchen Empfindungen berichtet wird, frage ich mich, ob nicht die meisten Menschen dieses Gefühl kennen, nicht hineinzupassen – zumindest Menschen mit einem schwierigen familiären Hintergrund.

Es könnte die logische Schlussfolgerung eines jungen Menschen sein, der (möglicherweise mit einem gewissen Schrecken) erkennt, dass in jedem Menschen Tiefen verborgen sind, die wir in normalen sozialen Interaktionen gar nicht wahrnehmen. Das mag daran liegen, dass Menschen Masken tragen und wir nicht notwendigerweise erkennen, was sie wirklich denken und fühlen. (Gott sei Dank für die Masken, denn sie erlauben uns, unsere Verletzlichkeit zu verbergen!)

> *Ich habe mich mein ganzes Leben schrecklich schuldig gefühlt.*
> *Ich fühle mich so schmutzig und beschämt. Ich wusste, dass ich*
> *anders war als alle anderen. In meiner Familie und auch dann noch,*
> *als ich von zu Hause wegging, um zu studieren – immer fühlte ich*
> *mich als Außenseiter. Ich hatte noch nie einen Freund und werde*
> *wohl auch nie einen haben. Ich hätte gerne eigene Kinder,*
> *aber ich kann keinen Mann an mich heranlassen.*
> Sophie

Die verborgenen Tiefen jedes Menschen

Wenn Menschen in der Pubertät und Adoleszenz ihre Tiefen entdecken, erkennen sie, dass es da Anteile in ihnen gibt, die sie lieber vor anderen verbergen möchten. (Wir packen diese Dinge weg, als Teil unseres Schattens.)

Schuldgefühle werden ein wichtiges Thema. Sie fragen sich vielleicht, ob jeder Mensch solche verborgenen Tiefen besitzt. Aber Sie finden keinen Zugang zu diesen Tiefen – höchstens vielleicht in guten Freundschaften und durch Ihre erste Liebe. In solchen Momenten sagen wir uns: „Ich habe mich noch nie so sehr geliebt gefühlt. Jetzt habe ich endlich zu mir selbst gefunden."

Das Leben ist schwer

In endlosen Schulstunden wurden wir über Jahre hinweg mit Tausenden scheinbar unwichtiger Fakten über Könige und Schlachten und über die Industrielle Revolution bombardiert. Doch lebenswichtige Fertigkeiten standen nicht auf dem Stundenplan.

- Niemand hat uns etwas über Depressionen erzählt oder darüber, wie es einem geht, wenn man sich selbst verletzen möchte.
- Niemand hat uns beigebracht, wie man mit dem Gedanken umgehen soll, dass das Leben grauenhaft ist und der Tod eigentlich keine schlechte Alternative wäre.

Ein normales Leben scheint unmöglich. Und wir sind uns auch nicht sicher, ob wir eigentlich ein „normales" Leben haben wollen, weil wir uns so anders fühlen, so verquer mit jedem – selbst mit uns nahestehenden Menschen. Wir haben das Gefühl, dass uns keiner versteht. Wir fühlen uns einsam und im Stich gelassen.

Dieses Gefühl der Einsamkeit könnte ein – uns selbst gar nicht bewusster – Grund für unser geringes Selbstwertgefühl sein, weil wir denken:

- Wir können mit den anderen nicht mithalten.
- Wir bringen's nicht.
- Wir sind anders als andere.
- Andere kommen mit dem Leben klar, wir nicht.

Der Sündenbock

Dieses Gefühl, derjenige zu sein, der nicht dazugehört, wird mitunter dadurch verstärkt, dass wir zum Sündenbock der Familie gemacht werden (ich habe das weiter oben bereits erwähnt). In manipulativen Familien spielt der Sündenbock eine wichtige Rolle.

In meiner Ursprungsfamilie war es so, dass ich an allem schuld war, was passierte! Irgendwie fanden die anderen (Mutter, Stiefvater, älterer und jüngerer Halbbruder) immer einen Weg, mich niederzumachen und über mich zu lachen. Wenn sie es schafften, dass ich heulend davonlief, schien das so eine Art Gleichgewicht zwischen den Vieren herzustellen.

Irgendwie schaffen es verletzte Menschen, all das Schlimme, mit dem sie nicht klarkommen, auf ihren auserwählten Sündenbock zu packen (selbst wenn sie das nicht unbedingt bewusst tun). Vielleicht empfinden sie das Schlechte in sich selbst nicht so intensiv und finden so eine gewisse Entlastung, wenn sie sehen, wie der Sündenbock die Fassung verliert oder aus der Herde ausgeschlossen wird.

Selbstverachtung

Als ich mich an dieses Kapitel über Selbstachtung machte, las ich meine alten Tagebücher durch und sprach mit anderen Überlebenden. Außerdem hörte ich auf meine innere Stimme. Dabei entdeckte ich, dass der Begriff „geringes Selbstbewusstsein" nicht wirklich zutreffend war.

Es geht um ein tieferes Problem als nur ein geringes Selbstwertgefühl. Es ist eine tiefe Selbstverachtung, ein Selbsthass, der an uns klebt wie nasse Sachen und den wir nicht abschütteln können. Es ist nicht dieses: „Ich kann mich nicht leiden", wie man es bei einem geringen Selbstwertgefühl findet. Es ist dieses uneingeschränkte: „Ich hasse mich, ich bin schlecht, ich habe den Tod verdient."

Auch anderen Überlebenden, die Christen waren, ging es wie mir. Wir glaubten, wenn wir den Gottesdienst besuchten, würden wir alles um uns herum verseuchen. Und so blieben wir ihm fern.

Dass wir uns mit einer solchen Leidenschaft selbst verachten, ist eine der wirklich schweren Fesseln, die sich fest um unsere Fußgelenke schließen. Darum ist es sehr wichtig, dass wir dieses Thema ansprechen.

Eine wunderbare Wahrheit

Dieses Gefühlsgemisch aus Einsamkeit, Selbstverachtung und dem Empfinden, nicht dazuzugehören, kann sehr bedrohlich sein. Wir meinen sogar, wir könnten unseren Schmerz keinem anderen mitteilen, weil dieses Gefühl so mächtig ist und so sehr zu uns gehört.

Das mag schon stimmen. Doch aus diesem Empfinden, anders zu sein, kann auch eine wunderbare, heilsame Wahrheit werden.

Wir sind einzigartig.

Wir sind etwas Besonderes.

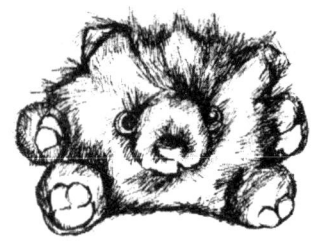

Es gibt niemanden auf der ganzen Welt, der so ist wie wir (selbst wenn wir Zwillingsgeschwister haben)! Ich habe Freunde, die Science-Fiction lieben und von Parallelwelten und solchem Zeugs reden. Doch ich glaube, mit Gewissheit sagen zu können, dass jeder von uns ein „Einzelexemplar" ist. Als ich diese merkwürdige kleine Kreatur sah, die mich aus einem Korb mit lauter anderen kuscheligen Spielsachen anschaute, verliebte ich mich sofort in sie.

Das ist kein „Irgendetwas". Das ist noch nicht einmal ein „Er" oder eine „Sie". Das ist „Unikum". Und Unikum erinnert mich daran, dass ich einzigartig bin.

Geringe Erwartungen

Ich habe einige Jahre Lehrer im Blick auf die Hebung des Leistungsniveaus in ihren Schulen fortgebildet. Am auffälligsten an Schulen mit schlechten Leistungen war, dass die Lehrer oft niedrige Erwartungen an die Kinder hatten.

In den Schulen, in denen die Schulleitung nicht zuließ, dass Erwachsene (Lehrer, Eltern, Aufsichtspersonal usw.) behaupteten: „Das können unsere Kinder nicht", erreichten die Kinder viel mehr als in Schulen mit geringeren Erwartungen. Wenn Eltern ihr Kind als „unser kleiner Frechdachs" vorstellen, dann werden sie schließlich einen kleinen Frechdachs bekommen. Wer sagt: „Sylvia ist unsere Stille", wird dieses Kind zum Schweigen bringen. Und ein Satz wie „Kevin ist unser cleveres Kerlchen" kann dazu führen, dass alle anderen Kinder glauben, von ihnen erwarte man nicht mehr als einen Fehlschlag.

Was Eltern und Lehrer erwarten, das bekommen sie auch meistens!

Wenn wir uns selbst einreden, etwas nicht schaffen zu können oder ein hoffnungsloser Fall zu sein (oder was auch immer wir sonst in der Kindheit oder als Erwachsene infolge des Missbrauchs über uns zu sagen gelernt haben), setzen wir unseren Möglichkeiten eine Grenze, die eigentlich nicht da sein müsste.

Entschuldigung!

Ein weiteres Merkmal von Überlebenden zeigt sich, wenn wir in der Selbsthilfegruppe miteinander reden oder online Kontakt halten: Wir entschuldigen uns ständig. Weil wir …

- … uns schlecht fühlen und am liebsten dem Drang nach Selbstverletzungen oder Fressattacken oder Hungerkuren nachgeben möchten.
- … nicht damit klarkommen, dass der Job, das Studium und die Familie gleichzeitig an uns zerren.
- … nicht mit Menschenansammlungen zurechtkommen und deshalb Geschäfte, Kirchen oder das Ausgehen mit Freunden vermeiden.
- … uns als Mutter, Freundin, Partnerin usw. nicht gut genug vorkommen.
- … die Panik bekommen, unser Arzt, Psychiater, Betreuer usw. könnte die Geduld mit uns verlieren.
- … Angst vor unseren Selbstmordgedanken haben.

Keines dieser Dinge ist Grund für eine Entschuldigung. Sie enthalten kein Fehlverhalten und keine Schuld. Wir reagieren schlichtweg auf äußere Umstände und versuchen, mit den merkwürdigen Gefühlen und Gedanken, die uns überschwemmen, zurechtzukommen.

> *Lucy: Tut mir leid, ich bin einfach so.*
> *Sue: Lucy, hör auf, dich zu entschuldigen!*
> *Du hast nichts falsch gemacht.*
> *Lucy: Ja, entschuldige, da hast du recht.*
> *Sue: Du tust es schon wieder.*
> *Es gibt keinen Grund, sich zu entschuldigen.*
> *Lucy: Tut mir wirklich leid.*
> *Sue: Du hast Schreckliches durchgemacht,*
> *natürlich fühlst du dich grauenhaft.*
> *Du musst dich wirklich nicht dafür entschuldigen.*
> *Lucy: 'Tschuldigung.*

Ich bin fett und hässlich

Es ist egal, wie ich aussehe, es fällt mir trotzdem schwer, in den Spiegel zu blicken. Manchmal, wenn ich einen Blick auf mich erhasche, sehe ich dieses riesige, fette Monster von einer Frau, und automatisch geht mir durch den Kopf: „Du siehst aus wie deine Mutter." Das ist etwas, womit ich bis heute nicht klarkomme. Manchmal schüttelt es mich vor Ekel. Dann muss ich mich regelrecht stoppen, um nicht so negativ über mich zu denken.

Ich habe ein Poster an der Wand hängen, auf dem ein kleiner Pinguin abgebildet ist, dem oben am Kopf gelbe Federbüschel herauswachsen. Die Bildunterschrift dazu lautet: „Ich wurde so geboren. Und welche Entschuldigung hast du?"

Das bringt mich zum Lachen und ist immer ein gutes Gegenmittel, wenn ich in Gefahr gerate, mich selbst schlechtzumachen.

Wie wir unser Selbstwertgefühl steigern können

Wenn wir unser Selbstwertgefühl steigern und unserer Selbstverachtung etwas entgegensetzen wollen, müssen wir sehr barmherzig mit uns selbst umgehen. Nur allzu schnell werde ich wütend auf mich selbst, wenn ich eine Fressattacke hatte oder mir auf irgendeine andere Art selbst geschadet habe. „Wie konntest du das nur tun, du Idiot?!"

Um unser Selbstwertgefühl zu verbessern, müssen wir uns bewusst machen, wie viel negativen Müll wir uns antun, und versuchen, mit unseren Fehlern gut umzugehen. Ich bin darin nicht besonders gut, aber ich lerne zu sagen: „Gut, heute habe ich zu viel gegessen, weil ich unter Stress stand wegen all der Leute, die zu mir kamen, und weil zu viele Plätzchen herumlagen."

Ich denke, eine derart besonnene Reaktion wird uns eher helfen, zuversichtlicher zu werden und uns selbst positiver zu erleben, als wenn wir uns selbst vorwerfen, was für Versager wir sind.

Es kann lange dauern, bis wir unser Selbstwertgefühl gesteigert haben, und wenn wir nicht lernen, uns selbst zu lieben und gut für uns zu sorgen, wird es uns nicht gelingen.

Unsere Einzigartigkeit verstehen

Wenn wir zulassen, dass wir uns geliebt, getragen, wertgeachtet fühlen, und uns zugestehen, dass wir nicht egal sind, sondern von großer Bedeutung für die Menschen um uns herum und für unseren Schöpfer, dann können wir heil werden und uns von den Fesseln losreißen, die sich in Jahren des Selbsthasses um uns herum gebildet haben.

Ich habe viele Jahre gebraucht, um das zu begreifen, und wenn Schwierigkeiten eintreten, kehre ich immer noch schnell zu meiner altbekannten Überzeugung zurück, es sei alles meine Schuld und ich sei ein hoffnungsloser Versager.

Aber ich glaube, dass unser Schöpfer uns aus Liebe heraus geschaffen hat. Wir können uns in die Arme dieses Schöpfers kuscheln und gewiss sein, dass wir in all unserer Einzigartigkeit geliebt sind.

Wenn wir uns also irgendwie anders fühlen, dann liegt das daran, dass wir anders sind! Wir sind ein „Einzelexemplar". Ein Unikat. Wir sind einmalig. Das kann unser Selbstbild völlig verändern.

Kann ich meine Fesseln loswerden?

Ich kann mir vorstellen, dass Sie sich jetzt vielleicht denken: „Andere können sich verändern, ich nicht. Bei mir ist jede Hoffnung verloren. Ich werde mich immer hassen."

Das ist eine Lüge. Das ist die Stimme des Missbrauchers, die in Ihnen spricht. Sie können noch heute anfangen, Ihre Fesseln abzustreifen.

Wie kann das geschehen?

Es wird möglich, wenn wir fest entschlossen sind, nicht länger zuzulassen, dass der Missbraucher unser Leben regiert.

Da sind wir wieder bei einem dieser „Augenblicke der Veränderung" auf unserer Bettkante. Werden wir weiter der Lüge glauben, dass der Missbrauch unsere Schuld war? Dass wir böse sind? Dass wir nur Schlechtes verdient haben?

Nein?

Dann können wir auch all diese Gedanken, an denen wir innerlich festhalten, loslassen.

Hier sind einige Vorschläge, wie das gehen kann. Es sind Strategien, die mir geholfen haben, meine Fesseln zu durchtrennen.

Strategien, um sich von der Selbstverachtung zu befreien

1. Achten Sie darauf, dass Sie Ihre negativen Gedanken überwachen (s. Kapitel 5).
2. Lernen Sie, die Familienmythen, die Ihnen begegnen, abzuweisen. Sol-

che Mythen beginnen z. B. mit Worten wie: „Du bist/machst immer …", „Du bist unser Problemkind", „Warum kannst du nie …?" Ich habe meiner Mutter immer geglaubt, wenn Sie sagte: „Du wirst es nie zu etwas bringen." Wenn wir lernen, uns diese Lügen und Mythen sanft, aber beharrlich abzugewöhnen, indem wir unser Tagebuch führen, malen oder anderen kreativen Dingen nachgehen, die unser Interesse wecken, können wir lernen, die Art und Weise, wie wir über uns selbst denken, zu verändern.

3. Hören Sie genau hin, wenn Freunde, Kollegen oder Familienangehörige Sie zum Sündenbock machen wollen: Packen diese Menschen all das Schlechte auf Sie, damit sie selbst sich besser fühlen? Es kommt oft vor, dass Menschen ihre Verantwortung in dieser Weise auf andere abschieben. Das geschieht ständig, und es ist wichtig, dass wir das erkennen und die Lasten ablehnen, die andere uns aufladen wollen.

4. Ich habe festgestellt, dass mein Bewusstsein für meinen eigenen Wert wächst, wenn ich andere lobe. Wenn wir uns die Zeit nehmen, anderen für etwas zu danken oder ihnen ein positives Feedback zu geben, reagieren sie positiv darauf – und das wiederum hat Auswirkungen auf denjenigen, der das Lob ausgesprochen hat. (Diese Strategie funktioniert sehr gut, wenn Lehrer es mit schwierigen Kindern zu tun haben.)

KERNGEDANKEN
- Ein geringes Selbstwertgefühl kommt bei Überlebenden häufig vor.
- Wir können an unserem geringen Selbstwertgefühl und unserer Selbstverachtung etwas ändern.
- Was wir nach außen hin darstellen, spielt keine Rolle. Wichtig ist, wer wir in unserem Innersten sind.

Die Fesseln abstreifen – praktische Impulse

1. Schreiben oder malen Sie die Gedanken, die Ihnen beim Lesen dieses Kapitels gekommen sind. Wenn Ihnen das schwerfällt, ergänzen Sie die folgenden Sätze:
   „Zu den Lügen, die man mir beigebracht hat, gehört: …"
   „Meine Familie kippte ihren Müll bei mir ab, indem sie …"

„Ich denke, dass mein(e) Missbraucher noch einige Macht über mich hat/haben, weil ich …"

2. Wir können uns bewusst vornehmen, freundlicher zu uns selbst zu sein. Ich mache mich z. B. gerade immer wieder fertig, weil ich Fressattacken habe und meine Essgewohnheiten zurzeit chaotisch sind. Aber je mehr ich mir sage: „Du bist hoffnungslos daneben", umso schlechter geht es mir und umso mehr esse ich! Ich denke, wenn ich freundlicher zu mir selbst wäre und mich mehr darauf konzentrieren würde, mir etwas Bewegung zu gönnen, statt ständig nur ans Essen zu denken, wäre ich vermutlich entspannter, würde mich selbst mehr schätzen und würde mich deshalb auch besser um mich kümmern. Ergänzen Sie: *„Ich könnte freundlicher zu mir selbst sein, indem ich …"*
   (Oh doch, Sie verdienen das!)

3. Freundlicher mit sich umzugehen, bedeutet auch, den eigenen Körper wertzuschätzen und gut zu pflegen – ein langes Bad mit entspannenden Ölen, ein Fitnesskurs oder Ähnliches. Sie könnten sich für diese Woche ein kleines erreichbares Ziel setzen.
   „Diese Woche werde ich …"

4. Schreiben Sie Ihrem Inneren Kind mit Ihrer schwächeren Hand: „Wie geht es dir gerade?"

5. Wir müssen die ersten unsicheren Schritte auf dem Weg zur Selbstliebe tun. Das mag Ihnen zunächst unmöglich erscheinen. (Mich selbst lieben? Sicher nicht.) Doch wenn wir lernen, uns selbst zu lieben und gut für uns zu sorgen, werden wir die Kraft gewinnen, die wir brauchen, um die Fesseln des Missbrauchs zu sprengen.

- Wir können unser Bestes tun, um durch gesunde Ernährung, Bewegung, Körperlotionen usw. für unseren Körper zu sorgen.
- Wir können uns Zeit nehmen für Dinge, die wir gerne tun, und uns nicht immer nur zu den Dingen zwingen, die wir für unsere Pflicht halten. Hobbys (z. B. einen Film zu genießen) sind wichtig für unser Wohlbefinden und für die Stärkung unseres Selbstwertgefühls.

Nicht vergessen!

Wir können lernen, uns selbst zu lieben – auch wenn das vielleicht Zeit braucht, Mühe kostet und vermutlich auch einige Tränen.

Wir verändern uns bereits! Darum geht es doch in diesem Buch. Wir sind in der Lage, die Fesseln hinter uns zu lassen. Wir können uns freimachen.

Aber es braucht Zeit.

Du bist ein Wunder. Du bist einzigartig.
PABLO CASALS

18 Warum dissoziiere ich?

Wenn ich mit einem emotionalen Schmerz nicht fertig werde, dissoziiere ich. Selbst wenn mir jemand nur etwas ganz Gewöhnliches erzählt, das ich aber gar nicht wissen will, dissoziiere ich. Ja, ich bin ein Meister im Dissoziieren geworden und setze es in einer Vielzahl von Situationen und in unterschiedlicher Intensität ein. Bei anderen Überlebenden beobachte ich das ebenfalls.

Und das ist völlig in Ordnung.

Aber wenn wir uns wirklich durch unseren Schmerz hindurcharbeiten, wenn wir es wirklich schaffen wollen, dann müssen wir lernen, unseren Kopf, unser Herz, unser Denken, unsere Seele, unser Inneres Kind, unsere „verborgenen" Erinnerungen und Emotionen in diesen Prozess einzubringen.

Ich glaube nicht, dass wir wirklich aus vielen verschiedenen Anteilen bestehen. Wir sind eigentlich eine ganze Person. Aber wenn wir gut sind im Dissoziieren, haben wir irgendwie gelernt, uns „aufzuspalten". Das ist die einzige Art, wie ich das beschreiben kann.

Das Dissoziieren ist ein wunderbarer Überlebensmechanismus. Aber wenn wir Fesseln abstreifen wollen, deren Existenz wir vehement leugnen, müssen wir lernen, uns nicht nur „auszuschalten", sondern auch wieder „einzuschalten". Unsere ganze Person muss ins Spiel kommen, und ich finde, dass ich mich manchmal sehr konzentrieren muss, um sicherzugehen, dass ich „ganz da" bin. Ich muss mir unendlich viel Zeit nehmen, um nur eine einzige Sache anzuschauen (s. die „Wortwand" am Ende dieses Kapitels). Ich muss mich im Gespräch mit mir selbst durch die emotionalen Auswirkungen mancher Dinge hindurcharbeiten, wenn ich merke, dass ich emotional abgeschaltet habe.

Mein Pinguin Suzie hilft mir dabei. Sie musste im kalten arktischen Winter, in dem es nichts zu essen gab, „abschalten", um zu überleben. Ihren weichen Körper im Arm zu halten hilft mir, in der Gegenwart zu bleiben – manche Leute nennen das „sich erden".

Die Verletzungen entpacken

Es ist, als müssten wir unsere Verletzungen entpacken, um sie aus unserem Kopf zu bekommen, wo sie drohend auf uns lauern, um über uns herzufallen, wenn wir es gerade am wenigsten erwarten.

- Wir müssen uns die Verletzung ansehen, um unsere ehrliche Reaktion auf die Verletzung wahrnehmen zu können und um zu ermessen, welchen Einfluss die Verletzung auf uns hat (in der Regel zu unserem Nachteil).
- Wir müssen unserem Inneren Kind erlauben, um dieses verletzte Kind, das so missbraucht wurde (oder um den verletzten Erwachsenen) zu weinen und/oder zu wüten.
- Wenn wir uns erst einmal erlaubt haben, die Verletzung ehrlich anzuschauen, müssen wir uns entschließen, dass wir heil werden wollen – dass wir die Fesseln abstreifen wollen, die uns an diese Verletzung fesseln und unser gegenwärtiges Leben beeinträchtigen.

Ja, es könnte passieren, dass Leute uns vorwerfen, wir würden uns in unserem Leid suhlen, wenn wir uns für unsere Heilung viel Zeit nehmen. Doch wenn wir an unserem Ziel, die Fesseln zu zerbrechen, beständig festhalten, wird dieser Prozess des „Aufdeckens" uns schließlich auf den Weg der Heilung bringen.

Wahrheit finden

Letztlich wird die Wahrheit uns freimachen, und zu dieser Wahrheit gehört auch, dass die Heilung ein langwieriger – mitunter ein lebenslanger – Prozess sein kann. Das erscheint mir durchaus realistisch.

Diejenigen unter uns, die nur sehr unklare Erinnerungen an die frühe Kindheit haben, werden vielleicht niemals mehr Wahrheit finden als das Wissen um die Tatsache, dass „etwas geschehen" ist.

Wenn wir die Wahrheit in unsere Erinnerungen hineinscheinen lassen wollen, gehört dazu auch, dass wir uns bewusst machen, wann wir dissoziieren, und im passenden Moment auch versuchen herauszufinden, warum wir dissoziieren. Was versuchen wir zu vermeiden? In der Regel ist es irgendein Gefühl oder ein Gedanke, mit dem wir nicht umgehen können. Wenn wir an einem solchen Punkt lernen, nicht zu dissoziieren, gewinnen wir dadurch häufig ein klareres Bild unserer Erinnerung.

Das Wissen um grauenhafte Ereignisse drängt sich periodisch in das allgemeine Bewusstsein hinein, wird dort jedoch selten lange behalten. Verleugnung, Verdrängung und Dissoziation funktionieren sowohl auf der gemeinschaftlichen als auch auf der persönlichen Ebene.

JUDITH HERMAN

Was passiert beim Dissoziieren?

Vermutlich schaltet jeder irgendwann einmal ab, z. B. in einer langweiligen Besprechung oder während er im Bus sitzt und sich überlegt, was es zum Abendessen geben soll. Wir nehmen in solchen Situationen nicht wahr, was sich um uns herum ereignet.

„Dissoziation" ist der allgemeine Begriff für das „Abschalten" und wird auch in ganz gewöhnlichen Situationen verwandt, die nichts mit Missbrauch zu tun haben. Läufer schalten ab, um sich in einem langen Rennen abzulenken. Aber der Läufer muss unter bestimmten Umständen auch wieder „assoziieren" können, z. B. wenn er über unebenes Gelände läuft und sich nicht den Knöchel verstauchen will.

Innere Person-Anteile

Manche Überlebenden nehmen in sich mehr als nur ein Inneres Kind, eine „Person", wahr. Bei ihnen kann Dissoziation bedeuten:

● Es findet ein Wechsel von einem „Persönlichkeitszustand" in einen anderen statt.

- Einer der inneren „Person-Anteile" wird „getriggert" und ist unfähig, angemessen zu reagieren.
- Ein innerer „Person-Anteil" übernimmt die Kontrolle, bestimmt, was geschieht, ohne jedoch völlig die Kontrolle zu bekommen (was für alle Beteiligten natürlich sehr verwirrend ist).
- Einer der „Person-Anteile" wird getriggert, behält aber irgendwie die völlige Kontrolle über Körper und Denken – „sie" können nichts dagegen machen.

Diese Dinge können ein völliges Chaos herbeiführen!

Doch wir müssen wegen solcher Vorkommnisse nicht in Panik geraten. Natürlich werden sie uns durcheinanderbringen, besonders dann, wenn wir uns nur undeutlich erinnern können, was geschehen ist. Im Anhang finden Sie Vorschläge, an wen Sie sich in solchen Fällen wenden können. Außerdem wäre es vielleicht gut, das Vorkommen unterschiedlicher Persönlichkeitszustände in einer Selbsthilfegruppe anzusprechen.

Mir ist in meinem Innern neben dem kleinen Mädchen auch noch ein kleiner Junge bewusst geworden. Das ist völlig normal. Aber selbst wenn Ihnen nur ein Inneres Kind bewusst ist, nehmen Sie unter Umständen in sich wahr, dass Sie manchmal „ein völlig anderer Mensch" werden. (Bei Frauen kann das z. B. vor der Periode der Fall sein.) Ich weiß von mir, dass ich mich sehr schnell verwandeln kann: von „Sue, der lächelnden Mama und glücklichen Lehrerin" in „Sue, die mit einer Situation nicht umgehen kann, die keinem mehr in die Augen schaut und jegliche Kommunikation einstellt". Dann werde ich „Sue, der Zombie" und bin unzuverlässig und unberechenbar – Merkmale, die auf viele Überlebende zutreffen.

Das ist so, als würde irgendein Auslöser unser Denken besetzen und dazu führen, dass wir wie bei einem Fernseher den Sender wechseln. Zurückzuwechseln in den „Normalzustand" fällt uns deshalb so schwer, weil wir das Gefühl für das, was „normal" ist, verlieren.

Unterschiedliche Intensitätsstufen der Dissoziation

Das „Abschalten" kann unterschiedlich intensiv sein:

1. Die erste Ebene ist etwas ganz Normales. Wir machen es, wenn wir uns aus den unterschiedlichsten Gründen in unsere eigenen Gedanken zurückziehen. Wir schalten nicht aus psychischem Stress heraus ab, sondern weil wir nachdenken wollen.

2. „Ausflippen" ist ein Wort, das ich benutze, wenn irgendetwas geschieht, das mich in Aufregung versetzt – irgendwie wurde eine
schlechte Erinnerung oder ein negatives Gefühl ausgelöst. Ich wechsle
eine Zeit lang in den „Wääah"-Modus und habe das Gefühl, ich
komme mit der Situation nicht klar. Wenn z. B. neben mir im Restaurant oder im Flugzeug ein Mann mit seinem übergeschlagenen Bein
schaukelt, löst das in mir meist ein akutes Fluchtbedürfnis aus.

Wenn ich „ausgeflippt" bin, behalte ich die völlige Kontrolle über das,
was gerade passiert. Ich versuche, meine Emotionen in den Griff zu
bekommen. Ich weiß, was vor sich geht, und versuche, wieder auf die
Reihe zu kommen.

3. Das, was ich das „Abschalten" nenne, ist eine Dissoziation, die etwas
tiefer geht. Der Kontakt zur Wirklichkeit geht etwas mehr verloren. Ich
mache das immer noch häufig, wenn auch nicht mehr so oft wie früher.

Ich habe mit einigen Überlebenden darüber gesprochen, und wir
haben gemeinsam festgestellt, dass es uns manchmal nicht ganz leicht
fällt, aus diesem Zustand in die Wirklichkeit zurückzukommen. Bei
mir ist das so. Ich bin mir oft gar nicht bewusst, was um mich herum
vorgeht, bis ich wieder in den „Normalzustand" wechsle.

4. Es gibt noch eine tiefer gehende Art der Dissoziation, bei der der Kontakt zur Wirklichkeit ganz verloren geht: die zeitliche Orientierung, der
Kontakt zu den Menschen um einen herum usw. Das mache ich heute
kaum noch. Es ist sehr beunruhigend und schwer zu bewältigen. Für
Überlebende kann das zu einem ernsten Problem werden, vor allem,
wenn sie den Eindruck haben, nicht mehr kontrollieren zu können,
was um sie herum geschieht, und wenn sie die Erinnerung an das verlieren, was sie taten, während sie dissoziierten.

Ich sprach mit David darüber und meinte: „Natürlich mache ich das mit
diesem tief gehenden Dissoziieren jetzt, wo ich mich an alles erinnern
kann, nicht mehr."

„Doch, das tust du", antwortete er.

Das traf mich wie ein Schock. Ich war mir ganz sicher gewesen. Durch
unser Gespräch erkannte ich, dass das, was ich nicht mehr zu tun glaubte, ganz gelegentlich noch vorkam, aber irgendwie schnitt ich diese Zeiten
aus meiner bewussten Erinnerung heraus.

Im schlimmsten Fall kann diese tief gehende Dissoziation so weit gehen, dass die betroffene Person katatonisch wird. Ich habe das oft an anderen beobachtet, als ich in der Psychiatrie war. David sagt, früher sei ich auch so gewesen. Die Betroffenen haben keine oder nur eine geringe Erinnerung an das, was in dieser Zeit geschieht, und verlieren oft so sehr den Kontakt mit der Wirklichkeit, dass sie stationär in die Psychiatrie eingewiesen werden müssen. (Jüngste Studien zeigen, dass viele Menschen, die langfristig in der Psychiatrie bleiben, missbraucht worden sind.)

Als ich in der Psychiatrie war, wurden mir alle möglichen Medikamente gegeben, die mich meist recht passiv machten, sodass ich mich wie ein Zombie verhielt. Manche Medikation war missbräuchlich – ich wurde gezwungen, die Mittel zu nehmen, obwohl ich es nicht wollte (weil mir in einem Fall von dem Mittel schlecht wurde und ich wusste, dass es bei mir Halluzinationen hervorrief).

Ich sehe ein, dass die Mitarbeiter in psychiatrischen Einrichtungen ungefährdet sein sollen und dass sie Medikamente einsetzen müssen, um die Sicherheit zu gewährleisten. Aber meine Erfahrung und die anderer ist, dass die Medikation auch dazu dient, es dem Personal leicht zu machen. Eine Folge der vielen Tranquilizer war in jedem Fall, dass wir *überhaupt nichts mehr fühlten.*

Natürlich können Emotionsausbrüche in einer Station mit psychisch labilen Menschen zum Problem werden, und wenn wir dissoziieren und Flashbacks und Ähnliches haben, kann das Schwierigkeiten mit sich bringen. Aber ich bin bis heute erstaunt darüber, dass während meiner stationären Psychiatrieaufenthalte kein Arzt und keine Schwester jemals auch nur annähernd an das herankam, was sich in mir abspielte.

Aber das waren ohnehin meist die Tage, bevor die Erinnerungen zurückkehrten, und daher wusste ich selbst auch nicht, was in mir abging. Ich hatte keine Ahnung, warum mein Drang, tot zu sein, so mächtig war.

Ich glaube, ich dissoziierte über Tage hinweg. Um die Zeit rumzubringen war das vielleicht nicht schlecht, aber im Blick darauf, dass ich mich durch meinen Schmerz hindurcharbeiten wollte, war es eine kleine Katastrophe.

Strategien im Umgang mit Dissoziationen

Wenn wir Panik bekommen und anfangen zu dissoziieren und wir das nicht wollen (weil es uns dort, wo wir uns befinden, womöglich in Gefahr bringen könnte), sollten wir ein paar Strategien griffbereit haben. (Zu Hause können wir uns in unser Bett kuscheln oder uns hinsetzen und mit unserem Inneren Kind sprechen.)

1. Es ist wichtig, dass wir versuchen, in die Gegenwart zurückzukehren, damit wir uns an einen sicheren Ort begeben können. Wenn wir der Situation nicht entfliehen können (weil wir uns z. B. in einem überfüllten Zug befinden), dann sollten wir Strategien lernen, die uns helfen, die Situation auszuhalten.

2. Sie können sich selbst an die Hand nehmen. Legen Sie Ihre dominante (i. d. R. die rechte) Hand um die schwächere Hand – so als würden Sie einem Kind die Hand halten. Sie können sich dabei vorstellen, wie Sie Ihr Inneres Kind beschützen, das gerade Angst hat.

3. Hören Sie genau auf die Geräusche um Sie herum. Das kann Ihnen helfen, in die Gegenwart und an den Ort, an dem Sie sich gerade befinden, zurückzukehren. Auf diese Weise bringen Sie Ihren Verstand davon ab zu dissoziieren.

4. Versuchen Sie zu benennen, was Ihr Inneres Kind möchte. Mir fällt das schwer, wenn ich gerade am „Ausflippen" bin, aber ich erkenne, wie hilfreich es ist zu wissen, dass ich mich selbst retten kann, indem ich Kontakt mit meinem Inneren Kind aufnehme.

5. Wenn Sie bemerken, dass Sie dissoziieren und sich an weite Zeitstrecken nicht mehr erinnern können, sollten Sie Ihren Arzt oder jemanden, der Sie auf Ihrem Weg unterstützt, darüber informieren. Sicher ist es gut zu überlegen, was getan werden kann, falls Sie voraussehen können, dass Sie weiterhin dissoziieren werden, oder mit jemandem aus Ihrem Unterstützer-Team zu sprechen, was er in einem solchen Fall am besten tun sollte (z. B. dass er Sie nicht aus dem Haus lässt, falls Sie dort zu ungeschützt sind).

KERNGEDANKEN

▶ Den Schmerz „auszupacken" kann sehr anstrengend und langwierig sein und uns emotional sehr aufwühlen.

- Wenn wir verleugnen, wie gewaltig unsere Verletzungen sind, wird das den „Aufdeckungsprozess" vermutlich nur wesentlich verlängern.
- Wir müssen uns gestatten, uns durch den Schmerz hindurchzuarbeiten, statt ihn zu ignorieren. Wir müssen herausfinden, was das für Fesseln sind, die uns gefangen halten.
- Dissoziationen sind normal, können allerdings dazu führen, dass wir unzuverlässig und unberechenbar werden.
- „Abzuschalten" mag ein guter Überlebensmechanismus sein, doch letztlich müssen wir lernen, uns „einzuschalten", um unseren inneren Schmerz zu verarbeiten.
- Für unsere Heilung ist es wichtig, dass wir unser Inneres Kind oder unsere Inneren Kinder kennenlernen.

Die Fesseln abstreifen – praktische Impulse

1. Schreiben, zeichnen, malen oder tanzen Sie Ihre Dissoziationen. Was können Sie daraus lernen?
2. Wissen Sie, was bei Ihnen Dissoziationen auslöst? Könnten Sie sich selbst dazu verpflichten, auf irgendeine Weise aufzuzeichnen, was Sie denken, wenn die Dissoziation einsetzt? Auf diese Weise könnten Sie Ihre „Trigger" herausarbeiten.
3. Vielleicht überlasten Sie sich mit zu vielen verschiedenen Ideen, wie Sie Ihre Fesseln abstreifen könnten. Könnten Sie sich eine Sache heraussuchen, auf die Sie sich konzentrieren wollen? Vielleicht könnte das ein einziger Trigger sein, den sie besser verstehen möchten. Oder vielleicht möchten Sie an Ihrem Frust arbeiten, den Sie wegen Ihrer Dissoziationen haben. Oder vielleicht ist Ihnen beim Lesen dieses Buches auch etwas ganz anderes wichtig geworden.

Wenn ich mich auf diese Weise überlastet fühle, mache ich eine „Wortwand". Ich male eine Backsteinwand auf ein großes Blatt Papier und schreibe nur mein Schlüsselwort (z. B. „Trigger") auf einen der Backsteine. Dann hänge ich das Plakat da auf, wo ich es gut sehen kann. Nach und nach füge ich andere Wörter, die mit meinem Schlüsselwort in Verbindung stehen, hinzu und schreibe sie auf die übrigen Backsteine. Nach ein paar Wochen oder Monaten nehme ich mir etwas Zeit, um meine Gedanken in meinem Tagebuch durch Schreiben oder Malen zu ordnen. Einmal stellte ich auf diese Weise überrascht fest, wie sehr bei mir Gerüche, insbesondere Deos oder Aftershave, als Trigger wirkten.

Nicht vergessen!

Bei Menschen, die traumatisiert wurden, ist es völlig normal, dass sie dissoziieren, ausflippen und Ähnliches. Das ist einfach nur die Art und Weise, wie unser Körper versucht, mit dem Trauma fertig zu werden. Da ist etwas passiert, mit dem unser Inneres zum Zeitpunkt des Geschehens nicht zurechtgekommen ist, sodass unser Körper abschaltet, um damit fertig zu werden.

Das ist in Ordnung. Es ist die Art, wie wir momentan das Leben meistern. Es wird besser werden.

> *Es war nicht so sehr, dass ich es vergessen hätte.*
> *Ich konnte mich vielmehr nicht dazu bringen, mich zu erinnern.*
> *Andere Dinge waren wichtiger.*
> Maya Angelous

TEIL 5
Auf dem Weg der Heilung

In diesem Teil geht es um die Heilung und die Freiheit, die wir finden können, wenn wir anfangen, unsere Fesseln abzustreifen. Während wir an unserem Selbstwertgefühl arbeiten und uns von Schuldgefühlen und Scham befreien, werden wir entdecken, dass es Tage gibt, an denen wir öfter lächeln, und dass unser Leben etwas an Leichtigkeit gewinnt.

Der Heilungsprozess hat eingesetzt!

Wir entwickeln mehr und mehr die Kraft, uns unserer Wut zu stellen, und finden Wege, unsere Bitterkeit loszulassen.

Wir stolpern immer noch über unsere Fesseln, aber unser Denken ist auf unsere Heilung gerichtet. Was auch immer es dazu braucht, wir werden nicht aufgeben.

> *Es ist nie zu spät, die Person zu werden,*
> *die man hätte sein können.*
> GEORGE ELIOT

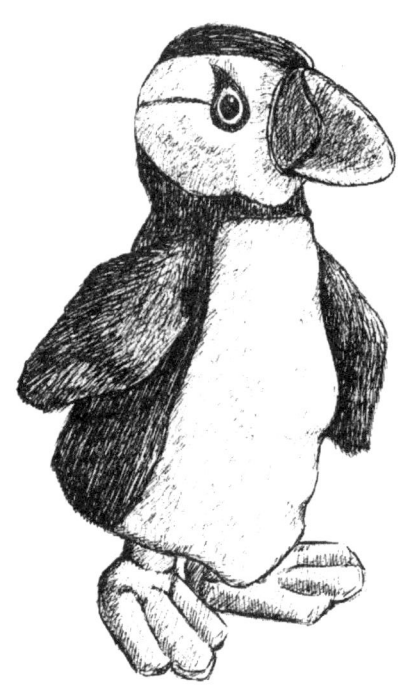

19 Heilung durch die Papageientaucher

Viele Menschen scheinen etwas an sich oder ihrem Leben zu sehen, das für sie „das Schlimmste" ist – etwas, das sie gerne ändern würden. Bei mir war es dieser völlige Zusammenbruch, den ich manchmal erlebte, wenn andere mich kritisierten. Doch heute weiß ich, dass ich viel stärker bin und dass ich Strategien habe, wie ich mit diesem „Schlimmsten" umgehen kann.

Zum Teil liegt meine neu erworbene Fähigkeit, mit Kritik umgehen zu können (zumindest manchmal!), einfach daran, dass ich älter geworden bin, und hoffentlich auch ein Stückchen weiser.

Bei vielen Überlebenden hängt „das Schlimmste" mit der Fähigkeit zu vertrauen zusammen. So verändert sich unser Vertrauen in uns selbst vermutlich ständig – und gewinnt hoffentlich mit unserem wachsenden Selbstwertgefühl und -bewusstsein an Kraft.

Und dann merken wir es deutlich: Wir sind auf dem Weg, heil zu werden.

Papageientaucher

Nachdem ich aufgehört hatte zu unterrichten, fuhren David und ich immer schon im Mai in Urlaub. Einer unserer Lieblingsorte war die Insel Skomer vor der Küste von Südwales.

Mit Tausenden anderer Menschen teile ich die Liebe zu den Papageientauchern. Ich habe überall Bilder dieser Vögel – auf dem Schlüsselanhänger, auf Pullovern und selbst auf Einkaufstaschen. Daher diente unser Ausflug auf die Insel Skomer immer dazu, den Papageientauchern nahe zu sein und sie zu beobachten. Es macht einfach Spaß, zuzuschauen, wie sie nach Fischen tauchen und sie dann zu ihren Jungen an den Brutplatz tragen und dabei den Raubmöwen ausweichen.

Auf der Suche nach Frieden

In der Zeit, in der ich darum kämpfte, meine Albträume, Phobien und Depressionen zu überwinden, waren diese Momente, in denen ich die Vögel beobachtete, immer auch Zeiten, um das eigene Leben zu reflektieren – um einen Schritt zurückzutreten und zu schauen, wohin mein Weg mich führt und welche Hoffnungen, Träume und Ziele ich habe.

Wenn ich oben auf den Klippen zwischen lauter rosa Blumen sitze, empfinde ich Frieden und Zufriedenheit. Als ich einmal so die Vögel beobachtete, kam einer richtig nahe an mich heran, und ich war begeistert, dass ich ihn so aus der Nähe anschauen konnte.

Ich betrachtete dieses wunderschöne Geschöpf, und es fühlte sich an, als würde dieser ganze psychische Druck und alles, was mit dem Trauma zu tun hat, langsam abebben und sich in Bedeutungslosigkeit auflösen.

Irgendwoher aus dem Nichts überkam mich der Gedanke, dass wegen dieses einen Papageientauchers der Rest der Welt mit seinen Kriegen und Problemen etwas weniger wichtig ist.

Es geht weiter

Während ich so dem Papageientaucher zuschaute, wurde mir klar, dass ich einige meiner Verletzungen hinter mir lassen konnte. Der ganze Druck und die Depression verloren an Bedeutung – denn da war ja dieser Vogel.

Es wird immer Papageientaucher geben, wenn wir uns zusammenreißen und diesen Planeten für unsere Kinder und Enkel erhalten. Und irgendwie genügte der Gedanke, dass es diese hübsch anzuschauenden kleinen Vögel gab, um mich an jenem Tag mit Frieden und Freude zu erfüllen.

Das war einer dieser „Augenblicke der Veränderung", eine Zeit, in der ich erkannte, dass ich die Fesseln abstreifen konnte. Ich konnte mich freikämpfen. Ich konnte weitergehen und eine bessere Lebensphase erreichen: frei von Bitterkeit, frei von all den Erinnerungen an den Missbrauch, die mich in permanenter Angst gefangen hielten.

Und so kam Pitt, der Papageientaucher, zu meiner Kuscheltiersammlung dazu. Er hilft mir, an eine bessere Zukunft zu glauben, und lehrt mich etwas über Frieden und Freude.

Heilsames Lachen

Lachen kann uns zu dieser tiefen Freude führen, die wir manchmal empfinden, wenn alles gut zu sein scheint. Ich hoffe, auch Sie erhaschen immer wieder einen Anflug dieser Freude.

Lachen ist sehr gut. Es hat sich als sehr heilsam erwiesen, weil es uns aus Phasen, in denen wir gestresst und ausgebrannt sind, herausheben, Depressionen lindern und Glückshormone im Körper freisetzen kann.

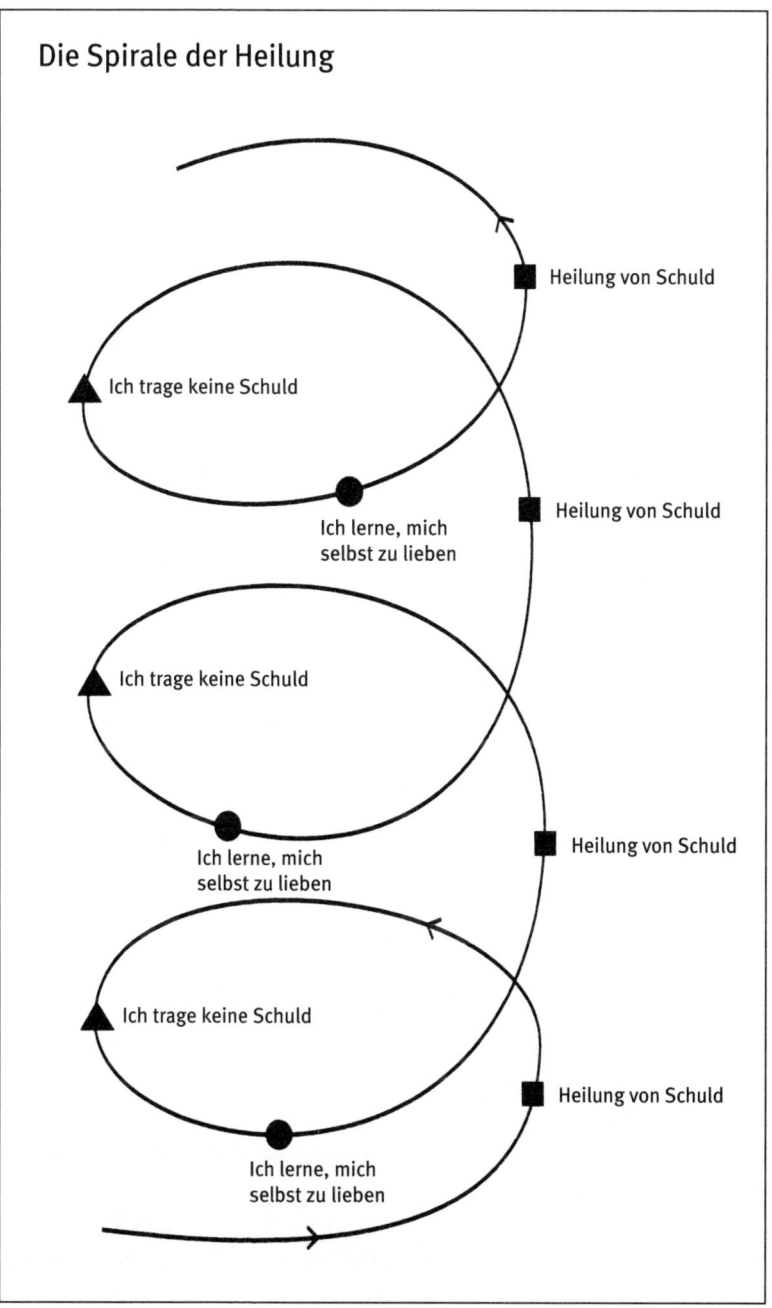

Die Spirale der Heilung

Heilung von Schuld

Ich trage keine Schuld

Heilung von Schuld

Ich lerne, mich selbst zu lieben

Ich trage keine Schuld

Heilung von Schuld

Ich lerne, mich selbst zu lieben

Ich trage keine Schuld

Heilung von Schuld

Ich lerne, mich selbst zu lieben

Es gibt keine schnellen Lösungen, aber es gibt viele heitere Fernseh- oder Radiosendungen und jede Menge amüsanter Bücher.

Unser Selbstvertrauen und das Empfinden, dass der Heilungsprozess eingesetzt hat, können durch Humor geradezu beflügelt werden.

Immer wieder von Neuem

Zur Heilung von den Folgen eines Missbrauchs gehört es, immer wieder dieselben Bereiche immer wieder von Neuem zu „berühren". Wir wissen z. B., dass es nicht unsere Schuld war, doch dann passiert etwas, und wir meinen wieder, wir wären schuld gewesen.

Wir lernen Strategien, die uns helfen, mit Flashbacks umzugehen. Wenn wir wieder einen Flashback haben, können wir das Gefühl bekommen, dass wir keinen Schritt vorangekommen sind und dass wir von vorn beginnen müssen, die Strategien zum Umgang damit wieder einzuüben.

Das kann uns das Gefühl vermitteln, wir wären blöd oder chancenlos. Wir glauben, dass wir selbst bei unserer Heilung versagen. Aber eigentlich passiert etwas, das im Leben ganz normal ist: Wir müssen die gleichen Themen immer und immer wieder von Neuem „angehen".

Darum ist die Spiralform in fast allen Bereichen menschlichen Lebens ein so wichtiges Modell. Die Spiralform ist auch Teil der Struktur unserer DNA und damit grundlegend für das Verständnis menschlichen Lebens.

Genauso ist es bei der Heilung vom Missbrauch. Wir müssen die gleichen Dinge immer wieder von Neuem anschauen.

Im Kreislauf der Spirale

Dieses Diagramm zeigt, was geschieht. (Es ist stark vereinfacht, da ich nicht alle Aspekte von Heilung hineinnehmen kann.) Wenn wir z. B. lernen, freundlich mit uns selbst umzugehen, erkennen wir, worum es geht, und machen uns bewusst, dass wir etwas gelernt haben: Uns selbst fertigzumachen bringt uns nicht weiter. Freundlich zu uns zu sein, gibt uns dagegen ein gutes Gefühl; wir erleben einen guten Tag, wissen, dass wir nicht die Schuld tragen usw.

Dann begegnen uns die nächsten Schwierigkeiten, vielleicht weil uns jemand sagt, wir müssten „vergeben und vergessen und die Sache hinter uns lassen". Zum hundertsten Mal versuchen wir zu lächeln und „mmh" zu sagen – in der Hoffnung, der andere wertet das als Zustimmung, uns bliebe aber doch der Freiraum zu wissen, dass Vergebung leichter gesagt als getan ist und Vergessen schlichtweg unmöglich.

Doch die Schuldgefühle holen uns wieder ein.

Wir berühren das Thema Heilung erneut von der Schuldfrage her und machen uns von Neuem bewusst, dass wir unsere Schuldgefühle über Bord werfen müssen.

Wir kehren zu Lektionen zurück, die wir bereits vor Monaten gelernt haben. Fürs Erste ist es in Ordnung, unversöhnlich zu sein. Es ist O.K. Monate oder Jahre später werden wir zu diesem Aspekt der Heilungsspirale zurückkehren.

Wir müssen begreifen, dass das ein ganz normaler Lebenszyklus ist. Jeder Mensch muss immer wieder zu den gleichen Fragen zurückkehren – zu diesen Fragen, die grundlegend dafür sind, dass wir als Menschen wachsen und reifer werden.

Es ist *normal*, dass wir jeden Aspekt der Heilung immer wieder von Neuem anschauen müssen. Wenn Sie dieses Buch durchgelesen haben, wird also zu erwarten sein, dass Sie verschiedene Elemente der Heilungsspirale immer wieder aufsuchen müssen. Genau *so* streifen wir unsere Fesseln ab – und nicht in einer festgelegten Ordnung, sondern in einer einzigartig auf uns abgestimmten Abfolge.

Nehmen wir unsere Rückschläge bereitwillig an

Wir dürfen nie vergessen, dass es keine einfachen Lösungen gibt. Es mag so scheinen, als wären die Fesseln, die wir erst letztes Jahr gelöst haben, schon wieder da.

Vermutlich haben wir es mit der gleichen Lernsituation zu tun, befinden uns jedoch auf einer höheren Ebene der Spirale. Wir haben Fortschritte gemacht, selbst wenn es jetzt so scheint, als seien die Fesseln schwerer als je zuvor.

Wir *tragen* jetzt weniger Fesseln. Wir *sind* dabei, sie zu sprengen. Wir müssen nur lernen, Rückschläge als etwas ganz Normales im Lebensprozess zu betrachten.

Wir sind „gut genug".

Es geht uns immer besser.

Wir haben nur einen Rückschlag erlebt – das passiert jedem.

Die eigenen Rückschläge bereitwillig annehmen zu können, ist an sich schon eine Überlebenskunst.

KERNGEDANKEN

- ⊙ Es ist hilfreich, uns bewusst zu machen, was für uns „das Schlimmste" ist. Die Liste kann mehr als ein Stichwort enthalten.
- ⊙ Lachen kann heilsam sein.
- ⊙ Es gibt keine einfachen Lösungen.
- ⊙ Unsere Heilung kann uns immer wieder von Neuem zu den gleichen Fragen zurückführen.
- ⊙ Rechnen Sie mit Rückschlägen.

Die Fesseln abstreifen – praktische Impulse

1. Machen Sie einen Termin mit sich selbst, um einmal ausgiebig zu lachen. Wenn Sie so etwas nicht im Voraus planen, werden Sie es vermutlich nicht machen – also schreiben Sie den Termin in Ihren Kalender.

2. Wie können Sie sich einen Grundstock an amüsanten Dingen zulegen? Stöbern Sie doch mal auf dem nächsten Flohmarkt nach abgelegten DVDs. Oder schreiben Sie Ihre Lieblings-Comedyserie im Fernsehen als Fixtermin in Ihren Kalender. Was fällt Ihnen noch ein?

3. Schreiben oder malen Sie, mit welchen Mitteln Sie gegen Ihre negativen Gedanken angehen. (Wenn Sie mir ähnlich sind, halten Sie sich vermutlich immer noch Ihre negativen Gedanken selbst vor. Versuchen Sie, sie loszuwerden!)

4. Mein Tagebuch hilft mir, meine Fortschritte aufzuzeichnen. Es ist wichtig, dass wir Tagebuch führen, wenn es uns gut geht. Wir können dann an den weniger guten Tagen wieder darin lesen. Wie heißt es doch so schön: „Nichts bringt mehr Erfolg als der Erfolg." Blicken Sie auf Ihre guten Tage – die geben Ihnen Hoffnung.

5. Gehen Sie Ihr Tagebuch oder Ihre Bildersammlung noch einmal durch und malen Sie sich ein Goldsternchen an jede Stelle, wo Sie eine Fessel gesprengt haben.

6. Schreiben, malen oder tanzen Sie, was Sie im Blick auf das Thema Heilung empfinden.

Nicht vergessen!
Die Folgen des Missbrauchs sind langanhaltend, aber sie müssen nicht dauerhaft sein.

> *Die große Frage ist, ob Sie in der Lage sein werden,*
> *laut und von Herzen ja zu Ihrem Abenteuer zu sagen.*
> JOSEPH CAMPBELL

20 Wenn die Wut kommt

Seit ich denken kann, war ich immer schon fasziniert von Wut – ganz besonders als Jugendliche, als ich merkte, dass Wut in vielen Familien gar nicht vorkam, sondern viele Dinge „unter den Teppich gekehrt" wurden. Wenn in meiner Ursprungsfamilie meine Eltern wütend waren, dann kam es in der Regel auch zu Gewaltausbrüchen. Wenn ich Wut äußerte, wurde ich verprügelt. Da scheint es nur natürlich, dass ich vor Wut und jeglicher Art von Konflikten Angst hatte.

Ich habe auch von anderen gehört, in deren Familie Wut nicht offen geäußert wurde. Trotzdem haben sie Angst vor Wut, weil sie so etwas nicht kennen und es sie völlig durcheinanderbringt.

Für mich war Wut weitgehend ein „verbotenes Territorium". Ich vergrub meine Wut, doch hinter den wiederholten Depressionen, die ich hatte, steckte zweifelsohne dieser Zorn.

Als ich dann zu Ruth in Therapie ging, fing ich an, meine Wut zu *spüren* – nur ein wenig und nur für kurze Augenblicke. Aber ich entwickelte eine relativ starke Wut gegen meinen Onkel, und das machte mir Angst.

Im Blick auf meinen Stiefvater Ernie empfand ich rein gar nichts. Ich denke, ich hatte irgendwie immer noch Angst vor ihm. Er war seit Jahren tot. Aber nun saß ich hier und sagte all diese wirklich schlimmen Dinge über ihn und erwartete beinahe, dass er auftauchen und mich vermöbeln würde.

Was wäre, wenn er im Himmel säße und mich sehen und hören könnte? Würde man mich dann aus dem Himmel ausschließen, weil ich so verdorben bin? Wird jemand, der so aggressiv und grausam ist, überhaupt in den Himmel aufgenommen? Wo er doch öffentlich gesagt hatte, dass alles, was mit Religion zu tun hat, nichts als Blödsinn ist?

Ich hatte immer noch Angst, mir das alles nur einzubilden.

Die Wut herauslassen

Als mein älterer Halbbruder mich anrief und mich anbrüllte, ich würde mich nicht gut genug um unsere Mutter kümmern (sie befand sich damals in einem Pflegeheim und lag mit einem Lebertumor im Sterben), spürte ich zum ersten Mal, dass ich wütend war. Ich ließ meine Wut einfach in Worten fließen.

Ich war außer mir vor Wut! Ich besuchte sie mindestens einmal, oft auch zwei- oder dreimal die Woche. Dazu kutschierte ich quer durch London (eine Strecke dauerte oft zwei Stunden). Er dagegen hatte sie seit zwei Jahren nicht besucht.

Mann, ich hab's ihm wirklich gegeben. Ich brüllte noch lauter als er. Was er auch sagte, ich gab es ihm zurück. Ich sagte ihm, andere Familienmitglieder würden unser Gespräch mithören. (Mein Sohn und meine Schwiegertochter waren äußerst verwundert über meine Brüllerei. Aber ich fand mein Verhalten der Situation durchaus angemessen.) Ich brachte ihn so weit, dass er einen Rückzieher machte, und sagte ihm, dass unsere Mutter ständig nach ihm fragte und sagte, ihr Sohn Angus sei das einzige Kind gewesen, das sie jemals geliebt habe.

„Aber du besuchst sie nicht einmal", sagte ich. „Wie, meinst du, geht es ihr damit?"

Ich gewann das Wortgefecht, so viel ist sicher. Er besuchte sie trotzdem nicht, und als er schließlich Monate später zu ihr ging, war sie nicht mehr bei Bewusstsein. Man konnte meinem Bruder am Gesicht ablesen, wie schockiert er über ihren Anblick war.

Er kam nicht mehr dazu, sich von ihr zu verabschieden, und sie starb wenige Tage danach, während ich an ihrem Bett saß.

Wut macht Angst

Ich zitterte noch Stunden nach dem Telefonat mit meinem Bruder. Ich war mit mir zufrieden, weil ich mich gewehrt und seine Kritik (es sei wieder einmal alles meine Schuld) zurückgewiesen hatte. Aber ich hatte auch Angst vor dem, was ich getan hatte.

Ich hatte meine Angehörigen, die mich brüllen hörten, entsetzt. Und ich hatte mich selbst entsetzt, weil die Wut so einfach aus mir herausbrach. Mir war bewusst, dass ich mich anders verhalten hätte, wenn mein Bruder vor mir gestanden hätte. Wäre er bei mir aufgetaucht, während ich allein gewesen wäre, hätte ich niemals für das eintreten können, was ich für richtig hielt. (Einer meiner Albträume war, dass einer meiner Brüder auftaucht und mich zusammenschlägt oder ersticht.)

Und so warf ich eine lebenslange Gewohnheit über Bord – er (und der Rest meiner Familie) konnte nicht länger alles Schlechte auf mir abladen (damit die anderen die Verantwortung dafür nicht übernehmen mussten), und ich, die ich so lange das „Opfer" gespielt und mich nicht gewehrt hatte, trat nun für mein Recht ein.

Ich war erschrocken, wie viel Wut in mir steckte. Als ich mit Ruth darüber sprach, wurde mir bewusst, dass ich eigentlich nicht wollte, dass noch mehr Wut aus mir herauskäme, wenn das so beängstigend war. (Andererseits war ich im Geheimen recht zufrieden mit der Art und Weise, wie ich mich meinem Bruder gegenüber verhalten hatte!)

Darf die Wut sein?

Mir wurde gesagt, als Christ darf man nicht wütend sein. Das ist merkwürdig, wo doch selbst Jesus zornig war. Er wurde ziemlich wütend darüber, dass Leute im Tempel Handel trieben, und nahm eine Peitsche und trieb die Leute aus dem Tempel – so richtig wie Indiana Jones.

Das ist Wut!

Aber die Leute meinen trotzdem, Christen müssten immer bescheiden und freundlich sein und dürften sich niemals im Namen der Gerechtigkeit wehren.

Vom Kopf her weiß ich, dass das Blödsinn ist. Jesus sprach von Liebe und Sanftmut, aber er lehrte nie, dass wir uns wie Fußabtreter behandeln lassen sollen.

Mir wurde jedoch bewusst, dass ich aus meiner Angst vor meiner Wut und in dem Wunsch, ein liebevoller und fürsorglicher Mensch zu sein, auch die Haltung übernommen hatte, Wut sei etwas „Schlechtes". „Gut" sei es, die Dinge unter den Teppich zu kehren. Das mag eine Erklärung dafür sein, warum ich mich emotional so taub fühlte und warum mein Wutausbruch meinem Bruder gegenüber mir im Blick auf das bisschen Wut, das ich meinem Onkel gegenüber empfand, solche Angst einjagte.

Ich fühle mich innerlich wie tot

Viele Überlebende berichten, dass sie sich innerlich wie tot fühlen. Wir laufen herum wie die Zombies – wenn wir nichts fühlen, dann tut es auch nicht weh. Das kann man als eine Art Dissoziation ansehen, bei der wir die Realität des Schmerzes in unserem Inneren ausblenden. Wir können die überstarken Gefühle nicht bewältigen, also suchen wir nach anderen Bewältigungsstrategien.

Doch unsere Wut schwelt in uns vor sich hin, auch wenn wir noch so sehr versuchen, sie zu ignorieren. Und bei manchen von uns explodiert diese zum Schweigen gebrachte Wut in selbstschädigendem Verhalten. Mich alarmiert oft die Tatsache, dass ich keinerlei Kontrolle über mein Leben mehr zu besitzen scheine, wenn ich mich wie tot fühle und schlimme Fressattacken durchlebe. Wenn es dann wieder vorbei ist, kann ich kaum glauben, was ich da gemacht habe. Es ist, als habe eine andere Person in meinem Innern das Essen in sich reingestopft, und ich selbst war zu weggetreten und innerlich tot, um etwas dagegen zu unternehmen. Doch das beendet zumindest dieses Taubheitsgefühl.

> *Manchmal verletze ich mich selbst, um irgendetwas zu spüren. Ich bin einfach völlig taub. Bei anderen Gelegenheiten ritze ich mich, um mich taub zu machen, weil ich mit dem, was ich fühle, nicht klarkomme. Das mache ich meistens dann, wenn ich wütend bin. Vielleicht wurde ich dazu erzogen, nicht wütend zu sein, keine Wut zu zeigen. Aber wenn ich zornig bin, habe ich das Gefühl, ich sei schuldig, also bestrafe ich mich. Die Wut staut sich auf, höher und immer höher, bis irgendetwas passieren muss – und dieses „irgendetwas" ist bei mir die Selbstverletzung. Ich konzentriere mich auf die Schnitte, auf das Blut und das bringt mich wieder zur Ruhe.*
> DAPHNE, 16

Ernie, das Monster

Eines Tages ging ich in diesem betäubten Zustand in ein Bastelgeschäft. Dort kaufte ich etwas rosa- und lilafarbenen Filz und Klebeband. Dann machte ich mich daran, Ernie, das Monster, zu schaffen. Ich weiß nicht recht, warum ich ihn schuf – ich weiß bis heute nicht, warum ich mehrere Stunden Arbeit in dieses Monster investierte.

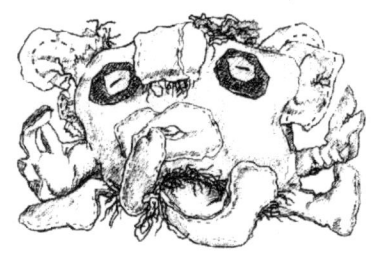

Vielleicht war es, weil ich diese Überzeugung habe, dass wir in unserer Kreativität Gott am ähnlichsten sind, oder vielleicht wollte ich die Erfahrung machen, diesen gewalttätigen Mann, mit dem ich anders nicht mehr kommunizieren konnte, weil er bereits tot war, in seine Schranken zu weisen.

Aber vielleicht habe ich ihn auch gemacht, weil sein Penis und seine Nase abnehmbar sind. Es machte mir Spaß, seinen Penis mit diesem Mark und Bein erschütternden, reißenden Geräusch abzuzerren – das war so heilsam. (Ich hatte große Angst vor Nasen. Wenn Leute mich zur Begrüßung küssen wollten, bin ich jedes Mal ausgeflippt. Manchmal ertrug ich es nicht einmal, wenn David mich küsste, was wir beide ziemlich irritierend fanden – aber so war es halt damals.)

Ich nahm das Monster mit, um es Ruth zu zeigen und ihr zu demonstrieren, wie man Nase und Penis abreißen konnte. Sie reagierte einfach wunderbar.

Ein paar Wochen später meinte ich zu Ruth, ich empfände nichts für Ernie – keine Wut, nichts.

„Aber Ernie, das Monster, zeigt dir, dass du innerlich wütend bist", antwortete sie.

Ja, da musste ich ihr zustimmen. Ich fühlte nichts. Aber ich hatte meiner Wut die Gestalt eines ausgestopften Spielzeugs gegeben. Ich hatte meine Wut in Nähte gefasst. Ich erkannte, dass das meine Möglichkeit war, die Wut, mit der ich nicht in Kontakt war, kreativ auszudrücken.

Auf diese Weise lernte ich, dass man Wut auf vielerlei Weise ausdrücken kann. Man muss nicht unbedingt brüllen und herumwüten und Dinge kaputt schlagen. Wir können unsere Wut auch leise spüren.

Eine Art, meine Wut auszudrücken, die ich damals sehr häufig benutzte, war, Briefe zu schreiben, sie aber nie abzuschicken. Meist schrieb ich meiner Mutter, manchmal aber auch meinen Brüdern.

Schützen Sie sich und andere

Natürlich erlaube ich Ernie, dem Monster, nicht, in die Nähe meiner anderen Kuscheltiere zu kommen. Sie müssen vor ihm sicher sein. Das Monster sitzt ganz unten in einem Schrank in einer Plastiktüte, und das Einzige, was in seine Nähe gelangt, sind Schuhe.

Natürlich macht uns der Gedanke wütend, dass ein Missbraucher sich nach neuen Opfern umschauen könnte. Aber zu Recht empfinden wir auch Angst. Es kann gefährlich sein, öffentlich über den Missbrauch zu sprechen. Hören Sie auf meinen Rat, und sprechen Sie immer erst mit jemandem, der Sie auf Ihrem Weg unterstützt, bevor Sie öffentlich von Ihrem Missbraucher sprechen, denn das kann gefährlich sein. Natürlich wollen wir es laut aussprechen, so wie Helen das auf ihrem T-Shirt tat (s. Einleitung). Aber denken Sie immer zuerst an die Sicherheit Ihrer eigenen Person und an die Ihrer Familie, bevor Sie erwägen, es öffentlich zu machen.

Zorn kann Gerechtigkeit herbeiführen

Die mir bekannten Menschen, die vor Gericht gegangen sind, haben ihre Sache gut gemacht – ich bewundere ihren Mut. Ich weiß, wie schwer es schon ist, nur der eigenen Familie vom Missbrauch zu erzählen – wie schwer muss es da erst sein, vor Gericht zu gehen.

Eine gute Freundin war sich nicht sicher, ob sie sich anderen Frauen aus ihrem Dorf anschließen und über die vielen Missbrauchsfälle in ihrer Kindheit vor Gericht aussagen sollte. Der Missbraucher war ein bekannter Kinderbuchautor, dadurch würde die Sache viel öffentliches Interesse wecken. Natürlich war sie sich unsicher, ob sie damit zurechtkommen würde.

Schließlich sagte sie gegen den Mann aus. Ihr Gesicht ließ die Anspannung erkennen, die sie durchgemacht hatte, aber auch Frieden und die Freude darüber, dass sie für Recht und Gerechtigkeit eingestanden war. Die Frauen gewannen den Prozess – ein Missbraucher weniger, der frei herumläuft. Wieder eine Botschaft an alle Missbraucher: „Nehmt euch in Acht! Die Überlebenden finden Ihre Sprache wieder – wir müssen nicht länger schweigen!"

KERNGEDANKEN

- ▶ Die Art und Weise, wie wir auf Wut und Konflikte reagieren, hängt meist mit unseren früheren Erfahrungen zusammen.
- ▶ Es ist möglich, seine Wut auszudrücken, wenn das angebracht ist.
- ▶ Es kann schwer sein, die eigene Wut zu erkennen.
- ▶ Angemessene Wut kann gut und heilsam sein.

Die Fesseln abstreifen – praktische Impulse

1. Ergänzen Sie den folgenden Satz: *„Ich erinnere mich daran, dass ich wütend wurde, als ... "*
   Wenn Sie noch nicht so weit sind, diesen Satz zu schreiben, könnten Sie ihn auch an einen Ort kleben, wo Sie ihn sehen werden – z. B. auf eine Haftnotiz in Ihrem Tagebuch, die Sie von Seite zu Seite mitwandern lassen. Mit der Zeit werden Sie sich an Situationen erinnern können, in denen Sie Wut empfanden.
2. Wie wurde in Ihrer Kindheit Wut von den Menschen in Ihrem Umfeld ausgedrückt? Sehen Sie da eine Verbindung zu Ihren heutigen Gefühlen?
   „Als ich Kind war, wurde Wut gezeigt, indem ... "
   „Ich denke, das bedeutet, dass ich heute ... "
3. Zeichnen oder malen Sie Ihre Wut. Oder basteln Sie ein Monster.

Nicht vergessen!

Überlebende von Missbrauch unterschiedlicher Art mögen nach außen ruhig und zufrieden erscheinen, sind jedoch innerlich voller Zorn und Feindseligkeit. Das scheint bei Überlebenden „normal" zu sein.

Dass wir uns nach Rache sehnen, ist verständlich und normal – doch Sie sollten sie nicht ausagieren!

> *Wut ist eine Emotion, die dem Selbstschutz dient ...*
> *Wenn Wut und Zorn in der Folge eines Traumas chronisch werden,*
> *kann das im Alltag des Betreffenden zu Schwierigkeiten führen.*
> *Unangemessene oder fehlgeleitete Wut kann die zwischen-*
> *menschlichen Beziehungen und den Arbeitsplatz gefährden;*
> *und die Wut anderer zu provozieren, kann eine Gefahr an sich*

darstellen. Wie viele Fälle von Wutausbrüchen im Straßenverkehr werden z. B. durch ein hitziges Temperament entfacht, das seine Wurzeln in einem ungelösten Trauma hat?
BABETTE ROTHSCHILD

21 Die eigene Wut verstehen

Was sollte ich machen, wenn die Wut unerwartet und unberechenbar aus mir herausbrechen würde?

Das Einzige, was mir einfiel, war, die Wut mithilfe meiner Kuscheltiere auszuagieren. Ich hatte ja bereits meinen Killerwal und nun fand ich auch noch „Wölfin". Sie ist weich und knuddelig, besitzt aber auch einen Killerinstinkt und kann nachts so laut heulen, dass jedem, der es hört, Mark und Bein gefriert. Das war genau das, was ich brauchte – einerseits ihre kuschelige Seite und andererseits ihren Instinkt zu töten.

Ich nahm Wölfin oft in den Arm, unterhielt mich mit ihr und schrieb in meinem Tagebuch über sie. Wenn ich diese Zeilen heute lese, erkenne ich, dass ich damals auf diese Weise versuchte, meine Wut annehmbarer zu machen. Mit dem Kopf wusste ich, dass meine Wut berechtigt war, aber ich fühlte mich trotzdem noch schuldig. Außerdem war ich verwirrt, weil es mehr und mehr so aussah, als ob ich nicht nur einfach Wut in mir trug, sondern einen aufgestauten, höchst explosiven Zorn und einen tiefen Hass gegen meine Missbraucher. Auf irgendeine Weise hatte ich mich davon überzeugt, mein Hass sei verkehrt. Sollte ich nicht versuchen, jeden Menschen zu lieben?

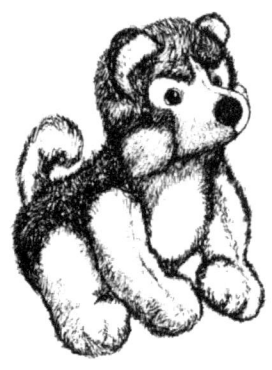

Aber ich sah schließlich ein, dass das Gegenteil von Liebe nicht Hass ist, sondern Gleichgültigkeit. Es war normal, die Missbraucher zu hassen. Ich entdeckte in mir sowohl Hass als auch Liebe für meine Mutter.

Doch die meiste Zeit über fühlte ich mich immer noch innerlich wie tot. Da war überhaupt keine Wut zu spüren. Ich fragte mich immer wieder: „Bist du auf Ernie wütend?"

Ich fühlte nichts. Ich wusste nicht, ob das daran lag, dass ich ihm bereits vergeben hatte und die Wut als Folge davon verpufft war, oder ob ich aus irgendeinem Grund noch nicht in der Lage war, meine Wut zu spüren.

Die Wut ist eine der schwierigsten Emotionen,
denen sich Menschen stellen müssen.
CARROLL SAUSSY

Wut und Angst

Vielen von uns jagt unsere eigene Wut Angst ein: Was wird passieren, wenn ich sie herauslasse? Es kann auch sein, dass wir vor jeder Art von Konflikten Angst haben – wenn Gefühle ehrlich zutage treten und wir das Gefühl haben, wir könnten emotional oder gar körperlich verletzt werden. Ich fühlte mich in der Therapie bei Ruth scheußlich: Wenn ich meine Wut herausließe, könnte Ruth sich in irgendeiner von mir herbeigeführten verheerenden Explosion in Nichts auflösen.

Doch hinter unserer Angst vor der eigenen Wut kann auch noch etwas anderes stecken: Wenn ich wütend bin und das auch sage, könnte der andere mich nicht mehr mögen und mich ablehnen. So leben viele von uns in der ständigen Angst, dass andere sich von uns abwenden könnten, wenn sie uns richtig kennenlernen.

Auch vor Offenheit kann man sich fürchten. Wenn wir sagen, was wir wirklich denken, könnte der andere uns ablehnen, und so behalten wir unsere wahren Gedanken und Gefühle lieber für uns. Das ist allerdings nicht immer die beste Option – schließlich könnte es sein, dass wir ein Problem vermeiden, das eigentlich offen ausgesprochen werden müsste.

Nachdem ich das gesagt habe, sollte ich allerdings auch erwähnen, dass es viele Situationen gibt, in denen es am besten ist, wenn wir unsere wahren Gefühle verbergen. Es gibt triviale Dinge, wie das scheußliche neue Kleid einer Freundin, bei denen man am besten lächelt und irgendeine Bemerkung macht, mit der man sich nicht festlegt.

Aber es gibt auch ernstere Dinge, wie die Beziehungen innerhalb der Familie, wo es weise und sinnvoll sein kann, manche Gedanken für sich zu behalten. Manchmal wird es nur noch schlimmer, wenn wir offen unsere Meinung sagen.

> *… gesunde Wut könnte man definieren als eine Reaktion auf die Erfahrung ignoriert, trivialisiert oder abgelehnt worden zu sein, oder als eine mitfühlende Reaktion, wenn man miterlebt, wie ein anderer ignoriert, trivialisiert oder abgelehnt wird.*
> CARROLL SAUSSY

Wenn wir die Wut am Verkehrten auslassen

Eines wird in jedem Buch über Wut sehr deutlich: Wir neigen dazu, unsere Wut an den verkehrten Leuten auszulassen. Ein Beispiel: Ich bin wütend auf die Verkäuferin im Geschäft, weil sie mich herablassend behandelt, aber ich zeige ihr meine Enttäuschung nicht oder merke vielleicht gar nicht, wie wütend ich bin, und kümmere mich deshalb nicht darum oder ich sortiere meine Gefühle nicht sorgfältig genug – und anschließend gehe ich nach Hause und bin wütend auf David.

Wenn mein Stiefvater meine Mutter verprügelte, war sie oft ohne Grund wütend auf mich. Das Einzige, was sie davon hatte, war eine Möglichkeit zu finden, die zwiespältigen Gefühle abzureagieren, die sie für das Monster, das sie geheiratet hatte, empfand.

Wut ist eine sehr komplexe Sache

Die Vielschichtigkeit von Wut wird für Überlebende oft noch erschwert durch die Tatsache, dass …

- wir unsere Missbrauchserinnerungen verdrängen;
- wir Angst vor unseren Missbrauchern haben;
- wir versuchen, unsere Posttraumatische Belastungsstörung zu überwinden;
- unser Umfeld will, dass wir schweigen;
- man uns erzählt, wir müssten „vergeben und vergessen";
- niemand zu verstehen scheint, warum wir uns selbst verletzen, Essstörungen und manchmal auch Selbstmordgedanken haben.

Unsere Wut auf die richtige Art und gegenüber der richtigen Person auszudrücken und zusätzlich noch mit all dem Genannten angemessen umzugehen, kann einem schon den Kopf schwirren lassen.

> *Wut ist eine komplexe Emotion. Oft ist Angst eine wichtige Komponente der Wut ... Wut zu äußern oder derjenige zu sein, gegen den die Wut sich richtet, kann in Beziehungen mit einem ungleichen Machtverhältnis besonders komplex sein ... Die Angst, abgelehnt oder kritisiert zu werden, kann Menschen davon abhalten, wütend zu werden ... [andere erleben mitunter] die Angst, als nicht fürsorglich oder gar als missbräuchlich angesehen zu werden. Wenn Wutgefühle jedoch unterdrückt werden, ohne dass die dahinterliegende Ursache angegangen wird, besteht die Gefahr, dass die Wut in passiv-aggressivem Verhalten an die Oberfläche sickert oder im falschen Moment herausplatzt.*
> KATE LITCHFIELD

Verdeckte Wut

In Büchern über Wut wird sehr häufig davon gesprochen, dass Wut auf vielerlei Weise ausgedrückt wird, ohne dass dies als Wut erkannt wird. Depressionen sind die offensichtlichste „Verkleidung", in die die Wut schlüpft, und viele sagen, eine Depression sei eine nach innen, gegen die eigene Person gerichtete Wut.

Ja, das ergibt einen Sinn. Genauso wie wir durch chaotisches Essverhalten und durch Selbstverletzungen versuchen, mit unseren Gefühlen klarzukommen, tritt auch die Wut, die wir in uns vergraben haben, manchmal auf unerwartete Weise zutage. Körperliche Erkrankungen wie Kopfschmerzen oder Bluthochdruck können ebenfalls mit unterdrückter Wut zusammenhängen.

Ich bin mir ziemlich sicher, dass es verdeckte Wut sein kann, wenn Menschen zu viel oder zu wenig essen. Wenn ich Gefühle habe, die ich nicht verstehe oder die mir Angst machen, esse ich, um mich zu trösten. Wenn ich meine Wut mit ganzen Schichten von Schokoladenkuchen zudecke, ist die Wut weniger Furcht einflößend und meine Gedanken sind abgelenkt – erst durch den Genuss der Kuchenstücke (man beachte den Plural!) und mehr noch durch die anschließenden Schuldgefühle und den Zorn darüber, wie ein Schwein gefressen und mein Vorhaben, innerhalb eines Monats rank und schön zu sein, über den Haufen geworfen zu haben.

Ich kann mich stundenlang mit diesem Ärger über mich selbst beschäftigen, und bis er verraucht ist, habe ich die Gefühle, mit denen ich ursprünglich nicht zurechtkam, bereits wieder völlig vergraben. Diese Gefühle verschwinden tief in meinem Innern, und dort lauern sie darauf, wieder von irgendetwas getriggert zu werden, um mich dann erneut aus dem Hinterhalt anzuspringen.

Das ist meine Begründung, warum ich nicht aufhören kann, Schokolade zu futtern – das wäre viel zu stressig. Ich brauche meine Schokolade!

Was liegt hinter der Wut?

Ein faszinierender Gedanke in Büchern über Wut ist der, dass Wut eine sekundäre Emotion darstellt – d. h. hinter der Wut steckt immer noch eine andere Emotion. Wenn wir also richtig mutig sind, sollten wir fragen, was hinter unserer Wut steckt. Möglich wäre unter anderem:

- das Empfinden, dass jemand unsere persönlichen Grenzen verletzt hat;
- das Gefühl, von jemandem abgelehnt worden zu sein;
- ein Gefühl der Schutzlosigkeit und Ohnmacht (weil unser Missbraucher noch in der Nähe ist oder weil wir in Situationen geraten, die uns auf irgendeine Weise an den Missbrauch erinnern);
- die Erwartung, dass etwas Bestimmtes, von uns Erhofftes geschieht, was dann jedoch nicht eintrifft – sodass wir uns im Stich gelassen fühlen und zutiefst enttäuscht sind;
- das Wissen, dass wir über den Missbrauch und alles, was damit zu tun hat, schweigen müssen (dass wir z. B. im Familienkreis nicht sagen können, was wir wirklich empfinden), sodass wir das Gefühl haben, wir besäßen keine Stimme und dürften nicht wirklich wir selbst sein.

Mit anderen Worten, unsere Wut hängt mit einem Schmerz zusammen, den wir tief in uns tragen. Einem Schmerz, von dem wir nicht wissen, wie wir ihn zeigen sollen – möglicherweise haben wir schon einmal versucht, ihn zu zeigen, und wurden belächelt oder nicht angehört; oder vielleicht befinden wir uns noch im Würgegriff des Schweigens, das unser Missbraucher uns auferlegt hat.

Unsere Wut darf sein

Wut ist eine grundlegende Emotion, und jeder Mensch erlebt im Laufe seines Lebens Wutgefühle: Schauen Sie Kleinkindern beim Spielen zu – die können problemlos wütend werden. Wenn ihnen jemand das Spielzeug wegnimmt, holen sie es sich mit grimmigem Blick zurück. Sie wissen genau, was sie fühlen.

Es ist völlig in Ordnung, wütend zu sein!

Wut ist eine Emotion und kein Verbrechen.

Dagegen ist es weniger gut, wenn wir unsere Wut in einer Weise austoben, durch die andere verletzt werden könnten.

Die meisten Überlebenden wünschen sich jedoch, sie könnten ihrem Missbraucher – und anderen, auf die sie wütend sind, ohne dass Missbrauch im Spiel ist – tatsächlich Schaden zufügen. Diese kochende, aufgestaute Wut kann ohne Zweifel zu einem großen Problem werden – und für die Menschen, die uns begleiten, zu einer großen Sorge.

Wie können wir unserer Wut Ausdruck verleihen?

Bei einem Workshop, den ich zum Thema Missbrauch hielt, meinte eine teilnehmende Seelsorgerin, es sei keine gute Idee, solche Dinge zu machen, wie ich sie vorgeschlagen hatte, z. B. auf Dosen zu treten, um sie plattzumachen, oder einen Fußball so fest wie möglich zu treten. Man sei heute der Ansicht, ein solches Abreagieren von Wut könne die Wut im Inneren eher noch verstärken. (Vermutlich wollte sie sagen, man solle mit seiner Wut lieber auf eine weniger gewalttätige Art umgehen.)

Ich fand das faszinierend und fragte in den folgenden Wochen alle möglichen Leute, wie sie darüber dachten. Die Meinungen waren geteilt. Ich selbst glaube, dass es sehr therapeutisch sein kann, auf Dosen herumzutreten oder wie eine Wilde den Garten umzugraben, aber ich nehme auch wahr, dass ich selbst das nur sehr selten tue. Es tut gut, mir vorzustellen, wie ich es mache, und es mir für die Tage aufzusparen, in denen die Wut die Kontrolle über mich gewinnt.

Aber ich kann auch verstehen, dass Leute auf die Idee kommen, die Wut könne umso schlimmer werden, wenn man auf ein Kissen eintritt oder einsticht, um es umzubringen, weil dadurch die Wut sichtbar wird.

Aber ist das wirklich so schlimm?

Wird die Wut damit nicht realer? Und wäre das letztlich nicht gut?

Ein Knoten voller Wut

Ich denke, es wäre viel schlimmer, wenn wir zulassen, dass sich die Wut in uns zu einem einzigen großen Knoten aufstaut, der schließlich kaum noch zu entwirren ist. Schlimmer jedenfalls, als Dosen zu zertreten, bevor man sie in den gelben Sack schmeißt (oder irgendwelche Sachen über den Missbraucher herauszubrüllen).

Diese Seelsorgerin und andere befürchten vermutlich, dass ihre eigene Aufgabe erschwert wird, wenn sich die Klientin erst einmal Gedanken gestattet wie: „Ich bin rasend vor Wut, weil meine Mutter zugelassen hat, dass der Missbrauch weitergeht." Vielleicht hat sie auch das Gefühl, ihre Klientin sei nun, wo die Wut erst einmal offenbar geworden ist und zum Ausdruck gebracht wurde, womöglich wesentlich angreifbarer und schutzloser (und neigt nun vielleicht eher dazu, sich in einem katastrophalen Wutausbruch mit ihrer Mutter zu verkrachen).

Ich kann dieser Theorie folgen (dass jede konkrete Form, seine Wut auszudrücken, zu einer Eskalation der Wutspirale führen kann) und es ist verständlich, dass Leute sich Sorgen machen, dies könne außer Kontrolle geraten. Das führt uns zurück zu einem wesentlichen Punkt:

Es ist völlig berechtigt, Wut und Zorn zu empfinden.

Es wäre jedoch keinesfalls richtig, auf jemanden einzuschlagen.

Menschen können ihre Emotionen manchmal nur mit Mühe unter Kontrolle halten. Das Gefühl springt an, aber wie bei einem Boiler ohne Thermostat kann die Emotion so intensiv werden, dass es zur Explosion kommt.

Wenn Wut ausagiert wird, muss es kontrolliert geschehen. Die Wut darf nicht einfach an irgendjemandem ausgelassen werden. Als Lehrerin habe ich Jahre damit verbracht, das kleinen Kindern beizubringen.

Sorgen Sie für Ihre Sicherheit

Meiner Ansicht nach ist das mit dem Dosen-Zertreten und Kissen-Erstechen (und dem Herausschreien von Dingen, die ich hier besser nicht protokolliere) völlig in Ordnung, solange Sie sich bewusst machen, dass die Wut dabei in Ihnen hochsteigen wird und dass Sie diese Wut möglicherweise als sehr bedrohlich empfinden werden.

Sie müssen deshalb eine Art Sicherheitsnetz ausspannen, das Sie auffängt, falls Ihre Wut explodiert.

Sie müssen Vorkehrungen treffen, wie Sie für Ihre Sicherheit sorgen können.

- „Killen" Sie das Kissen in Gegenwart einer Freundin.
- Bitten Sie Ihre Selbsthilfegruppe darum, einen Abend zum Thema Wut zu machen, zu dem jede/r eine Menge Dosen und Kissen mitbringt.
- Sprechen Sie mit Ihrer Therapeutin darüber, falls Sie eine haben.

Es ist enorm wichtig, dass Ihre Sicherheit gewährleistet ist. Möglicherweise haben Sie diese Wut Ihr ganzes Leben lang in sich aufgestaut; dann ist es ein Risiko, diese Wut zur Explosion zu bringen.

Wie können wir mit unserer Wut umgehen?

Wenn Sie meinen, nicht wütend zu sein, ist das völlig in Ordnung, aber Sie könnten sich trotzdem fragen, ob es in Ihrem Leben Dinge gibt, durch die sich eine versteckte Wut äußert – Depressionen und körperliche Symptome, wie Spannungskopfschmerzen usw.

Ich denke nicht, dass wir Wut empfinden *müssen.* Wenn Sie keine Wut empfinden, kann das heißen, dass Sie sie bereits überwunden haben oder dass Sie noch nicht so weit sind, sich ihr zu stellen.

Ich empfinde es als sehr wirkungsvoll, mir vorzustellen, wie ich meine Wut an Leuten auslassen würde, von denen ich glaube, dass sie mich missbraucht haben. Ich weiß, dass manche sagen werden, mein Wunsch, meinem Stiefvater den Penis abzuschneiden, wäre genauso schlimm, wie es tatsächlich zu tun. Aber ich sehe das anders!

Ich ermutige hier nicht dazu, in einem Blutrausch loszuziehen, um Männern den Penis zu stutzen. Wir dürfen aus unserer Wut und Rage heraus keinem anderen Menschen Schaden zufügen. Aber es verleiht ein Gefühl von Befriedigung, sich so etwas vorzustellen. Und das ist eine sehr wirkungsvolle Art, Fesseln zu sprengen – wenn wir Wege finden, der Wut ihre schädigende Kraft zu nehmen und sie weit genug an die Oberfläche zu bringen, damit sie ihre tödliche Wirkung in unserem Innern verliert.

Wie können wir unsere Wut verarbeiten?

Durch die Gespräche bei Ruth, durch Killerwal und Wölfin blieb meine Wut beherrschbar. Ich erinnere mich noch daran, wie ich Woche für Woche bei Ruth saß und Suzie, dem Pinguin, bei unseren Gesprächen die Füße verdrehte und nochmals verdrehte, während ich meine Wut leugnete. Ich wanderte immer wieder mit meinen Gedanken zum Fenster hinaus. Erst als Ruth mich darauf aufmerksam machte, dass in dem Moment Suzie meine schlimmste Wut über ihre völlig verschnürten Füßchen zu spüren bekam, wurde ich etwas ehrlicher.

Ich schrieb in meinem Tagebuch ausführlich über dieses Gefühl, innerlich wie tot zu sein, aber auch über Momente, in denen ich mit der Wut in Berührung kam – meist richtete sich meine Wut nicht gegen meine Missbraucher, sondern gegen andere Leute.

Das Tagebuchschreiben half mir enorm, damals wie auch im Rückblick Monate oder Jahre später.

Strategien im Umgang mit unserer Wut und unserem aufgestauten Zorn

1. Machen Sie sich bewusst, dass es toll ist, wenn Sie überhaupt etwas fühlen. Sie haben die Fessel gesprengt, die Ihnen das Gefühl gab, innerlich wie tot zu sein, und das ist gut.

2. Wenn Sie der Zorn packt, können Sie versuchen, tief in den Bauchraum hineinzuatmen. Legen Sie Ihre Hand unterhalb des Nabels auf Ihren Bauch. Wenn Sie jetzt tief ein- und ausatmen, sollte sich Ihre Hand bewegen. Tun Sie ein paar tiefe Atemzüge und atmen Sie so viel Luft aus, wie Sie können. Stellen Sie sich dabei vor, dass all die aufgestaute Wut mit Ihrem Atem aus Ihnen herausfließt.

3. Wenn irgendjemand etwas sagt, was Sie wütend macht, zählen Sie in Gedanken bis zehn, bevor Sie reagieren. Auf diese Weise bleibt Ihnen Zeit, eine sinnvolle und angemessene Reaktion in Erwägung zu ziehen.

4. *Aber* deckeln Sie Ihre Wut nicht. Sie müssen sich Ihr Tagebuch schnappen und herausarbeiten, was vor sich geht.

KERNGEDANKEN

- Es ist in Ordnung, wütend zu sein. Das ist eine normale menschliche Emotion. Vergrabene Wut kann sich jedoch in aufgestauten Zorn verwandeln – und der kann zum Problem werden.
- Hinter der Wut steht immer irgendeine Verletzung, darum müssen wir herausfinden, was uns verletzt hat, wenn wir unsere Wut begreifen wollen.
- Wut kann mit sehr viel Angst einhergehen.

- Es gibt sichere und wirkungsvolle Wege, mehr über unsere Wut in Erfahrung zu bringen, damit wir uns von ihr freimachen können.
- Häufig empfinden Überlebende eine so gewaltige Wut, dass sie sich imstande sehen, jemandem Schaden zuzufügen.

Die Fesseln abstreifen – praktische Impulse

1. Arbeiten Sie an einer oder mehreren der oben genannten Strategien. Damit Sie das Thema nicht vergessen, könnten Sie sich eine Haftnotiz an Ihren Wasserkocher oder an den Spiegel im Bad hängen, z. B.: *„Warum bin ich auf Jake so wütend geworden?"*

2. Nehmen Sie sich jeweils nur einen Aspekt Ihrer Wut vor. Das hilft Ihnen, sich auf diese eine Sache zu konzentrieren und etwas über sich selbst zu erfahren. Wenn wir unsere Wut ganz allgemein betrachten, ist das oft so ein weites Feld, dass wir damit gar nicht mehr umgehen können. (Vermutlich ist das der Grund, warum wir uns gleich das ganze Paket vornehmen! Jeder Mensch scheint Dinge zu meiden, die eine tatsächliche Veränderung verlangen. Und wenn wir etwas über unsere Wut in Erfahrung bringen, wird uns das mit großer Wahrscheinlichkeit verändern.)

3. Probieren Sie es mit ungefährlichen Methoden, z. B. indem Sie wütende Briefe schreiben, die sie niemals abschicken. Selbst wenn Schreiben nicht Ihr Ding ist, können solche Briefe sehr heilsam sein, weil Sie sich gestatten, mit Ihrem Schmerz in Berührung zu kommen und mit Ihrer Wut loszulegen. Niemand außer Ihnen wird diese Briefe lesen, darum können Sie darin sagen, was Sie wollen. Wenn Sie wütend auf einen Angehörigen sind, der Sie missbraucht hat, können Sie sogar bis in die Kindheit zurückgehen. Seien Sie völlig ehrlich. Sie dürfen dem anderen mit allen Ihnen zur Verfügung stehenden Worten vorwerfen, er oder sie habe Ihr Leben zerstört.

Sie werden sich danach (vermutlich) viel besser fühlen. Daher mag es klug sein, den Brief zu vernichten oder zu verbrennen, sobald sich Ihre Wut gelegt hat. Auf diese Weise kann auch niemand den Brief finden und doch noch abschicken. Ich muss allerdings sagen, dass ich meine Briefe in der Regel aufbewahre. Oft lege ich sie hinten in mein Tagebuch und stoße dann Monate oder Jahre später wieder darauf. Mir hilft es, sie noch einmal zu lesen und die starken Emotionen zu spüren, die ich damals empfunden habe. Anschließend vernichte ich die Briefe, um nicht die nächsten zehn Jahre darüber nachzugrübeln.

4. Merkwürdigerweise können wir unsere Wut körperlich spüren. Ich habe weiter oben bereits erwähnt, dass mein tiefer Hass zu einem Spannungsgefühl in meiner Vagina geführt hat. Das ist keine Spannung, wie man sie bei einer Erregung verspürt, sondern eine rasende, aufgestaute Wut, der tiefste Hass, den Sie sich nur vorstellen können.
Versuchen Sie, die Wut, die Sie körperlich spüren, wahrzunehmen. Schreiben Sie Ihre Wahrnehmungen auf, damit Sie darüber nachdenken können. Das könnte Ihnen sehr helfen, Ihre Wut „aufzudecken" und zu „entdecken". Wenn Sie Wut empfinden, kehren Sie zu diesen Notizen zurück. Versuchen Sie, über das Gefühl der Wut zu schreiben und herauszufinden, welcher Trigger Ihre Wut ausgelöst hat.

5. Kommen Sie an die Verletzungen heran, die hinter Ihrer Wut stecken? (Ich habe Jahre gebraucht, um das herauszuarbeiten, und ich bin mir immer noch nicht sicher, ob ich es wirklich begreife. Das gehört wohl zu den Dingen, für die man ein Leben lang braucht.)

6. Schauen Sie sich noch einmal an, was Sie über Ihre Wut geschrieben haben. Sagen Sie auch Dinge wie: „Er hat mich wütend gemacht?" Wir müssen darauf achten, dass wir anderen nicht die Schuld für unsere Wut geben. Das zu lernen, fiel mir sehr schwer. Statt zu sagen: „Er hat mich wütend gemacht" müssen wir sagen: „Ich war wütend, als ..." Wir müssen die Verantwortung für unsere eigene Wut übernehmen. Niemand *macht* uns wütend. Wir entscheiden uns, wütend zu werden – und das ist völlig in Ordnung. Wutgefühle sind etwas ganz Normales. Wichtig ist zu lernen, wie man sie auf ungefährliche Weise äußert (oder zurückhält).

Nicht vergessen!

Wenn Sie versuchen möchten, etwas von Ihrer Wut aufzudecken, müssen Sie auf Ihre Sicherheit achten.

Jedes Mal, wenn du deiner inneren Leitung nicht folgst,
spürst du einen Verlust an Energie, einen Verlust an Kraft,
ein Gefühl geistlicher Leblosigkeit.
Shakti Gawain

22 Gesunde Grenzen

Welche Art Missbrauch wir auch erlitten haben, in jedem Fall wird jemand in unsere Intimsphäre eingedrungen sein. Das kann bedeuten, dass es uns heute schwerfällt, sinnvolle und sichere Grenzen um uns selbst zu wahren.

Damit ist nicht gemeint, dass wir Backsteinmauern um uns herum errichten und in einer uneinnehmbaren Festung leben sollten (auch wenn das manchen von uns attraktiv erscheinen mag). Es bedeutet vielmehr, Beziehungen ausgeglichen und offen gestalten zu können. Gute Grenzen sind immer flexibel. Sie lassen uns die Wahl, wem gegenüber wir ein vertrautes, freundschaftliches Verhältnis pflegen möchten. Gute Grenzen zu ziehen, schützt uns vor Menschen, mit denen man nur schwer zurechtkommt oder die dysfunktional sind und auf irgendeine Weise negative Erinnerungen in uns wachrufen.

Was sind Grenzen?

Im Innersten unseres Seins, in unserem wahren Selbst, finden sich unsere Gedanken, Bedürfnisse, Intuitionen, Überzeugungen und Gefühle – manche nennen es unsere Seele. Dieses Innerste macht aus, wer wir sind – die Person, die wir allmählich verstehen und schließlich auch annehmen und wertschätzen. Das ist das Selbstempfinden, das wir entwickeln, wenn wir als Jugendliche sagen: „Langsam erkenne ich, wer ich bin." Wir müssen unser wahres Selbst kennen, müssen wissen, wer wir sind, bevor wir eine gesunde enge Beziehung eingehen können.

Ich habe meine Intimsphäre, und sie ist anders als Davids und von seiner deutlich abgegrenzt, obwohl wir in einer intimen Beziehung zueinander stehen. Wir sind einander sehr nah, doch zwischen uns gibt es einen neutralen Raum. Ich versuche, nicht in seine Intimsphäre einzudringen, genauso wie er meine Intimsphäre recht gut zu achten weiß – selbst dann noch, wenn diese durch Trigger, Stress, Flashbacks und Ähnliches schwankt und sich verschiebt. Ich musste lernen, ihm zu sagen, wann ich seine Nähe nicht ertrage.

Mit gesunden Grenzen fühlen wir uns sicher, heil, geborgen und geliebt. Wir wissen, wer wir sind, und sind mit unseren inneren Bedürfnissen, Wünschen, Gefühlen usw. im Kontakt.

Ja, ihr werdet selbst noch im schweigenden Gedenken Gottes
vereint sein.
Aber lasst Raum zwischen euch.
Und lasst die Winde des Himmels zwischen euch tanzen.
KHALIL GIBRAN

Ungesunde Grenzen

Der Missbrauch scheint uns auf irgendeine verdrehte Art abzuschalten. Wir ringen als Jugendliche darum, herauszufinden, wer wir sind, und haben oft noch als Erwachsene mit dieser Frage zu kämpfen.

Ich denke, das ist so ähnlich wie bei den Erinnerungen, die wir verdrängen. Wir haben eben auch das Empfinden dafür, wer wir wirklich sind, vergraben und verdrängt – unser Selbst, das, wie wir irgendwann beschlossen haben, böse und schuldig sein muss.

Der Missbrauch lenkt uns fort von uns selbst, davon, wer wir wirklich sind. Wir verlieren den Kontakt zu unserem Innersten, und das hat weitreichende Konsequenzen. (Um noch einmal auf die Sache mit dem „Im eigenen Elend baden" zurückzukommen – wir baden nicht in unserem Leid, wir sind nur so weit weg von uns selbst, dass wir uns nicht finden können.)

Ungesunde Grenzen begünstigen, dass wir …

- andere Menschen unangemessen nah an uns heranlassen oder umgekehrt Menschen unangemessen auf Distanz halten, weil wir nicht wagen, irgendjemandem zu vertrauen. So kann es kommen, dass wir Singles bleiben, obwohl wir das gar nicht wollen.
- so wenig über unser Inneres Kind oder unser wahres Selbst wissen, dass wir nicht in der Lage oder nicht willens sind, gesunde Grenzen aufzubauen. Das kann dazu führen, dass wir anderen erlauben, uns schlecht zu behandeln. Wir neigen dazu, uns immer wieder missbrauchen zu lassen, und wissen nicht, wie wir dem Einhalt gebieten sollen.
- uns sehr leicht von etwas aufwühlen lassen. (Bei mir ist das ein großes Thema.)
- unsere eigenen Bedürfnisse vernachlässigen und zu sehr auf die Bedürfnisse anderer schauen – wir wollen es allen recht machen und entwickeln eine „Co-Abhängigkeit".
- uns leicht manipulieren lassen.

Sich anderen unterzuordnen, statt seine eigene Lebenswirklichkeit
zu behaupten, ist das Herz der Co-Abhängigkeit. Wir geben unsere
eigene innere Welt auf, um von anderen angenommen zu sein.
Eine solche Co-Abhängigkeit kommt einem Selbstverrat gleich.
Wir geben uns selbst auf, um anderen zu gefallen, sie zu befriedigen
oder zu beeindrucken. Da wir unser wahres Selbst verraten,
leidet die Integrität und Ganzheit unserer Person. Unsere
Lebendigkeit welkt dahin. Gesunde Grenzen befähigen uns,
von dem Selbstverrat wegzukommen und zu Selbstbestätigung,
Selbstachtung und Selbstvertrauen zu finden.
JOHN AMODEO

Wie kann ich ungesunde Grenzen im eigenen Leben erkennen?

Es gibt viele Hinweise auf ungesunde Grenzen. Ich habe hier einige der deutlichen Anzeichen herausgenommen, die ich an mir und anderen beobachtet habe.

1. Unentschlossenheit

Wenn David einen Tag freinimmt, fragt er meist: „Was wollen wir an meinem freien Tag machen?" Oft antworte ich dann: „Och, ich weiß nicht. Sag du!" Ich erkenne an dieser Unentschlossenheit, dass ich es gerne anderen recht machen möchte. Es könnte natürlich auch mein echtes Interesse sein, ihn entscheiden zu lassen, was er mit seinem freien Tag machen will. Aber ich entdecke in mir die Tendenz, es eher anderen recht machen zu wollen, als meine Meinung zu äußern. Auf diese Weise kann ich dem anderen zustimmen und vermeide selbst den leisesten Konflikt.

Aber es ist schon viel besser geworden. (Sie sehen: Wir verändern uns durchaus!) Ich weiß heute eher, was ich will. Ich bin eher mit meinen inneren Wünschen und Bedürfnissen in Berührung. Aber natürlich ist es auch wichtig, dass ich nicht zu weit gehe und egoistisch das durchsetze, was ich will, ohne die Wünsche und Bedürfnisse anderer zu berücksichtigen.

2. Eine übertrieben fordernde Haltung anderen gegenüber

Manche Überlebenden sind übermäßig abhängig von anderen. Wenn wir (z. B. aufgrund der defizitären Erziehung, die wir als Kinder erfuhren) nicht lernen, gesunde Grenzen zu setzen, fällt es uns mitunter schwer zu akzeptieren, dass jeder Mensch seine Grenzen setzen muss und eigene Bedürfnisse hat. Jeder braucht seine Intimsphäre.

Das kann in den Freundschaften von Überlebenden zum Problem werden, da sie sehr starke Bedürfnisse haben und manchmal viel zu viel von anderen verlangen. Es kommt z. B. vor, dass eine Überlebende eine andere, die ohnehin mit ihren eigenen Problemen zu kämpfen hat, auch noch mit Dutzenden von SMS bombardiert.

So etwas kann zu Beziehungsproblemen führen (z. B. dazu, dass Menschen sich abgelehnt fühlen), wie sie bei labilen Menschen häufig vorkommen.

3. Übergroße Abhängigkeit

Verbunden mit dem letzten Punkt ist die Beobachtung, dass manche Überlebenden in eine zu große Abhängigkeit von Therapeuten oder anderen Menschen, die sie begleiten, geraten. Das führt zu dem Empfinden, es niemals aus eigener Kraft schaffen zu können. Dieser Verlust an Selbstvertrauen und Selbstachtung kann so weit gehen, dass ein Überlebender „feststeckt".

Vielleicht ähnelt das dem Empfinden mancher Gefängnisinsassen, die meinen, nach ihrer Entlassung unmöglich allein zurechtkommen zu können. Wir lieben die tragenden Strukturen, die wir um uns aufgebaut haben, und wollen nicht, dass sich daran etwas ändert.

4. Überempfindlichkeit gegenüber Kritik

Ohne angemessene Grenzen neigen Überlebende dazu, Kritik so persönlich zu nehmen, dass Beziehungen daran kaputtgehen. Wird z. B. eine übermäßig abhängige Überlebende auf ihre Abhängigkeit hingewiesen, kann das dazu führen, dass sie sich auf die Überzeugung zurückzieht, die Welt wäre ohne sie besser dran.

Ohne feste Grenzen wird unsere zerbrechliche Identität leicht erschüttert.

5. Unsicherheit im Umgang mit Wut

Ohne gesunde Grenzen kann Wut so bedrohlich wirken, dass sie um jeden Preis vermieden werden muss. Oder die Wut wird durch Gewalt ausagiert, weil das Verständnis für die Grenzen, die andere ziehen wollen und müssen, fehlt.

6. Scham und Schuldgefühle
Wenn eine Kleinigkeit schiefgeht, reagieren Überlebende oft schnell mit der Haltung: „Alles meine Schuld." Auch hier geht es wieder um unser zerbrechliches Selbstbewusstsein. Manche von uns sehen sich selbst als verdorben und schuldig. Wir schämen uns dafür, dass es uns überhaupt gibt.

7. Übertriebene Fürsorge für andere
Natürlich ist es gut, wenn man sich um andere kümmert, aber wenn es zu weit geht, kann es sein, dass uns zu wenig Zeit bleibt, uns angemessen um uns selbst zu kümmern. Es kann passieren, dass uns das Gefühl, gebraucht zu werden, einen überzogenen Kick gibt.

8. Angst vor dem Alleinsein
Wir alle brauchen Zeit, um allein zu sein und nachzudenken. Wenn wir uns diese „Auszeit" nicht nehmen, um über unser Leben nachzudenken, zu schreiben oder zu malen und uns zu erholen, ignorieren wir einen großen Teil unseres inneren Seins, der unsere Fürsorge braucht – unser Inneres Kind.

9. Das Festhalten an ungesunden Beziehungen
Es ist schon erstaunlich, wie leicht missbrauchte Menschen in Beziehungen zu Missbrauchern hineinzugeraten scheinen. Das Kind eines Alkoholikers fängt eine Beziehung zu einem Alkoholiker an, und wieder ist da diese Co-Abhängigkeit. Wir alle müssen unsere Beziehungen sorgsam betrachten. Falls es ungesunde Beziehungen sind, müssen wir sie beenden oder verändern, auch wenn Letzteres sehr schwer zu erreichen ist. Aber wir können lernen, uns stärker durchzusetzen – ohne uns dabei missbräuchlich oder gewalttätig zu verhalten – und unsere Wünsche und Bedürfnisse offen aussprechen. Gleichzeitig sind wir bereit, auf die Wünsche und Bedürfnisse des anderen einzugehen. (Oder wir ziehen uns an einen sicheren Ort zurück, wenn das Gespräch ungut läuft!)

10. Eine falsche Verantwortung für die Gefühle anderer

Wenn wir uns übertrieben für andere verantwortlich fühlen, kann das dazu führen, dass wir unser eigenes inneres Selbst vernachlässigen. Jeder ist für seine Gefühle selbst verantwortlich, aber in unserem Ringen, uns von unseren Fesseln freizumachen, stehen wir uns oft selbst im Weg und können entsprechende Situationen nicht rational angehen. Wir landen wieder bei unseren Schuldgefühlen und unserer Scham: „Ich bin schuld, wenn der andere sich schlecht fühlt." Möglicherweise bemühen wir uns dann umso mehr, es dem anderen recht zu machen, nur damit er uns mag. Das bringt uns zum nächsten Punkt.

11. Übertriebener Einsatz für andere

Ich erlebe immer wieder, dass ich meine Grenzen weit überschreite, um anderen zu helfen. Ich wünsche mir so sehr, dass andere mich mögen und anerkennen, dass ich viel zu viel mache, um ihr Wohlwollen zu erlangen. Ich finde es sehr schwer, das zu lassen, weil ich dieses Helfen-Müssen nicht von einer angemessenen Form der Hilfsbereitschaft trennen kann.

Grenzen wiederherstellen und aufrichten

Wie kann dieser Prozess der Heilung unseres wahren Selbst vonstattengehen? Um das wahre Selbst zu heilen, muss ich Folgendes wagen:

> *Ich muss nach innen, in mein inneres Sein, hineingehen. Mit der Zeit werde ich ...*
> * *meine noch nicht betrauerten Verletzungen, Verluste und Traumata erkennen und betrauern;*
> * *meine gesunden menschlichen Bedürfnisse erfüllt bekommen;*
> * *die Kernthemen meiner Gesundung bearbeiten.*
> CHARLES WHITFIELD

Dieses Konzept des Heilungsprozesses ist dem Prozess von „Aufdecken", „Entdecken" und „Genesen" sehr ähnlich, der schon oben beschrieben wurde.

Unsere Heilung beginnt damit, dass wir die schreckliche Weise, in der wir als Kind (oder später) missbraucht wurden, benennen. Für viele Menschen ist das so grauenhaft, dass sie überhaupt keine Erinnerung daran besitzen. Daher besteht der erste Schritt darin, wenigstens einige Einzelteile unserer verdrängten Erinnerungen wiederzufinden, um dann zu betrauern, was wir verloren haben.

Diese Trauerarbeit ist entscheidend. Ebenso wie Menschen einen psychischen Druck aufbauen, wenn sie nicht um den Tod eines nahestehenden Menschen trauern, werden wir Stress und Irritationen aufstauen, wenn wir unsere eigenen Verluste – z. B. den Verlust an Sicherheit und Geborgenheit bei einem Missbrauch im unmittelbaren Familienumfeld – nicht betrauern.

Eine Depression hängt fast immer mit irgendeiner Verlusterfahrung zusammen. Beim Missbrauch ist es ebenso. Wir verlieren etwas sehr Bedeutsames.

> *Ich habe meine gesamte Kindheit verloren. Ich erinnere mich an*
> *nichts mehr, was war, bevor ich mit elf auf die Highschool ging.*
> *Aber nun kommen einige der Erinnerungen zurück –*
> *Erinnerungen daran, wie ich brutal geschlagen wurde.*
> Eine Überlebende, 30 Jahre alt, die an einer postnatalen
> Depression litt

Ein nächster Schritt bei der Wiederherstellung unserer Grenzen liegt darin, dass unsere menschlichen Bedürfnisse erfüllt werden. Wir brauchen Liebe, Geborgenheit, einen sicheren Ort, das Gefühl irgendwo dazuzugehören usw. Wir brauchen die Erfüllung dieser Grundbedürfnisse, wenn wir mehr über unseres inneres Selbst – über unsere Seele – „entdecken" wollen.

Die Kernthemen durcharbeiten

„Kernthemen" meinen jedes Problemfeld, das unserer Gesundung im Weg steht. Vertrauen ist ein solches Thema, das vielen Überlebenden Probleme bereitet. Wenn wir uns weigern zu vertrauen, fühlen wir uns vielleicht in unserer Einsamkeit gefangen – aber Vertrauen zu lernen, kann Jahre dauern, und deshalb ist es ein Kernthema, an dem wir arbeiten müssen.

Andere Kernthemen (die in diesem Buch immer wieder genannt werden) sind:

- Probleme mit einem geringen Selbstwertgefühl; (Unser mangelnder Glaube an uns selbst ist eine sehr massive Fessel, die zudem oft zu tiefen Depressionen führt.)
- unsere Angst, verlassen zu werden (bei mir ein großes Thema);
- die Frage, wie wir „echt" sein können: Wer bin ich? Was macht mein Innerstes aus? Wie sieht mein wahres Selbst aus?
- Gefühle, die uns überfordern, weil es uns schwerfällt, sie zu kontrollieren: extreme Angst, das Gefühl der eigenen Wertlosigkeit oder Schuldgefühle und Scham („Ich habe kein schönes Leben verdient");
- Schwierigkeiten mit Wut und Konflikten;
- Schwierigkeiten, unsere wahren Gefühle zu verstehen;
- ein unangemessenes Gefühl der Verantwortung für andere;
- Kontrollprobleme – entweder das Bedürfnis, andere übermäßig zu kontrollieren, oder Schwierigkeiten, sich selbst zu kontrollieren;
- Liebe schenken und empfangen.

Strategien für den Umgang mit unseren „Kernthemen"

Ich habe im Verlauf dieses Buches immer wieder Wege angesprochen, wie wir unsere „Kernthemen" angehen und Heilung finden können; so z. B. in den aufgelisteten Strategien und in den praktischen Impulsen, wie wir unsere Fesseln abstreifen können.

Hier ist nun eine Aufstellung, wie wir in unseren „Kernthemen" Heilung erfahren können:

1. Schreiben ist ein äußerst kraftvolles Mittel zu unserer Heilung. Das Schreiben kann in unserem Genesungsprozess sehr wichtig sein, um unsere Gefühle und Gedanken aufzuzeichnen. So können wir später darauf zurückkommen und darüber nachdenken.
2. Im Nachdenken liegt eine große Kraft. Untersuchungen zeigen, dass das Nachdenken einen großen Beitrag zur Reife des Menschen und zu seiner persönlichen und sozialen Entwicklung leistet:
   - Wir entdecken unser innerstes Sein durch das Nachdenken.
   - Wir verändern uns durch Nachdenken.
   - Wir sprengen unsere Fesseln durch Nachdenken.
   Sie sollten deshalb nicht um jeden Preis rasch vorwärtskommen wollen.

Halten Sie inne. Denken Sie nach. Meditieren Sie. Beten Sie. Nehmen Sie sich jeden Tag mindestens zehn Minuten Zeit, um mit einem Kuscheltier zu schmusen oder etwas zu berühren, das Ihnen viel bedeutet. Ich brauche zum Nachdenken Eric oder, wenn ich verwirrt bin, meine Puppe Suzie und Shadow.

3. Sprechen Sie mit Leuten, denen Sie vertrauen können, möglichst konkret über das Problem, an dem Sie gerade arbeiten. Wenn Sie keinen Therapeuten haben, besuchen Sie eine Selbsthilfegruppe oder ein Internetforum.

4. Schreiben und/oder sprechen Sie eingehender über dieses konkrete Thema.

5. Stellen Sie sich selbst eine konkrete Aufgabe zu diesem Thema; z. B. „Was kann ich aus … lernen?" Schreiben Sie die Aufgabe auf, damit Sie sie nicht vergessen.

6. Denken Sie noch mehr nach.

7. Wiederholen Sie den Prozess so oft wie nötig. Versuchen Sie dann, loszulassen. Wenn wir an unserem speziellen Thema arbeiten, kann es Wochen, Monate oder Jahre dauern, bis wir Klarheit darüber bekommen. Es ist gut, wenn wir einen Weg finden, loszulassen, weil das für unsere innere Heilung wichtig ist.

KERNGEDANKEN

- Weil unsere Intimsphäre von den Missbrauchern verletzt wurde, neigen wir dazu, uns mit Grenzen schwerzutun.
- Wir brauchen gesunde Grenzen, um als menschliche Wesen gut funktionieren zu können.
- Wir verbessern unsere Grenzen, indem wir uns durch die für uns problematischen Themen wie Wut oder Angst hindurcharbeiten.

Die Fesseln abstreifen – praktische Impulse

1. Schauen Sie sich die Liste oben mit den sieben Strategien für den Umgang mit unseren „Kernthemen" noch einmal an.

2. Wählen Sie eine Sache, die Sie stört oder an der Sie arbeiten möchten. Ich z. B. will lernen, es nicht mehr jedem recht machen zu müssen. Vielleicht wollen Sie versuchen, Konflikte auszuhalten, oder an einer

Beziehung arbeiten, die gerade in einer Krise steckt; oder Sie wollen lernen, einem Menschen zu vertrauen, dem Sie etwas zu bedeuten scheinen, bei dem Sie jedoch bisher vor einer verbindlichen Beziehung zurückgeschreckt sind.

3. Wenn Sie sich auf eine Sache festgelegt haben, schreiben Sie zunächst etwas darüber auf und arbeiten Sie sich dann durch die Liste der Vorschläge. Die Reihenfolge spielt keine Rolle – es gibt hier keine festgelegte Ordnung.

4. Versuchen Sie, in den kommenden Tagen, Wochen und Monaten weiter an diesem Thema zu arbeiten.

5. Wenn Sie das Thema am Ende „loslassen" können, wäre das toll, aber Sie sind kein Versager, falls Sie feststellen sollten, dass Ihre Sorgen und Ängste Sie immer wieder einholen, obwohl sie meinten, Sie hätten losgelassen. Denken Sie an die Heilungsspirale. Wir kommen im Laufe unserer Heilung immer wieder an die gleichen Fragen. Das ist „normal".

6. Es gibt in der Erwachsenenbildung Kurse, in denen man lernen kann, sich besser zu behaupten. Das kann gerade für uns in vielerlei Hinsicht hilfreich sein, unter anderem dabei, aus ungesunden Beziehungen auszusteigen.

Nicht vergessen!
Es war nicht Ihr Fehler, dass Ihre Grenzen missachtet wurden.

Hüten Sie sich vor Leuten, die Ihre Bemühungen, ungesunde Beziehungsmuster zu durchbrechen, untergraben.
JODY HAYS

23 Vergeben und vergessen?

Wenn es ein Thema gibt, das Überlebende mit Sicherheit in Rage bringt, ist es das Thema „Vergebung". Da benutzt jemand dieses Wort, und schon halten wir die Luft an. Vermutlich weil viele von uns den Druck kennen, doch bitte *jetzt sofort* „zu vergeben und zu vergessen". Ich halte diesen Rat in den meisten Fällen für unangemessen – nicht zuletzt deshalb, weil es Unsinn ist, Vergeben und Vergessen miteinander zu koppeln. Ich möchte meinen, dass es unmöglich ist, den Missbrauch zu vergessen, wenn die Erinnerungen daran erst einmal wieder ins Bewusstsein zurückgekehrt sind.

Ich habe an Diskussionen teilgenommen, in denen Menschen, die missbraucht wurden, über Vergebung sprachen. Wir haben einander gemalt, miteinander geweint, gestaunt, uns durcheinanderbringen lassen und manchmal auch aufgegeben, weil es zu schwer erschien – zu kompliziert.

Deshalb habe ich mich darangemacht und so viele Bücher wie möglich zu diesem Thema verschlungen, von den Gedanken der südafrikanischen Kommission für Wahrheit und Versöhnung bis hin zu durchaus ernst gemeinten Abhandlungen, in denen uns allen die völlige Heilung versprochen wird, wenn wir nur fähig sind, ganz und gar und *jetzt sofort* zu vergeben.

Was Vergebung nicht ist

Es gibt tonnenweise falsche Vorstellungen darüber, was Vergebung ist. Die Verknüpfung zwischen Vergeben und Vergessen habe ich ja bereits erwähnt.

Niemand würde von einem Vergewaltigungsopfer erwarten, dass es die grauenhaften Erlebnisse vergisst. Man wird diese Dinge vermutlich nie vergessen, aber vielleicht kann man sie „loslassen" und so von seinem Schmerz frei werden.

Ich weiß nicht, wo diese völlig fehlgeleitete Idee vom „Vergeben und Vergessen" herkommt, aber sie ist in der Kultur, in der ich lebe, fest verankert. Ich halte es für eine gefährliche Überzeugung, die im Leben von Menschen, die innerlich schwer verwundet wurden, schlimmen Schaden anrichtet.

Vielleicht wollen die Leute, dass wir vergessen, damit wir nicht mehr über den Missbrauch reden. Wenn man uns dazu bringen könnte zu vergessen, müsste man sich nicht mehr damit auseinandersetzen, dass wir so sehr darunter leiden. Wäre es möglicherweise leichter für die anderen, wenn wir vergäßen?

Vergebung ist kein einmaliges Ereignis

Etwas, was uns am Thema Vergebung so verwirrt, ist die Haltung, Vergebung als Einzelereignis zu betrachten: „Ich habe ihr am letzten Dienstag um 17.00 Uhr vergeben." Ich denke, so funktioniert Vergebung nicht.

Ja, es gibt Momente, in denen sich unser Denken verändert. Ich habe Momente erlebt, in denen mir klar wurde, dass ich angefangen habe, einem anderen Menschen zu vergeben. Bei meiner Mutter wusste ich schon vor Jahren, dass ich ihr vergeben habe, aber ich habe auch entdeckt, dass Vergebung eher ein Prozess als ein Ereignis ist.

Ich sehe auch den Vergebungsprozess als eine Spiralbewegung, so wie den Heilungsprozess (s. S. 179). Wir müssen immer und immer wieder zu den gleichen Fragen zurückkehren.

Die andere Wange hinhalten

Ein weiteres grundlegendes Missverständnis über Vergebung ergibt sich aus einigen Worten Jesu. Mehrere Freunde unterschiedlichster Konfessionen haben mir gesagt, Jesus sei das Vorbild eines vergebungsbereiten Menschen.

Ja, das klingt durchaus plausibel, aber ich denke dennoch, dass es in diesem Zusammenhang so manches Missverständnis gibt.

Nehmen Sie z. B. das Wort Jesu, man solle „die andere Wange hinhalten" – die meisten Menschen, denen ich begegnet bin, verstehen das so, dass man keine Vergeltung üben solle. Ja, es ist gut, sein Leben so zu führen. Zurückzuschlagen kann den Beginn eines Krieges bedeuten, selten führt es zum Frieden.

Aber, wenn man das mit dem Verzicht auf Vergeltung auf die Spitze treibt, kann man bei der Haltung landen: „Trampelt doch einfach auf mir rum, wie es euch gefällt." Das, so denke ich, ist falsch, weil es bedeuten würde, dass wir nicht mehr für unser Recht einstehen.

Wo bleibt die Gerechtigkeit?

Gerechtigkeit ist sehr wichtig. In der Kultur, in der ich lebe, ist sie ein Stück weit verloren gegangen. Besonders unter Überlebenden, die Christen sind. Uns wird gesagt, man müsse vergeben. Wir fragen: „Wo bleibt die Gerechtigkeit?"

Menschen, die häusliche Gewalt erfahren haben, werden oft dazu ermuntert, zu vergeben und zu vergessen und mit dem Ehepartner zusammenzubleiben, aber sie bekommen keine Hilfestellung, wie sie mit der Gewalttätigkeit ihres Partners umgehen können. So bleibt Vergebung eine Sache des Opfers, anstatt dem Täter ein bestimmtes Verhalten und Handeln abzuverlangen. Das ist aus Sicht erwachsener Missbrauchsopfer sehr irritierend, weil man ihnen ständig sagt, sie müssten vergeben und die Dinge hinter sich lassen, ohne dass auch nur annähernd Gerechtigkeit geschieht – manchmal wird noch nicht einmal etwas zu ihrer Sicherheit unternommen. (Das endet in manchen Fällen häuslicher Gewalt mit Mord.)

Vergeben Sie nicht zu schnell

Don't Forgive Too Soon („Vergeben Sie nicht zu schnell") ist der Titel eines sehr guten Buches, das mir in die Hände gefallen ist. Wow! Welch eine Botschaft, und das bereits im Titel! Ich musste das Buch einfach lesen.

Von dem, was die Autoren dieses Buches sagen, war mir am wichtigsten, dass sie manche christlichen Konzepte – wie die Aufforderung, die andere Wange hinzuhalten – anders deuten.

Die meisten Menschen, egal, ob gläubig oder nicht, meinen, Christen sei es verboten, Vergeltung zu üben (noch nicht einmal mit Worten); und wenn jemand uns schlägt, dann müssten wir zulassen, dass der Angreifer uns ein weiteres Mal schlägt, und ihm sofort vergeben. Das, so die Autoren des Buches, sei ein völlig verkehrtes Verständnis dieser Bibelstelle.

Die Autoren untersuchen diese Aussage Jesu im kulturellen Kontext des ersten Jahrhunderts. Dadurch bekommen diese Worte, in denen Jesus zu Vergeltung, Gerechtigkeit und Vergebung Stellung nimmt, einen ganz anderen Klang (der mir persönlich gefällt und das Verständnis von Vergebung wesentlich realistischer macht).

Dieses neue Verständnis lautet in etwa:

Die Römer hatten damals in Palästina das Sagen. Als Jesus sagte: „Haltet die andere Wange hin", sprach er zu einer Zuhörerschaft aus ganz gewöhnlichen Leuten, die in diesem Umfeld lebten. Er verdeutlichte seine Geschichte mit Aspekten sowohl der römischen als auch der Kultur Israels der damaligen Zeit.

Jesus sagte also nicht, dass wir die Gerechtigkeit aufgeben und unserem Gegenüber erlauben sollen, uns ein zweites Mal zu schlagen. Er sprach hier vielmehr von einer Situation, wie sie zwischen einem Durchschnittsbewohner Palästinas und einem römischen Soldaten durchaus vorkommen konnte.

Nehmen wir einmal an, der jüdische Bauer kam einem römischen Soldaten in die Quere und wurde geschlagen. Der Soldat schlägt dem Bauern mit dem Handrücken seiner rechten Hand auf die rechte Wange – so schlug man damals jemanden, der im sozialen Rang unter einem stand. Dieser Schlag mit dem Handrücken war ein Zeichen der Verachtung.

Die andere Wange hinzuhalten würde bedeuten, dass der Bauer seinen Kopf dreht und dem Soldaten so signalisiert, er solle ihn auf die andere Wange schlagen. Doch um dies mit seiner rechten Hand zu tun, müsste der Soldat mit der Handfläche der offenen rechten Hand auf die linke Wange des Bauern schlagen. Das aber würde der Soldat vermutlich nicht wollen, da diese Art des Schlagens ein Eingeständnis wäre, dass der andere ihm sozial gleichrangig ist. Niemals aber würde ein römischer Soldat einen palästinischen Bauern als gleichrangig anerkennen wollen.

Wenn Jesus hier also davon spricht, die andere Wange hinzuhalten, meinte er nicht: „Gut, schlag einfach nochmal zu, zum Teufel mit der Gerechtigkeit, du darfst mich behandeln, wie es dir passt" (eine alarmierend häufige Deutung dieser Worte Jesu). Stattdessen ist das Hinhalten der anderen Wange gleichbedeutend mit der Botschaft: „Räume mir den Status ein, der mir gebührt. Ich stehe nicht unter dir."

Das ist doch eine Revolution im westlich-christlichen Denken! Die Annahme so vieler Menschen, wir müssten um jeden Preis vergeben und die Frage der Gerechtigkeit dabei völlig außen vor lassen, beruht auf einem grundlegenden Missverständnis dessen, was Jesus an dieser Stelle gesagt hat.

Jesus am Kreuz

Ein weiteres gravierendes Missverständnis, das unrealistische Erwartungen im Zusammenhang mit Vergebung begründet, hat mit dem Tod Jesu am Kreuz zu tun.

Die Leute sagen, Jesus vergab seinen Missbrauchern, als er am Kreuz hing. Er wird mit den Worten zitiert: „Vater, vergib ihnen, weil sie nicht wissen, was sie tun."

Ja, Jesus sagt zu seinem Vater, dass die, die ihn töten, nicht wissen, was sie tun, und wie gesagt, Jesus gab sein Leben aus freiem Entschluss. Trotzdem muss es die Hölle gewesen sein.

Was er jedoch tatsächlich gesagt hat, ist: *„Vater,* vergib ihnen."

Das ist vielleicht der wichtigste Satz in dem ganzen Buch, wenn Sie Christ sind und darunter leiden, dass die Leute Ihnen ständig mit diesem Blödsinn von „Du musst aber jetzt sofort vergeben" kommen.

Denken Sie doch einmal darüber nach:

Jesus sagte: „Vater, vergib ihnen."

Und vielleicht war sein nächster Satz: „… weil ich das gerade nicht kann, mit all diesen Nägeln in meinem Körper und dem Speer in meiner Seite und meiner weinenden Mutter da unten … – also, könntest du das mit dem Vergeben bitte für mich machen?"

O.K., ich habe diesen Satz erfunden. Aber Tatsache bleibt, dass Jesus seinen Missbrauchern nicht vom Kreuz herab vergeben hat. Er zeigte uns, dass es letztlich Gott ist, der Vergebung schafft.

Was allerdings stimmt, ist, dass Jesus ein vergebungsbereiter Mensch war und dass wir in seinen Reden viele Ermahnungen finden, den Menschen, die uns verletzen, zu vergeben. Das Problem ist, dass diese Tatsachen sich irgendwie in diese leichtfertig dahingesagte Lehre von der Sofort-Vergebung verwandelt haben. Diese Lehre hat sich in unsere Kultur eingeschlichen und das Leben vieler Überlebender auf grausame und schreckliche Weise durch Berge von Schuldgefühlen belastet.

Vergebung ist eine Haltung

Wenn wir endlich aufhören zu meinen, Vergebung wäre etwas, was wir am kommenden Sonntag so nebenbei erledigen können, stehen uns andere Ansätze offen.

Vergebung:

- ist eine innere Haltung;
- ist ein Prozess, der seine Zeit braucht;
- betrifft unsere Beziehungen und die Gemeinschaft, in der wir leben;
- betrifft die Art und Weise, wie wir mit unseren Mitmenschen im alltäglichen Miteinander umgehen – wir leben Vergebung.

Manche Menschen sind liebevoll, ehrlich und fürsorglich. Andere sind egoistisch und verhalten sich immer gleich aggressiv. Vermutlich haben wir alle schon solche Menschen erlebt. Sie haben keine vergebungsbereite Haltung.

Das Vaterunser

Manche christlichen Überlebenden haben Mühe mit der Bitte des Vaterunsers: „Und vergib uns unsere Schuld, wie auch wir vergeben unsern Schuldigern." Für sie bedeutet es: „Du musst sofort vergeben, sonst wird Gott dir auch nicht vergeben."

Das ist ein weiteres grundlegendes Missverständnis. Diese „Wie du mir, so ich dir"-Vergebung drückt nichts von der bedingungslosen Liebe aus, mit der Gott jeden von uns liebt. (Sicher, nicht jeder nimmt diese Liebe auch an.)

Wenn Sie Christ sind und es schwer haben, an diese bedingungslose Liebe Gottes zu glauben, hilft Ihnen vielleicht Philip Yanceys Buch *Gnade ist nicht nur ein Wort*. (Ein weiteres hilfreiches Buch zu diesem Thema ist *Vergeben kann man nicht müssen* von Andreas Malessa und Ulrich Gieskus.)

Ich glaube, dass Gott uns liebt – Punkt.

Gott liebt uns, egal ob wir gerade voller Zorn gegen unsere Missbraucher wüten oder ständig darüber nachdenken, sie vor Gericht zu bringen, ob wir wegen der ganzen Sache so depressiv sind, dass wir an Selbstmord denken, oder ob wir uns in irgendeinem anderen seelischen Zustand befinden, den andere möglicherweise missbilligen.

Wenn wir begreifen, dass Vergebung eine Haltung ist, bei der es um Beziehungen geht, und nicht eine Aufgabe, die wir morgen früh erledigen, dann können wir auch verstehen, dass das Vaterunser uns nicht aufträgt, sofort und schnell mal nebenbei zu vergeben. Es sagt uns, dass wir unser Leben liebevoll und fürsorglich, in einer zur Vergebung bereiten Haltung führen und uns für Gerechtigkeit und Frieden einsetzen sollen.

Wir können all diese Dinge in Liebe tun und *trotzdem noch so richtig wütend auf unsere Missbraucher sein.* Wir können trotzdem das Gefühl haben, ihnen zu vergeben sei so schwer, dass wir uns fragen, ob wir es wohl jemals schaffen werden.

Das ist in Ordnung.

Wenn Sie zu den Überlebenden gehören, die Gottesdienste meiden, weil dort so beängstigende Dinge geschehen wie das gemeinsame Beten des Vaterunsers, dann lassen Sie sich sagen: Man hat Ihnen etwas Falsches erzählt. Diese Bitte: „… wie wir vergeben unsern Schuldigern" muss im Zusammenhang gesehen werden mit dem, was ich den „Mühlstein-Faktor" nenne, und mit einem Verständnis von Vergebung als Prozess.

Der Mühlstein-Faktor

In der Grundschule wurde mir viel davon erzählt, was Jesus gesagt hat. Und mir hat immer schon die Stelle gefallen, wo Jesus sagt, dass es für den, der einem kleinen Kind wehtut, besser wäre, man würde ihm einen Mühlstein um den Hals legen (Mühlsteine sind ziemlich schwer) und ihn in einem Teich ersäufen.

Das bedeutet, dass solche Leute sterben.

Hier steht der vergebungsbereiteste Mensch, den die Welt je gesehen hat, und sagt: „Wenn du einen von meinen Kleinen missbrauchst, dann ist es aus mit dir, Mann. Du bist so gut wie tot."

Was manche nicht bedenken, wenn sie mit ihrem „Du musst ganz schnell vergeben, oder du kommst in die Hölle"-Mist anfangen, ist, wie traumatisch Missbrauch ist – den vergibt man nicht so leicht.

Nehmen Sie meine Betrachtungen zum Supermarkt: Wenn Sie mich aus Versehen mit Ihrem Einkaufswagen anfahren, während ich gerade versuche, eine Dose Tomaten aus dem Regal zu angeln, und Sie sich daraufhin entschuldigen, werde ich ziemlich sicher antworten: „Schon in Ordnung." Selbst wenn es mir wehtut, werde ich Sie umgehend aus Ihrer Schuld entlassen, weil Sie es ja nicht gewollt haben. Wenn Sie mich jedoch absichtlich rammen und ich an Ihrem Gesicht ablesen kann, dass Sie mir wehtun wollten, und Sie dann mit einem Grinsen sagen: „Ach, das tut mir aber leid", werde ich nicht sagen: „Schon gut." Ich werde Ihnen vielmehr einen wütenden Blick zuwerfen. – Und hoffentlich werde ich mich nicht auch noch rächen, indem ich Ihnen die Tomatendose an den Kopf werfe.

Wo es keine ernst gemeinte Entschuldigung gibt, muss ich auch nicht sofort vergeben. Ich kann eine Weile bei meiner Wut bleiben und verletzt darüber sein, dass mir jemand so etwas antun konnte. Wenn ich dann selbst so weit bin, werde ich es um meiner selbst willen loslassen – damit ich nicht an meinen hasserfüllten Gedanken festhänge und riskiere, verbittert zu werden.

Was aber, wenn Sie mich eines Nachts im Park mit Ihrem Einkaufswagen überrollen und mich anschließend sexuell belästigen? Die Polizei findet Sie zwar, aber Sie leugnen die Tat, schauen mir in die Augen und fragen mich, wie ich es nur wagen kann, Sie anzuzeigen. Was mache ich dann mit diesem „… wie auch wir vergeben unsern Schuldigern"?

Mit Sicherheit sage ich nicht so schnell: „Ich vergebe Ihnen." Ich brauche Zeit. Ich brauche viele tröstende Umarmungen.

Ja, ich weiß: Auf lange Sicht würde ich vergeben – um meiner eigenen seelischen Gesundheit willen (darauf komme ich noch zurück, es ist mein wichtigstes Werkzeug zum Fesselnsprengen), aber ich werde mit Sicherheit nicht diese Sofort-Vergebung aussprechen, die so viele für richtig halten.

Oberflächliche Vergebung wird nur noch mehr Druck und Gefühlschaos erzeugen, und wer uns drängt, zu vergeben und zu vergessen, ist nahe dran, uns erneut zu missbrauchen.

Es gibt Dinge, durch die wir uns hindurchkämpfen müssen, wenn unser „Loslassen" einen Sinn haben soll und wenn wir das Trauma als geheilte und glückliche Menschen überwinden wollen.

Zeit und Vergebung

Viele Missverständnisse zum Thema Vergebung haben es, so scheint mir, mit Zeitvorstellungen zu tun. Lassen Sie uns einige Szenarien betrachten.

Nehmen wir an, jemand (egal ob Mann oder Frau) wird brutal vergewaltigt und halb tot liegen gelassen. Das Opfer blickt seinem Angreifer nach. Wird es in diesem Moment denken: „Ich vergebe ihm"?

Vermutlich nicht.

Dieser Mensch wird sich vermutlich eher denken: „Ich brauche Hilfe. Wo ist mein Handy? Bitte, Gott, hilf mir. Soll ich die Polizei rufen, oder soll ich mich einfach nach Hause schleppen und unter die Dusche stellen?"

Was macht es aus, ob dieser Mensch den Satz: „Ich vergebe meinem Vergewaltiger" nach zehn Minuten, nach zehn Wochen, nach zehn Monaten, nach zehn Jahren oder nach Jahrzehnten erst aussprechen kann – oder ob er gar stirbt, bevor er diesen Satz je sagen konnte?

Ich glaube, es macht nichts, aber auch gar nichts aus.

Es kann kein universales Zeitlimit für Vergebung oder auch nur für das „Loslassen um der eigenen seelischen Gesundheit willen" geben.

Traumata brauchen Zeit und es tut weh, sich einzugestehen, dass wir innerlich ein einziges Knäuel aus Hass und Wut sind. Aber wenn wir verleugnen, wie tief unsere Verletzung geht, verlangsamen wir unseren seelischen Genesungsprozess nur.

Ist es Gottes Aufgabe?

Ich las die Geschichte einer Frau, die damit rang, den Menschen zu vergeben, die sie missbraucht hatten. Sie erzählt davon, wie ihr in diesem Ringen eine weise Freundin sagte: „Es ist nicht an dir zu vergeben. Das ist Gottes Aufgabe." Die Überlebende berichtet, dass sie von da an frei war von dieser schrecklichen Last, die so viele von uns mit sich herumschleppen, von der grauenhaften Pflicht zu vergeben.

Ist das Vergeben Gottes Aufgabe?

Natürlich müssen wir immer noch an unseren Beziehungen zu den Menschen, die uns missbraucht haben, arbeiten. Aber wir können das Ganze in Gottes Hände legen.

Ich finde das eine brillante Strategie!

Ich habe es Gott gegenüber ungefähr so ausgedrückt:

„Gott, so sieht es aus: Ich komme mit dieser ganzen Vergeberei nicht klar. Ich weiß nicht, wie ich es anstellen soll. Aber ich möchte nicht als bittere, hasserfüllte Frau enden, mit der es keiner aushält. Ich will frei sein.

Hier hast du das ganze Chaos – und all meine Kämpfe, all meine Ängste, dass du mich ablehnen könntest, all meine Wut. – Ich krieg das mit der Vergebung einfach nicht in meinen Kopf. Ich geb' es alles dir. Es ist nun nicht mehr meine Last.

Danke."

Strategien für unser Nachdenken über Vergebung

1. Versuchen Sie es mit der soeben genannten Strategie. Bei mir hat sie funktioniert.
2. Versuchen Sie, allen Druck, vergeben zu müssen, abzulegen. Niemand hat das Recht, über einen anderen Menschen zu urteilen. Sie lassen zu Ihrer Zeit und auf Ihre Art los.
3. Versuchen Sie herauszufinden, in welchen Bereichen Ihnen das „Loslassen" leichter fällt. Wenn Sie z. B. Ihren Missbraucher oder die Menschen, die von Ihren Anschuldigungen wissen, noch regelmäßig sehen, könnten Sie versuchen, nicht immer über den Missbrauch zu sprechen. Vielleicht würde Ihre Schwester den Abwasch mit Ihnen zusammen lieber erledigen, wenn Sie dieses schmerzhafte Thema nicht immer wieder ansprechen. Stattdessen könnten Sie in Momenten, in denen Sie darüber reden müssen, um eine Stunde Zeit bitten, um in Ruhe darüber zu sprechen.

   Über das Ganze einfach mal nicht zu sprechen, kann der Anfang des „Loslassens" sein.

Phasen der Vergebung

Eines kann uns in dem schwierigen Prozess des Vergebens helfen: Denken Sie doch einmal über einen Vorschlag nach, den die Autoren des Buches *Don't Forgive Too Soon* machen. Sie sagen, es gibt fünf Phasen im Vergebungsprozess. Für uns mag es hilfreich sein zu fragen, in welcher Phase wir uns gerade befinden.

Das sind die fünf Phasen:

1. Leugnung. Natürlich wollen wir uns dem, was geschieht, nicht stellen.
2. Wut. Natürlich sind wir wütend. – Diese Wut ist die Energie und die Motivation, die wir brauchen, um auf kreative Weise Wege zur Vergebung und Bewältigung zu suchen.
3. Verhandeln. Natürlich fangen wir an zu verhandeln: „Du musst dich zuerst entschuldigen." Völlig richtig – wo das fehlt, braucht das „Loslassen" besonders lange. In dem Film *Something About Amelia* bekommt sie eine Entschuldigung, ein umfassendes Schuldeingeständnis. „Es war meine Schuld. Dir kann man keinerlei Vorwürfe machen. Was ich getan habe, war falsch."

Die meisten Überlebenden hören so etwas nicht. Vielmehr bekommen sie meist eine vehemente Ableugnung der Tat zu hören. Und wenn es etwas gibt, das unser „Loslassen" torpediert, dann eine völlige Leugnung durch den Missbraucher. „Ich habe nichts Falsches gemacht. Ich habe dich nie angerührt. Das hast du dir nur eingebildet, du durchtriebenes kleines Biest" (oder schlimmer noch: „Ich tat es, weil ich dich liebe").

4. Trauer. Natürlich empfinden wir Trauer. Wir haben unsere Kindheit verloren. Wir haben unsere Unschuld verloren. Wir haben die Fähigkeit verloren zu vertrauen. Wir standen einer solchen Gewalt und Brutalität gegenüber, dass wir sie unmöglich begreifen konnten. Unsere Welt geriet für immer ins Wanken.

Auch erwachsene Opfer erleben Verluste – sie verlieren das Gefühl der Sicherheit; das Empfinden, dass das Leben auch schön sein kann; das Wissen, dass sie als Menschen wertvoll sind.

5. Annahme. Vielleicht werden wir nicht alle so weit kommen, dass wir die Phase der Annahme erreichen. Und das ist in Ordnung. In den früheren Phasen haben wir uns vielleicht gesagt: „Ich will loslassen – um meiner eigenen seelischen Gesundheit willen." In dieser Phase aber sind wir in der Lage, eine tiefer gehende Vergebung wahrzunehmen.

Aber bedenken Sie: Der Vergebungsprozess läuft nicht so nett und geordnet und vorhersagbar ab, wie es aufgrund dieser Phasen vielleicht aussehen mag. Wir werden vermutlich ein paar Runden drehen und manche Dinge immer wieder neu anschauen, so wie bei der Heilungsspirale auf S. 179. Es kann z. B. sein, dass die Wut wieder in uns aufsteigt, obwohl wir eigentlich gedacht hatten, wir hätten sie längst überwunden.

Gesunde Vergebung

Bei einer gesunden Vergebung geht es zuerst darum, die grundlegendsten Verletzungen, die unser Innerstes, unsere Seele, durch den Missbrauch erfahren hat, zu verarbeiten. Die fünf oben genannten Phasen wären dann Teil unserer „Aufdeckungs-" und „Entdeckungsarbeit".

- Gesunde Vergebung braucht Zeit.
- Wut, Zorn, Trauer, das „Abschalten", weil uns alles zu viel wird – all das ist Teil des Vergebungsprozesses.
- Der Aufschrei: „Ich werde ihm niemals vergeben" gehört zur Wut dazu.

- Wer wütend ist, befindet sich auf dem Weg zur Vergebung.
- Wer sich leer fühlt, ist auf dem Weg zu seiner Wut; und so sind auch diese Leere und das Abschalten Teil des Vergebens.

Wenn Sie dieses Buch lesen, weil Sie nach Hilfe und Heilung suchen, werden Sie mit ziemlicher Sicherheit die Bereitschaft in sich tragen, „um Ihrer eigenen seelischen Gesundheit willen loszulassen". Damit sind Sie in Ihrem Vergebungsprozess schon ein gutes Stück vorangekommen.

Sie sind also schon dabei, im Bereich der Vergebung Fesseln abzustreifen.

KERNGEDANKEN
- ▶ Vergebung braucht Zeit. Vergeben ist ein Prozess, kein Einzelereignis.
- ▶ Vergeben ist schwer.
- ▶ Vergebung kann damit beginnen, dass wir uns vornehmen, nach und nach „loszulassen", und uns entschließen, in einer kreativeren Art mit den Dingen umzugehen.
- ▶ Unser „Loslassen" muss nicht damit verbunden sein, dass unser Missbraucher sich bei uns entschuldigt.
- ▶ Gott ist es, der die Vergebung gewährt!

Die Fesseln abstreifen – praktische Impulse

1. Finden Sie heraus, in welcher Phase des Vergebungsweges (s. S. 220f.) Sie sich gerade befinden. (Es kann auch sein, dass Sie immer wieder zwischen mehreren Phasen wechseln.)
2. Beim „Loslassen"-Lernen ist es ähnlich wie bei der Umkehrung unserer negativen Gedanken.

   Das ist für mich, die Grüblerin, ein echtes Thema – ich falle so leicht zurück in dieses dunkle Chaos meiner Kindheit oder denke an meinen tyrannischen Chef. Wenn ich zulasse, dass ich in Gedanken die gleichen schlimmen Situationen immer wieder abspiele, schlägt mein Herz schneller, und am Ende bin ich verängstigt und gestresst. *Ich muss mich bewusst dazu entschließen, „loszulassen" und diese alten Gedanken durch positivere innere Bilder zu ersetzen.*

   Ich sage mir:

- „Du bist kein Opfer mehr, du bist eine Überlebende."
- „Das sind alte Sachen. Du fühlst dich viel besser, wenn du an die Zeisige am Vogelhaus denkst."
- „Bleib da nicht stehen! Benimm dich nicht, als ob du immer noch an all diesen Müll gefesselt wärest."

Im Übrigen: Richtet eure Gedanken auf das, was ...
als rechtschaffen, ehrbar und gerecht gilt, was rein, liebenswert und
ansprechend ist, auf alles, was Tugend heißt und Lob verdient.
DER APOSTEL PAULUS AN DIE LEUTE IN PHILIPPI

3. Können Sie Ihre eigene Liste mit positiven inneren Bildern schreiben oder malen? Benutzen Sie dazu Dinge, die Sie besonders genießen, wie das Gefühl der Wellen beim Surfen in der Brandung. Diese Bilder können Sie benutzen, um die alten negativen Bilder zu ersetzen.

4. Suzie, die Pinguindame, hilft mir zu vergeben. Ihre kuschelige Sanftheit lässt keinen Platz für die Härte, mit der man an seiner Bitterkeit festhält. Auch ich möchte weich und sanft sein – ich möchte eine vergebungsbereite Haltung erwerben. Gehen Sie Ihre persönlichen Schätze durch. Was könnte Sie daran erinnern, wie wichtig es ist, „loszulassen"? Wie wäre es mit einer Fossilie? Meine erinnert mich daran, dass ich mich zwischen den Felsen nicht zerquetschen lassen darf.

5. Rache ist bestimmt keine gute Idee. Aber es kann ein Frühstadium des „Loslassens" sein, wenn Sie zwar Rachegedanken haben, aber bewusst entscheiden, diesen Gedanken keinen Raum zu geben. Machen Sie sich in Ihrem Tagebuch eine Liste von Dingen, die zum „Loslassen" gehören, z. B.:
- das Leben des Missbrauchers nicht zu zerstören;
- dem Missbraucher keine hasserfüllten E-Mails zu schicken oder ihn anzurufen und schwer in den Hörer zu atmen, damit er die Nerven verliert.
- ihm keine schrecklichen Dinge zu wünschen wie einen langsamen,

schmerzhaften Tod. (Bei meinem tyrannischen Chef brauchte ich lange, bis ich an diesen Punkt kam.)

Es gibt sicher viele weitere Dinge, die Sie auf Ihre ganz persönliche Liste setzen können.

6. Schreiben Sie jetzt praktische Beispiele auf, wie das „Loslassen" bei Ihnen aussehen könnte, z. B.:

- zum Geburtstag oder zu Weihnachten eine Karte zu schicken;
- sich eine Bereinigung der Situation zu wünschen (nachdem die anderen sich entschuldigt haben);
- den Beschluss zu fassen, dass Sie nicht zulassen werden, dass der Missbraucher Ihr Leben zerstört, und dass Sie sich deshalb um Ihrer selbst willen entschließen wollen, loszulassen.

Meine Liste hilft mir zu erkennen, dass ich wenigstens auf dem Weg zu diesem Ziel bin, loszulassen. Ich befinde mich mitten drin im Vergebungsprozess.

Nicht vergessen!

Wir können uns bewusst dafür entscheiden, unser gefesseltes, grauenhaftes Leben zu verändern – in das beste Leben, das ein Mensch haben könnte. Seien Sie mutig, und setzen Sie sich ein hohes Ziel!

Wir tun etwas unverzichtbar Wichtiges, wenn wir „loslassen": Wir geben uns selbst neue Vollmacht – wir nehmen die Kontrolle über unser Leben wieder selbst in die Hand und gestatten es unseren Missbrauchern heute nicht mehr, auch nur den kleinsten Einfluss auf unser Leben auszuüben.

All unsere psychologischen Studien und all unsere Erfahrungen in der Seelsorge haben uns gezeigt, dass es ungesund ist, Missbrauch passiv zu erleiden … Jesus lädt uns zu einer Vergebung ein, die weder passiv ist, noch einem Selbstmissbrauch gleichkommt, sondern dem Bösen aktiv widersteht, unsere Würde wahrt und die Person, die uns verletzt hat, einlädt, sich an ihre eigene Würde zurückzuerinnern.

DENNIS, SHEILA UND MATTHEW LINN

24 Unser Kampf mit der Vergebung

Zu vergeben ist schwer. Dagegen erscheint das Jonglieren mit Kettensägen vergleichsweise leicht. Aber wie wir gesehen haben, ist Vergebung nicht nur diese letzte Phase (die wir möglicherweise nie erreichen), in der man weiß, dass man ganz und gar vergeben hat. Vergebung fängt an mit Tränen, Wut, „Hätte ich doch"-Vorwürfen, noch mehr Tränen und noch mehr Wut – und mit unserer zunehmenden Fähigkeit, „loszulassen", selbst wenn dieses Loslassen nur dazu dient, uns selbst davor zu bewahren, in ein tiefes Loch voller Bitterkeit zu fallen.

Selbst das „Loslassen" kann schwer sein. Ich habe vollstes Verständnis für Menschen in meinem Bekanntenkreis, die auf Gerechtigkeit beharren; die eine Entschuldigung verlangen, bevor sie vergeben wollen. Manche Geschichten, die mir Überlebende erzählt haben, sind absolut grauenhaft.

Ein Bekannter, Aiden, erzählte mir, wie wütend er wird, wenn er zu hören kriegt, er müsse vergeben (möglichst noch mit dem Zusatz: „sonst wird Gott dir auch nicht vergeben"). So etwas in der Richtung hatte er von seinem Pastor gehört.

> *Ich sagte ihm, es wäre vielleicht anders, wenn mein Bruder sich bei mir entschuldigen würde. Aber Carl streitet ja sogar alles ab. Ich sagte meinem Pastor: Wenn ihm Tag für Tag ein Penis in den Hintern gerammt worden wäre, von einem Alter von drei Jahren an bis zu einem Alter von zwölf Jahren; wenn er mit allen Arten von Messern bedroht worden wäre; wenn man ihm gesagt hätte, dass Mutter ihm niemals glauben würde und dass er in ein Heim käme; wenn er von seinem zwölf Jahre älteren Bruder herumgeschubst und geschlagen worden wäre – dann und nur dann würde ich meinem Pastor zuhören, wenn er von Vergebung spricht.*
>
> AIDEN, 28

Heilung von traumatischen Erlebnissen

Ich kann Aiden nur recht geben.

Niemand hat das Recht, sich Menschen herauszupicken, denen es schwerfällt zu vergeben, und ihnen dann eine Antwort auf die Probleme ihres Lebens um die Ohren zu hauen. Ja, wir können anderen Mut machen „loszulassen". Wir können von der Gefahr sprechen, verbittert zu werden. Schauen wir uns die Phasen der Traumaheilung noch einmal an, die wir in Kapitel 3 besprochen hatten:

- einen sicheren Ort finden;
- die traumatischen Ereignisse rekonstruieren, sodass sie etwas Sinn ergeben;
- die Verbindung zwischen den Überlebenden und ihrem Umfeld wiederherstellen.

All diese Phasen gehen der Vergebung voraus. Und so kann die Antwort auf die Frage: „Hast du vergeben?" „Ja!" lauten. Sie kann aber ebenso gut lauten: „Ich bin dabei, es zu tun, indem ich versuche, das Trauma des Missbrauchs zu bewältigen."

Was ist so schlecht daran zu vergeben?

Bis hierhin habe ich unterstellt, dass Vergebung etwas Gutes, wenn auch Schweres ist – eine innere Haltung, bei der wir in gesunden Beziehungen zu den Menschen um uns herum stehen. (Vergessen Sie nicht, dass eine gesunde Beziehung zu Ihrem Missbraucher auch bedeuten kann, dass Sie ihn nicht näher als 500 Meter an sich heranlassen.)

Ich habe gesagt, dass der Vergebungsprozess langwierig ist und Jahre dauern kann, aber ich habe mich deutlich dafür ausgesprochen, „um der eigenen seelischen Gesundheit willen zu vergeben".

Ich habe gesagt, dass sowohl der Gedanke einer „Sofort-Vergebung" als auch die Haltung, man müsse „vergeben und vergessen", schädlich und daher zu vermeiden sind. Aber es gibt noch andere Aspekte von Vergebung, die manche als negativ ansehen:

> *Ich werde ... an meinem Versuch festhalten, Einwände gegen die Vergebung vorzubringen und im Blick auf eine vorschnelle Vergebung als Antwort auf Verfehlungen anderer zur Vorsicht zu mahnen. Meiner Ansicht nach läuft eine solche Antwort Gefahr, äußerst wichtige Werte zu kompromittieren – zum Beispiel die Selbstachtung.*
> JEFFRIE G. MURPHY

Seine Selbstachtung zu behalten, fällt nach einem Missbrauch sehr schwer, weil unsere innere Stimme uns sagt: „Ich bin ein hoffnungsloser Versager, ein Mensch ohne Wert. Das war alles meine Schuld." Wenn Überlebenden nun gesagt wird, sie müssten vergeben, sie aber noch lange nicht so weit sind, dies auch zu können, bedeutet das unter Umständen für sie, dass sie das kleine Bisschen Selbstachtung aufgeben müssen, das sie sich bewahren konnten.

Manche Menschen bekommen das Gefühl, sie müssten sich selbst verleugnen und unaufrichtig werden, wenn sie ihren Missbrauchern vergeben würden. Sie ertragen keinen weiteren „Gesichtsverlust". Mit dieser Schwierigkeit wird man nur schwer fertig, weil unsere Identität – unser inneres Selbst – daran hängt, und wir haben durch den missbräuchlichen Übergriff bereits so viel verloren, dass wir gar nicht daran denken können, unser inneres Selbst auch noch zu verlieren.

Vergeben? – Nie und nimmer!
Wir hören diese kühne Aussage oft. Wollen damit manche Menschen behaupten, es gäbe Dinge, die so abgrundtief böse sind, dass es nicht recht wäre, sie zu vergeben?

Manche Juden sagen, sie werden den Holocaust nicht vergeben.

„Das vergebe ich ihnen nie", sagt ein Graffiti an den Wänden des Palästinerlagers in Jenin – eine Antwort auf den heutigen Staat Israel.

Im Radio sagte gesten ein junger Mann: „Ich werde ihnen das nie vergeben." Er war aus seiner Familie genommen worden, weil Sozialarbeiter glaubten, dass auf dem Grundstück seiner Eltern Kinder satanistischem Missbrauch ausgesetzt worden waren.

Der Missbrauch wurde nie bewiesen. Seine Eltern wurden für unschuldig erklärt, und noch ein Jahrzehnt später trauerten diese Kinder um den Teil ihrer Kindheit, der ihnen aufgrund der Fehleinschätzung Erwachsener genommen worden war.

In dem Versuch, sich etwas von ihrer Selbstachtung zu bewahren, sehen sich manche Überlebende außerstande zu vergeben, ohne etwas von sich selbst aufzugeben. Vielleicht ist das alles, was manche, die sich verzweifelt an ihr inneres Selbst klammern, sagen können: „Ich werde niemals vergeben." Auch kann es sein, dass manche den Eindruck haben, sie würden das Geschehene rechtfertigen, wenn sie vergeben – insbesondere in Fällen, in denen der Missbraucher nie verurteilt wurde (und das ist die Mehrzahl aller Missbrauchsfälle). Und trotzdem sehe ich dieses „Ich werde niemals vergeben" als einen Teil des Vergebungsprozesses. Hierin zeigt sich die Wut – und das ist gut so und sollte nicht anders erwartet werden.

> *Es wäre eine andere Sache, wenn sie zugeben würde,*
> *dass sie es getan hat, aber sie behauptet einfach, sie hätte nichts getan.*
> *Warum soll ich ihr vergeben, wenn sie sich nicht entschuldigen will?*
> *Wenn Sie sich entschuldigen würde, könnte ich ihr vielleicht*
> *vergeben.*
> BRIAN, 28, VON DER EIGENEN MUTTER SEXUELL,
> EMOTIONAL UND KÖRPERLICH MISSBRAUCHT

Sollten wir den ersten Schritt tun?

Eine weitere „schlechte" Idee in manchen Büchern über Vergebung besagt, dass die meisten Probleme nicht nur einseitig gesehen werden dürfen – fast zwangsläufig hat auch die Person, die sich unschuldig fühlt, etwas zu den Schwierigkeiten beigetragen. Und daher die Theorie, dass wir, die wir uns unschuldig fühlen, den ersten Schritt auf die Person zugehen sollten, die uns vermeintlich unrecht getan hat.

Ich stimme dieser Ansicht zu. Theoretisch. Aber ich glaube auch, dass sie im Fall von Kindesmissbrauch oder Machtmissbrauch oder Ähnlichem nicht angebracht ist. (Es ist schwer vorstellbar, dass es irgendeinen Fall von Missbrauch gibt, in dem es angemessen wäre, dass der Überlebende den ersten Schritt tut und sich entschuldigt, aber möglicherweise gibt es ja solche Situationen. Einige wenige Frauen haben mir erzählt, dass sie sich fragen, ob sie ihren Teil dazu beigetragen haben, dass sie als Erwachsene sexuell missbraucht wurden.)

Aber der Gedanke, dass Überlebende den ersten Schritt tun und sich bei ihren Missbrauchern entschuldigen müssten, kann nur falsch sein.

Ich kann mir vorstellen, dass wir etwas tun können, um es dem Missbraucher leichter zu machen, sich zu entschuldigen, z. B. indem wir den Kontakt zur Familie aufrechterhalten und so die Gelegenheit für eine Entschuldigung geben. Aber alles in allem ist es nicht nur unangemessen, wenn Überlebende sich zuerst entschuldigen, sondern es ist sogar gefährlich, da die Überlebenden ohnehin schon mehr Schuldgefühle haben als nötig. Sie müssen diese Schuldgefühle ablegen. Sie dürfen sie nicht noch größer werden lassen, indem sie sich sagen lassen, sie müssten den ersten Schritt tun!

Wie erkennen wir, dass wir vergeben haben?

Wenn ich versuche, „loszulassen", frage ich mich immer, wie es sich wohl anfühlt, wenn man vergibt. Muss ich da irgendetwas Besonderes empfinden?

Nehmen Sie meine Mutter. Sie ist inzwischen tot, und wenn ich daran denke, dann empfinde ich Erleichterung. Das ist ein Gefühl, daher weiß ich, dass ich etwas fühle.

Ich denke, dass ich ihr alles vergeben habe, aber ich habe keine zuckersüßen Empfindungen ihr gegenüber. Ich habe sie als manipulative, grausame, egoistische Missbraucherin wahrgenommen.

Ihr zu vergeben hat nicht dazu geführt, dass ich sie mag. Mit den Jahren empfinde ich eher Mitleid für sie. Ich denke, sie hat uns so gut erzogen, wie sie es eben konnte; aber sonderlich gut war das nicht – möglicherweise weil sie so sehr mit ihren eigenen Problemen beschäftigt war.

Daher denke ich, dass wir durchaus immer noch wahrheitsgemäß von unseren Missbrauchern denken dürfen, selbst wenn wir „losgelassen" haben.

Vergebung ist ein Teil der Liebe, die die Furcht austreibt,
und ein Teil der Wahrheit, die uns freimacht.
DAVID ATKINSON

Müssen wir ihnen Gutes wünschen?

Vor Jahren nahm ich an einer Diskussion über die Frage teil, was Vergebung eigentlich ist. Der Gesprächsleiter begann das Gespräch mit der Aussage, Vergebung sei, „wenn man anfängt, dem Missbraucher Gutes zu wünschen".

Ich hatte keineswegs das Gefühl, dass ich meinen Missbrauchern Gutes wünschte – meine Mutter ausgenommen. Im Bezug auf meinen Stiefvater empfand ich immer noch nichts.

Aber ich fing an zu begreifen, dass ich meinem älteren Bruder insofern schon vor langer Zeit vergeben hatte, als ich seinen Missbrauch niemals ansprach. Mein Bruder bedeutet mir wirklich etwas. Ich hoffe, er ist glücklich. Da er selten mit mir Kontakt aufnimmt (meist bekomme ich nur ein Grunzen zur Antwort, obwohl es gelegentlich auch ein ganzer Satz sein kann), ist es schwer zu sagen, ob er glücklich ist oder nicht, aber ich versuche ruhig und freundlich zu bleiben, wenn er wieder seine alte Platte mit nur einem Vers abspielt: „Wie kannst du Bücher schreiben? Du kannst doch noch nicht einmal richtig lesen."

Trotzdem wünsche ich ihm Gutes.

Aber bei meinem Onkel ist das ganz anders. Er war mein einziger männlicher Verwandter. Er hätte einen wichtigen positiven Beitrag zu meiner Entwicklung leisten können. Wünsche ich ihm Gutes? Nein (zum Teil auch deshalb nicht, weil er schon gestorben ist). Ich hätte nie den Mut, mit ihm über den Vorfall zu sprechen, in der Hoffnung, von ihm zu hören, dass es ihm leidtue. Für ihn war es vermutlich etwas ganz Normales, an den Brüsten seiner jugendlichen Nichte herumzufummeln. (Die Zeiten haben sich, Gott sei Dank, geändert, und heute werden solche Dinge wie In-den-Po-Kneifen als das gesehen, was sie sind – sexuelle Belästigung.)

Wow! Was meinen Onkel angeht, bin ich wirklich „mit meinen Gefühlen in Kontakt"! Ich werde wütend, während ich das hier schreibe. Meine Hände zittern. Ich merke, dass ich mit den Zähnen knirsche und innerlich angespannt bin. (Ich nehme das als positives Zeichen, weil ich nicht so gut darin bin, meine Wut zu spüren. Ich tue mich schwer, mit meinen Gefühlen „im Kontakt" zu sein.)

Lassen wir uns doch Zeit

Als ich mich daranmachte, dieses Kapitel noch einmal zu überarbeiten, stellte ich fest, dass ich tatsächlich ein wenig das Gefühl habe, meinem Onkel vergeben zu haben! Ich habe mich verändert! (Wir verändern uns tatsächlich. – Halten wir uns an diesem Gedanken fest!)

Aber ich bin mir nicht sicher, ob ich überhaupt schon angefangen habe, meinem Stiefvater zu vergeben. Ich vermute, ich habe immer noch diesen Gedanken, dass er irgendwie in mir drin festgekettet ist, und ich suche nach einem Weg, das hinter mir zu lassen.

Manchmal empfinde ich beinahe so etwas wie Vergebungsbereitschaft für ihn. Ich bin mir ziemlich sicher, dass sein Vater – der mich ebenfalls missbraucht hat – ihn als Kind auch missbraucht hat. Und manchmal war mein Stiefvater freundlich zu mir. Ich denke also, ich mache mich gerade auf den langen Weg der Vergebung, was ihn angeht, insofern als ich „das alles loslassen" möchte. Ich will nicht, dass er immer noch Macht über mich hat.

Aber eines ist merkwürdig an der Beziehung zu meinem Stiefvater (der nun schon seit dreißig Jahren tot ist): Ich empfinde ihm gegenüber immer noch sehr wenig Wut. Ich fühle mich einfach nur taub. Ich will noch nicht einmal daran denken. Irgendwie glaube ich, dass er immer noch in der Lage wäre, mich mit seinem Zorn und seiner Gewalttätigkeit zu erreichen!

Als ich mit Ruth darüber sprach, meinte sie, ich trage in mir dieses Bild des Furcht einflößenden Stiefvaters, denn das ist das Bild, das das Denken und das Bauchgefühl meines kindlichen Anteils bestimmt. Kinder sind nicht rational, und daher hat dieses Bild nichts mit der Wirklichkeit und mit dem, was logisch oder vernünftig wäre, zu tun.

Deshalb frage ich mich, ob ich erst noch die Wut auf ihn spüren werde, bevor ich vergeben kann. Ich weiß es nicht.

Vielleicht kann das kleine Kind nicht vergeben?

Ein Gedanke ist wichtig, wenn wir über den Gesichtsverlust nachdenken. Der erwachsene Anteil in uns kann vielleicht schließlich „loslassen" und möglicherweise sogar vollständig vergeben. Aber was ist mit dem verletzten kleinen Kind in uns? (Selbst bei erwachsenen Opfern wird das Innere Kind während des Missbrauchs zutiefst verletzt und seine Grenzen werden missachtet.)

Vielleicht haben wir solche Mühe, so weit loszulassen, dass wir uns von der Macht des Missbrauchers frei fühlen, weil wir zwar im Kopf loslassen können – wir wissen, dass das sinnvoll ist –, aber unser Inneres Kind noch nicht loslassen, geschweige denn vergeben kann.

Und das ist in Ordnung.

Betrachtet man es anhand der Phasen der Vergebung und anhand unserer Versuche „loszulassen", kann es sein, dass unser Inneres Kind hinter unserem erwachsenen Selbst hinterherhinkt – es ist in der Vergebungsspirale einfach drei oder vier Runden hinter uns und fühlt sich noch leer und unfähig zu begreifen, was eine vergebungsbereite Haltung überhaupt sein soll.

Vergeben wir uns selbst

Die meisten Überlebenden haben Probleme, sich selbst zu vergeben. Überraschenderweise scheint der Gedanke, sich selbst zu vergeben, den meisten neu zu sein.

> *Ich weiß, ich kann mir selbst niemals vergeben.*
> EINE ÜBERLEBENDE

Hinter dieser Unfähigkeit, uns selbst zu vergeben und zu lieben, lauern fünf Worte, die Überlebende immer und überall verfolgen:
Es war alles meine Schuld.
Wir sagen das. Ich sage das selbst heute noch, wo ich mich schon von so vielen Fesseln frei fühle.

- Tatsache ist, dass jeglicher Missbrauch, den wir als Kinder erlitten haben, *nicht* unsere Schuld war.
- Jegliche Art von Missbrauch, bei der ein Machtgefälle vorhanden ist (z. B. Chef – Angestellter, Therapeut – Klient, Pastor – Gemeindeglied), ist nicht unsere Schuld.
- Es spielt keine Rolle, ob es uns gefiel – wenn wir uns deshalb schuldig fühlen, suchen wir die Schuld an der verkehrten Stelle. Wenn wir sexuell erregt wurden, zeigt das nur, dass unser Körper so reagiert hat, wie menschliche Körper das nun mal tun – völlig normal.
- Es spielt keine Rolle, wie viele Missbraucher es gab. Selbst wenn unsere ganze Familie uns missbraucht hat, beweist das noch lange nicht, dass es unsere Schuld war.

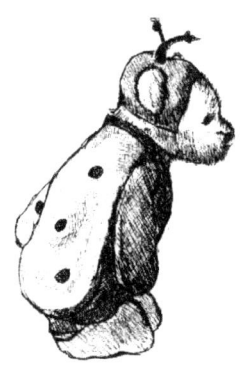

Die Marienkäfer-Bärin

Als Kind suchte ich oft im Garten nach Marienkäfern, um sie nach Hause fliegen zu lassen. Es gibt einen Kinderreim, in dem es heißt:

> *Marienkäfer, Marienkäfer,*
> *flieg schnell zurück nach Haus.*
> *Dein Heim steht in Flammen,*
> *mit deinen Kindern ist es aus.*

Mir tat der Marienkäfer so leid. Es war vermutlich nicht die Schuld der Marienkäfermutter, dass ihr Haus in Flammen stand, aber ihre Kinder waren alle tot. Mir blieb nur noch, sie nach Hause zu schicken, damit sie vielleicht wenigstens noch eines ihrer Kleinen retten konnte.

Die Marienkäfer-Bärin kam an Weihnachten zu mir. Ich mochte sie, weil sie ihre Kinder so sehr liebte. Doch ihre Kinder waren alle tot, und sie war so schrecklich traurig.

Die Marienkäfermutter muss lernen, sich selbst zu vergeben – und das ist nicht leicht.

Ihr Marienkäfergewand ist rot – rot vor Wut, weil die Wut in den frühen Phasen der Vergebung wichtig ist. Ich denke, unsere Wut auf uns selbst führt dazu, dass wir Depressionen haben, in uns reinfuttern oder uns ritzen oder uns auf andere Weise selbst verletzen.

Wir müssen unbedingt lernen, uns selbst zu vergeben. Während ich meine Marienkäfer-Bärin im Arm halte, ziehe ich Bilanz und frage mich: Lasse ich immer noch zu, dass ich über negativen Gedanken brüte? Halte ich immer noch an dieser Einstellung fest, dass es alles meine Schuld war?

Strategien, wie man sich selbst vergeben kann

1. Machen Sie sich immer wieder bewusst, dass es nicht Ihr Fehler ist.
2. Akzeptieren Sie die Tatsache, dass der Missbrauch stattgefunden hat und Sie Ihre Vergangenheit nicht ändern können.
3. Akzeptieren Sie, dass Sie eine „verwundete Heilerin" werden können – denn durch Ihren Schmerz werden Sie vermutlich sensibel und fürsorglich und bereit, anderen zu helfen.
4. Gehen Sie mit Ihrem Körper gut um, denn so haben Sie schon ein gutes Stück gewonnen, wenn es darum geht, sich selbst zu vergeben und zu lieben. Verbannen Sie die Fertiggerichte aus Ihrem Küchenschrank!

Heilung durch Gemeinschaft

Jeder Missbrauch hat Auswirkungen auf die ganze Familie, ja sogar auf das Umfeld, und nicht nur auf den Missbraucher und sein Opfer. Leider erleben manche Überlebenden, dass sie von ihrer Familie abgelehnt werden, wenn sie anderen von dem Missbrauch erzählen. Das ist eine Tragödie, und die Traurigkeit und der Schmerz, die dadurch in die Familie kommen, heilen oft erst nach Generationen.

Es sind solche Umstände, in denen Vergebung diese Traurigkeit in neues Leben und Liebe verwandelt. Aber das kann Jahre dauern.

ABER …

Manchmal, wenn mir Leute von ihrem Schmerz erzählen – von ihrer Sehnsucht, wieder in die Familie, die Gemeinschaft, die Kirchengemeinde, den Verein aufgenommen zu werden – bekomme ich den Eindruck, dass es sich um Menschen handelt, die in der Vergebungsspirale viele Runden gedreht haben. Ihre Familie lehnt sie ab und sagt ihnen, sie sollten niemals wieder das Haus betreten, und so können sie ihre Nichten und Neffen nicht sehen usw. Die Überlebenden weinen, während sie mir von ihren Verletzungen erzählen – und dann sagen sie zu mir: „Ich weiß, ich sollte ihnen vergeben, aber es ist so schwer, und ich fühle mich so schuldig, dass ich nicht vergeben kann."

Doch jedes Mal, wenn ich einem solchen Überlebenden zuhöre, bin ich mir ganz sicher, dass dieser Mensch schon „loslässt" und auf seinem Vergebungsweg ein gutes Stück zurückgelegt hat.

Sind wir verbittert und verbohrt?

Wenn ich mir meinen großen Freundeskreis an Überlebenden anschaue, sehe ich keine verbitterten oder verbogenen Menschen – selbst nicht unter denen, die sagen, sie könnten oder wollten nicht vergeben.

Aber sie haben eindeutig „losgelassen".

Sicher, manche von ihnen sind etwas festgefahren und machen sich zu sehr von anderen Menschen abhängig, und es sieht nicht so aus, als würden sie große Fortschritte machen (obwohl ich das nun wirklich nicht beurteilen kann).

Ja, sie sind wütend.

Ja, sie sind verwirrt, wie sie das mit der Vergebung und der Gerechtigkeit, die wenige von uns vermutlich je bekommen werden, verstehen sollen.

Aber ich erlebe an ihnen auch Liebe und Mitgefühl.

Ich fühle mich getragen und geliebt, und ich weiß, dass viele meiner Freunde anderen Überlebenden vor Gericht zur Seite stehen, sie bei praktischen Dingen unterstützen (z. B. dabei, sich vor dem Missbraucher in Sicherheit zu bringen) und ihnen gute Freunde sind. *All das sehe ich als Vergebung* – als eine Haltung der Liebe und Fürsorge für die Menschen um uns herum.

Ich finde es schade, dass in christlichen Selbsthilfegruppen für Überlebende im Gespräch über das Thema Vergebung mehr Tränen geweint werden als in allen anderen Bereichen. Die Anhänger der „Sofort-Vergebung" meinen, diese würde uns Heilung bringen. Doch gerade sie bereitet uns die meisten Tränen der Verzweiflung!

KERNGEDANKEN

▶ Vergebung ist schwer, und die meisten Überlebenden haben damit zu kämpfen.

▶ Manche sehen im Vergeben einen Gesichtsverlust oder eine Billigung der Tat.

▶ Uns selbst zu vergeben, kann sehr schwer sein.

▶ Loszulassen hilft uns, die Fesseln abzustreifen und die negativen Auswirkungen, die unsere Missbraucher auf unser Leben haben, loszuwerden.

Die Fesseln abstreifen – praktische Impulse

1. Arbeiten Sie daran, sich selbst zu vergeben. Gehen Sie die Strategien auf S. 233 noch einmal durch und fassen Sie den verbindlichen Entschluss, sie in den nächsten Wochen zu bearbeiten. Tragen Sie sich das in Ihren Terminkalender ein.

2. Wie können Sie feststellen, ob Sie sich selbst vergeben haben? Kritisieren Sie sich noch zu oft? Entschuldigen Sie sich noch häufig? Haben Sie immer noch das Gefühl, es wäre Ihre Schuld gewesen?

   Wenn wir uns selbst vergeben, bricht eine der stärksten Fesseln, die wir zu sprengen haben. Vielleicht ist es gut, wenn Sie sich dafür Unterstützung holen, z. B. durch eine Selbsthilfegruppe.

Nicht vergessen!

Werfen Sie Ihre Selbstvorwürfe über Bord!

Gott weiß es. Gott weint darüber.

Es reicht nicht, die Vergangenheit ruhen zu lassen.
ERZBISCHOF DESMOND TUTU

25 Gedanken zum Abschluss

In diesem letzten Kapitel führe ich die verschiedenen Themen dieses Buches zusammen und zeige einige Gedanken für den vor uns liegenden Weg auf.

Im vergangenen Jahr war ich in Australien, um dort an einer Heilungswoche im Mayumarri Zentrum für missbrauchte Menschen teilzunehmen. Es war eine herausragende Woche unter höchst erquicklichen Menschen. Die Leitung hatte Liz Mullinar. Ich werde einiges von dem, was ich dort gelernt habe, in diese Abschlussgedanken einfließen lassen.

Ich hatte erwartet, dass ich in Australien Zeit haben würde, über meine Fortschritte beim Loswerden meiner Fesseln nachzudenken und die Fäden dieses Buches zusammenzuführen. Ich hatte nicht erwartet, dass ich emotional so tief berührt und in der Folge davon ein solches Maß an Heilung erleben würde.

Lebensregeln

Ich vermute, jeder von uns wird seine eigene Weise finden (müssen), sich von seinen Fesseln zu befreien. Aber es scheint doch einige gemeinsame Elemente zu geben, z. B. die Kraft des Schreibens und den großen Einfluss, den die Innere-Kind-Arbeit auf unser Leben hat. (Mir wurde im Mayumarri Zentrum bewusst, dass ich das verletzte Kind in mir vernachlässigt hatte.)

Kommuniziert häufig mit eurem Inneren Kind –
selbst wenn es nur zehn Minuten am Tag sind.
LIZ MULLINAR

Natürlich gibt es noch viel mehr „Lebensregeln", als ich hier auflisten kann. Daher hoffe ich, Sie werden meine Aufstellung benutzen, um Ihre eigene Liste zusammenzustellen. Meine Lebensregeln lauten:

1. Suchen Sie den Kontakt zu Ihrem Inneren Kind

Wenn wir ein schärferes Bewusstsein für unser inneres Erleben bekommen, hilft uns das, die Fesseln zu sprengen, und es kann gut sein, dass wir mehrere kleine Kinder in uns entdecken. Das ist in Ordnung. Ich trete mithilfe meiner Kuscheltiere mit drei Anteilen meiner Gesamtperson in Kontakt.

2. Lernen Sie, sich zu entspannen, zu meditieren und sich eine Auszeit zu nehmen

Denken Sie z. B. an etwas Schönes – eine schöne Aussicht, eine Blume, einen Psalm oder daran, wie sie am Morgen Ihre erste Tasse Tee in den Händen hielten und an die Hände Gottes denken mussten, die Sie voller Liebe und Wärme halten.

Denken Sie daran, mal zu tanzen und zu lachen und Gänseblümchen zu pflücken.

3. Halten Sie Ihre Fortschritte fest

Das Tagebuch, Wortwände, Malen und Zeichnen – all das kann uns helfen, uns an unsere Fortschritte zu erinnern, eine bestimmte Veränderung in den Blick zu nehmen und unsere negativen Gedanken infrage zu stellen.

4. Leben Sie aus Ihrer Intuition heraus

Vieles, was unsere Heilung betrifft, hat nichts mit Logik zu tun – es sind nicht notwendigerweise Dinge, die wir durch Nachdenken sortiert bekommen. Wir müssen unserer intuitiven rechten Hirnhälfte ihre kreative Freiheit geben und ihr erlauben, mit unserer Seele, mit unseren vorsprachlichen Körpererinnerungen und mit unserem Schatten in Kontakt zu treten.

5. Lernen Sie Copingstrategien

Es kann Jahrzehnte dauern, unsere schwersten Fesseln zu sprengen. Copingstrategien machen es uns möglich, mit unserem Leben fürs Erste zurechtzukommen. Sie haben eine kurzfristige Wirkung. Langfristig müssen wir mehr tun, als nur Krisenphasen zu überbrücken. Wir wollen ja unsere Fesseln abstreifen.

Ich lernte z. B. im Mayumarri Zentrum etwas sehr Wichtiges über die Trigger, die mich ausflippen lassen.

Etwas wirkt als Trigger (in der Regel über meine Sinne; oft sind es Gerüche oder Dinge, die mich ausflippen lassen, wie ein schaukelndes Bein). Dann erlebe ich Gefühle, die mich überfordern (Wut, Traurigkeit usw.). Ich gerate in Panik, das Adrenalin rast durch meinen Körper. Ich möchte fliehen, aber meist bin ich wie gelähmt. An diesem Punkt war meine übliche Strategie, den Trigger herauszufinden. Oft aber blockte ich einfach nur die Gefühle ab, die mich überforderten – selbst wenn ich dabei positive Gedanken einsetzte, z. B.: „Es ist nicht Ernie, er ist tot. Du bist völlig sicher."

Liz brachte mir bei, dass ich meine Gefühle freisetzen kann, wenn ich einerseits meine Trigger und Gefühle identifiziere und diese Gefühle laut ausspreche (wenn möglich gegenüber einem anderen Menschen, sonst vor dem Spiegel), und andererseits auch mit meinem Inneren Kind in Kontakt trete (schaukelnde Beine bedeuten für mich, dass ein Mann erregt wird, was in mir wiederum das Bild von dem Penis aktualisiert, der mir in den Mund gesteckt und wieder herausgezogen wird).

Dieses konkrete Beispiel erlebte ich tatsächlich, während Liz bei mir war, und ich spürte, wie meine Gefühle freigesetzt wurden. Dann meinte Liz, ich müsse meinem Inneren Kind auf irgendeine Weise mehr Vollmacht ermöglichen (die Puppe Suzie hatte beim Penis zum Beispiel Rachegedanken, und was für welche!) oder etwas Kreatives machen (ich habe viel gemalt) oder etwas Körperbetontes tun (wir zerschlugen Teller).

Was war vor sich gegangen? Ich war getriggert worden, bearbeitete jedoch die Gefühle, die mich überforderten, nicht. Deshalb verwandelten sie sich in mir in Ängste, Phobien, Panikattacken, Albträume, ungesunde Verhaltensweisen und in das Gefühl, dass mein Leben völlig außer Kontrolle geriet.

Sie können das in dem Schaubild auf S. 241 verfolgen – und auch sehen, wie unterschiedlich die Ergebnisse aussehen, je nachdem, welcher Spur man folgt.

- Wenn Sie die Spur verfolgen, bei der die Gefühle abgeblockt werden, enden Sie in einer Sackgasse, in der die Trigger das innere Sein fortwährend und auf mysteriöse Weise zerstören.

- Wenn Sie jedoch den Trigger identifizieren können, ihn aussprechen und die Gefühle freisetzen können, wenn Sie durch ein bewusstes Handeln, das Ihrem Inneren Kind passend erscheint, neue Vollmacht gewinnen, dann erreichen Sie einen dieser „Augenblicke der Veränderung". Sie gewinnen die Herrschaft über Ihr Leben zurück und können wesentliche Fesseln abstreifen.

All das wird möglich, weil wir lernen, auf unsere Gefühle zu hören und mit unserem Inneren Kind in Kontakt zu bleiben.

Wir können lernen, diese eingeschlossenen Erinnerungen aufzuschließen. Eines Tages könnten wir tatsächlich alle unsere Fesseln gesprengt haben und ein Leben führen, in dem wir keine Copingstrategien mehr brauchen werden.

Das ist doch ein Gedanke, der uns Hoffnung geben kann!

6. Lernen Sie, etwas zu riskieren

Das 21. Jahrhundert scheint eine risikofreie Zone zu werden. Für jedes Unglück braucht es einen Schuldigen, und die Gesundheits- und Hygienevorschriften werden immer komplizierter.

Wir müssen lernen, Risiken einzugehen, wenn wir ein erfülltes Leben haben möchten – das Risiko einer neuen Beziehung, das Risiko, sich einen besseren Job zu suchen.

Ich bin ein Risiko eingegangen, als ich dieses Buch schrieb. Es war ein langer, schmerzhafter und von innerem Aufruhr begleiteter Prozess. Ich hätte es nicht geschafft, wenn die Überlebenden unter meinen Freunden nicht ebenfalls Risiken eingegangen wären und mir von ihrer Geschichte und ihren Gefühlen erzählt hätten. Riskieren Sie etwas! Ja, es könnte ein Unglück geschehen – aber Unglücke geschehen auch so. Werfen Sie Ihre Fesseln ab, und wagen Sie sich hinaus ins Leben!

7. Gestehen Sie sich Ihre Wut ein

Im Mayumarri Zentrum hatte ich Zeit, über meine Kindheit nachzudenken. Dabei stieg unerwartet Wut in mir hoch. Mein Gefühl der Leere gegenüber meinem Stiefvater verwandelte sich im Lauf der Woche in blanke Wut, weil ich mich hier von den Mitarbeitern „getragen" und geliebt wusste.

Ich hatte bei diesem Gefühl der Leere nie gewusst, ob es nun bedeutete, dass ich meine Wut bereits hinter mir gelassen hatte, oder ob es bedeutete, dass diese Wut noch in mir eingeschlossen war. Mithilfe eines Boxsackes, den ich dort entdeckte, arbeitete ich mich durch meine angestaute Wut hindurch – und am letzten Tag erlebte ich, wie ich rannte, schrie, lachte, mit ganzer Freiheit laut rief und gegen die Ungerechtigkeit anboxte, mit der ich als Kind behandelt worden war.

Die Ruhe nach dem Boxsack fühlte sich gut an. Ich empfand Frieden – und dieser Frieden ist mir geblieben.

8. Werden Sie, der/die Sie sein wollen

Ich habe mich in all den Jahren gefragt, ob wir überhaupt noch die Chance haben, zu der Person zu werden, als die wir *gedacht* waren – die Person, die wir ohne den Missbrauch geworden wären. Aber ich weiß nicht, ob wir das erreichen können.

Aber was wir ganz sicher erreichen können: Wir können die Person sein, die wir sein *möchten*.

Ich habe mich mit Ruth zusammen gefragt, was für ein Mensch ich wohl geworden wäre, wenn sie meine Mutter gewesen wäre – sicher ein ganz anderer. Aber wir müssen aufpassen, dass wir uns nicht zu sehr in diesem „Was wäre gewesen, wenn …" und in dem „Wäre doch nur …" verlieren. Das sind zwei kleine Sätze, die uns unser Leben gründlich zerstören können.

9. Lernen Sie, zufrieden zu sein

Es ist heilsam, wenn wir schätzen, was wir besitzen. Wer ständig klagt, was ihm alles fehlt, schadet sich selbst.

Laute, neidische und wütende Überlebende können den Anschein erwecken, der Missbrauch, den sie erfahren haben, sei das schlimmste Übel auf der ganzen Welt. Aber das muss nicht stimmen. Denken Sie nur

Umgang mit Triggern

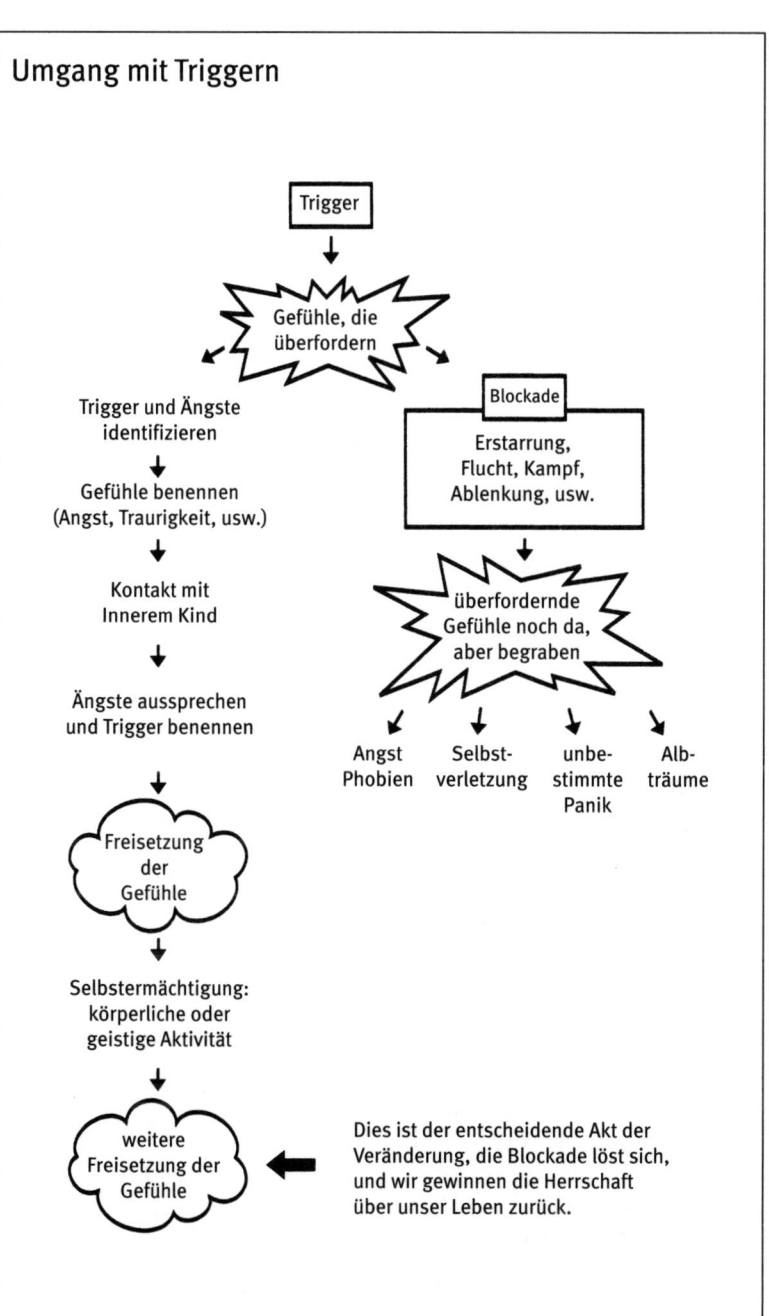

an das von Kriegen erschütterte Afrika oder an den Nahen Osten. Natürlich sind Kriege eine Art Missbrauch. Aber was ich sagen will, ist Folgendes: Wir müssen diese Haltung ablegen, dass die ganze Welt uns etwas schuldet, und statt dessen ein Gefühl der Zufriedenheit mit unserer Lebenssituation entwickeln.

10. Vergeben ist heilsam

Die meisten von uns werden keine Gerechtigkeit erfahren. Die meisten von uns werden nie ein Wort der Entschuldigung hören. Deshalb können wir unsere Lebensqualität am besten dadurch steigern, dass wir „loslassen".

In den vier Jahren, in denen ich an diesem Buch geschrieben habe, fand ich heraus, dass „die Zeit Wunden heilt". Ich weiß, ich habe meiner Mutter und meinem älteren Bruder vor langer Zeit vergeben, und nun weiß ich auch, dass ich meine Verbitterung über meinen Onkel und meinen Stiefvater „losgelassen" habe.

Dadurch, dass ich auf die kleinen Augenblicke meines Lebens geachtet habe, in denen ich eine liebevolle, vergebungsbereite und fürsorgliche Person war, haben die größeren Ereignisse ihre Macht verloren. Mein Stiefvater und mein Onkel besitzen nicht mehr die Macht, mich in den Fesseln von Wut und Anschuldigungen gefangen zu halten.

Gut, ich habe keine Gerechtigkeit bekommen – aber ich bin auf dem Weg in ein glücklicheres Leben.

Ich glaube, dieses „Loslassen" unterstützt meine Heilung, während ich daran arbeite, meine Grübeleien über Ablehnung abzuweisen und sie in Bilder verwandle, die von etwas Schönerem (der wunderbare Regenbogen zeigt das Ende des Sturms an) und Zukunftsträchtigem (z. B. meinem Einsatz für die Leute in unserer Selbsthilfegruppe) zeugen.

Das Leben war bisher vielleicht nicht gerade toll, aber wir können aus unserem Schneckenhaus kommen und unser Leben zu etwas Außergewöhnlichem und Sinnvollem machen.

11. Das Lernen hört nie auf

Ein Missbrauch kann uns vieles lehren. Selbst der schreckliche Moment, in dem etwas getriggert wird, kann als ein Augenblick angesehen werden, in dem sich uns unsere Vergangenheit aufschließt.

Ich will damit nicht sagen, Missbrauch wäre etwas Gutes, aber ich behaupte, dass wir unsere Vergangenheit in etwas Schönes verwandeln können. Wir können zu „verwundeten Heilern" werden – statt Überlebende zu bleiben, die sich dahinschleppen und nach Heilung schreien. Wir können unsere Hand ausstrecken und anderen helfen, z. B. durch etwas so Einfaches wie jemandem eine kurze E-Mail oder SMS zu senden.

12. Akzeptieren Sie, dass Sie Rückschläge erleben werden

Wir geraten ins Schlingern. Das gehört zum Menschsein dazu. Und wir lernen aus unseren Rückschlägen. Finden Sie heraus, was schiefgelaufen ist, und fragen Sie sich, wie Sie diesen Fehler in Zukunft vermeiden können.

Wenn Sie wie ich immer wieder schwere „Abstürze" erleben, z. B. dass Sie stundenlang weinen oder manchmal unfähig sind, sich einer Sache zu stellen, kann es sein, dass diese unvorhersehbaren Dinge Teil Ihres Schattens sind. Wir sind möglicherweise nicht gleich in der Lage, herauszufinden, was da vor sich geht. Ich weiß, ich kann sehr unzuverlässig sein. Ich kann nicht immer vorhersehen, wann der nächste „Absturz" kommt.

Aber je mehr ich meine Fesseln abstreife, umso mehr gewinne ich den Eindruck, dass ich mein Leben unter Kontrolle bekomme, und umso eher kann ich meine Rückschläge annehmen und positiv mit ihnen umgehen.

13. Akzeptieren Sie, dass Sie Schreckliches durchgemacht haben

Liz fragte unsere Gruppe im Mayumarri Zentrum, wer von uns schon einmal an Selbstmord gedacht oder einen Selbstmordversuch unternommen hatte. Alle Hände gingen hoch – sogar die der Mitarbeiter. Das war ein erstaunlicher Augenblick. Ich empfand eine solche Liebe für die Menschen in diesem Raum. Wir alle hatten einen ähnlichen Weg hinter uns.

Wir sind nicht labil oder dumm oder jenseits aller Hoffnung, nur weil wir an Selbstmord gedacht haben. Wir sind ganz normale Menschen, denen man Gewalt angetan hat.

Aber wir befinden uns auf dem Weg der Heilung.

14. Geben Sie Ihrer Kreativität Raum

Wenn es uns gelingt, unsere rechte Hirnhälfte durch kreative Tätigkeiten zu aktivieren, tun wir damit etwas äußerst Heilsames. In unseren Selbsthilfegruppen für Überlebende experimentieren wir mit Glitzermaterialien und Kleber, wir ziehen uns schön an und entdecken schöne und lustige Dinge, um unsere beschädigte innere Welt wieder zurechtzubringen.

Wir berühren das kleine verletzte Kind in uns, wenn wir Seifenblasen pusten, und manche von uns lernen, dass man spielen kann, ohne in Gefahr zu geraten. Wir können lachen, ohne geschlagen zu werden. Wir können kichern und sogar Fehler machen und sind trotzdem noch geliebt und wertgeachtet.

15. Machen Sie aus Ihrem Missbraucher kein teuflisches Monster

Unsere Missbraucher waren fast unvermeidlich Menschen, die selbst verletzt wurden und deren Leben durch irgendeine Erfahrung zerstört wurde. Natürlich war es falsch, was sie getan haben, und manche von ihnen sind vermutlich böse und gefährlich, doch wenn wir sie zu teuflischen Monstern erklären, geraten wir womöglich auch in ein verkehrtes Denken. Es macht wenig Sinn, sie zu hassen oder an den inneren Bildern ihrer Untaten festzuhalten. (Selbstverständlich werden wir sie in der Frühphase des Aufdeckens unserer Vergangenheit hassen.)

Vielleicht merken wir, dass wir ihnen nicht völlig vergeben können, aber wenn wir uns vornehmen, all das loszulassen, könnten wir auf lange Sicht positiv überrascht werden.

Mancher Schmerz wird vielleicht nie vergehen. Aber in unserem Leben ist kein Platz für bleibenden Hass und anhaltende Bitterkeit.

16. Lernen Sie, aus den Sackgassen herauszukommen

Weil die Überwindung eines Traumas so schwierig ist, besteht immer die Gefahr, dass wir uns verrennen und uns schließlich vor lauter Fesseln völlig hilflos fühlen.

Dann kann es sein, dass wir zu sehr von anderen abhängig werden. (Obwohl es auch gut ist, sich eine Weile auf einen anderen Menschen zu stützen, der uns hilft, die eigenen Fesseln zu sprengen.) Doch wenn wir uns zu sehr auf die Hilfe anderer verlassen, kann uns das daran hindern, in guter Weise selbstständig zu werden und voller Entschlossenheit Wege zu unserer Heilung einzuschlagen.

Ich frage mich manchmal, welchen Gewinn ich daraus ziehe, weiterhin so verletzt und instabil zu sein. Wenn ich mit etwas nicht zurechtkomme, hilft David mir. Welche Auswirkungen hätte es, wenn ich seelisch gesünder wäre? (Ich hätte dann vielleicht keine Entschuldigung mehr dafür, dass ich tafelweise Schokolade futtere, und müsste mir vielleicht eingestehen, dass ich stark genug bin, um mich in großen Menschenansammlungen zurechtzufinden. Oh je, da ist es doch so, wie es jetzt ist, viel bequemer. Nein, danke!)

17. Akzeptieren Sie, dass Sie es möglicherweise nie genau wissen werden

Ich akzeptiere, dass ich vielleicht niemals genau wissen werde, was geschehen ist. Das ist O.K. Ich habe herausgefunden, dass viele von uns sehr vage Erinnerungen haben, die nicht mehr sind, als „so ein Gefühl" – ein intuitives Empfinden –, dass damals nicht alles gut war.

Das macht diese intuitiven Gefühle nicht falsch. Es gibt Leute, die lautstark behaupten, Erinnerungen an Missbrauch wären meist frei erfunden. Das ist einfach nicht wahr. Es mag natürlich erfundene Erinnerungen geben. Aber Romane solcher Art kommen offensichtlich sehr selten vor.

Wenn auch Ihre Erinnerungen vage und nur schlecht greifbar sind, sollten Sie sich darauf konzentrieren, mit Ihren Problemen klarzukommen (z. B. mit der Angst). Sie können trotzdem daran arbeiten, Fesseln loszuwerden, z. B. durch die Arbeit mit dem Inneren Kind und Ähnliches. Kaufen Sie sich einen Teddy.

Sie werden vielleicht niemals die ganze Wahrheit herausfinden. Wichtig ist, dass Sie nicht stecken bleiben in einem Leben ohne Lebensqualität. „Lassen Sie los" – und lernen Sie Tanzen oder Snowboarden oder richten Sie Ihren Sinn darauf, in Ihrer Welt Frieden und Freude zu finden.

18. Wir sind „geradeso" stark genug, es zu ertragen

Und das genügt! Das ist gut genug!

19. Finden Sie heraus, was im Leben am meisten zählt

Menschen, die eine Krebserkrankung überwunden haben, erzählen davon, dass die Krankheit und der drohende Tod ihnen halfen zu erkennen, wie wertvoll Freunde und Familie sind und wie wichtig es ist, Zeit mit den Menschen zu verbringen, die wir lieben.

Nicht Geld, Status, Macht und solche Dinge geben unserem Leben seinen Sinn – es sind vielmehr Dinge wie der Augenblick, als man uns unser

Neugeborenes in den Arm legte, oder der Tag, an dem eine verängstigte Überlebende in der Selbsthilfegruppe zum ersten Mal etwas gesagt hat, oder das Erlebnis zuzuschauen, wie eine Lilie aufblüht, oder diese Welle an schönen Emotionen, die uns überkommt, wenn wir ein Gedicht lesen.

20. Finden Sie heraus, wer Sie sein möchten

Möchten Sie ein wütender, hasserfüllter Mensch sein, der so negative Botschaften aussendet, dass er andere abstößt? Oder wollen Sie sein wie Maud? Über sie schreibt Alfred Lord Tennyson:

> *Ich kenne den Weg, den sie ging,*
> *Heimwärts, mit ihrem Jungfernstrauß,*
> *Denn die Spur ihrer Füße im Wiesengrund*
> *Ließ rosig die Gänseblümchen erblühen.*

21. Nehmen Sie jeden Tag für sich

Nehmen Sie jeden Tag für sich (oder vielleicht auch nur die nächsten zehn Minuten). Das ist alles, was wir tun können. Wir machen unserem Leben zu viel Stress, wenn wir uns zu sehr um das sorgen, was morgen oder nächste Woche sein wird.

Es gilt, immer den einen Schritt zu tun, der als Nächstes dran ist – egal wie lange die Reise dauert. So streifen wir unsere Fesseln ab – erst eine, dann die nächste – erst ein Tag, dann der nächste – erst diese zehn Minuten, dann die nächsten.

22. Suchen Sie eine stützende Gemeinschaft

So, wie die Kaiserpinguine nur überleben, wenn die Gruppe zusammenarbeitet, so können auch Überlebende zusammenrücken. Wenn einem Menschen, der andere einschüchtert, eine Gruppe gegenübersteht, gibt er sich geschlagen. In der Zukunft wird mehr über Missbrauch gesprochen werden, und Missbraucher werden sich nicht mehr so gut verstecken können. Ihre Macht, das Geheimnis zu bewahren und das Opfer zum Schweigen zu zwingen, wird abnehmen.

Wir können eine bessere Welt für unsere Kinder schaffen, wenn wir lernen zusammenzuhalten. Wir machen unsere Städte sicherer.

Wenn das Schwache sich vereint, wird es stark.
THOMAS FULLER

23. Konzentrieren Sie sich darauf, Ihr Leben wieder selbst in die Hand zu nehmen

Bei meiner „Brich niemals das Gesetz"-Strategie, die mir im Umgang mit meinem chaotischen Essverhalten so geholfen hat (s. Kapitel 12), geht es eigentlich darum, das eigene Leben wieder selbst in den Griff zu bekommen. Ich sprach vergangene Woche mit Kate über meine überraschende Fähigkeit, mein Essverhalten zu steuern, und fand dabei heraus, warum diese Strategie funktioniert. Früher sagte ich mir: „In der Keksdose sind noch Schokokekse. Ich werde ein paar davon essen, denn ich besitze nicht die Willenskraft, es zu lassen." Mit anderen Worten, ich glaubte, ich sei ein hoffnungsloser Fall.

Indem ich dieses negative Denken durchbrach, gab ich mir selbst neue Vollmacht. „Ich stehle nicht im Supermarkt. – Ich futtere keine Schokolade in mich hinein. Ich kann hin und wieder einen Keks essen, das ist nicht verboten; aber Fressattacken sind verboten, und ich habe die Willenskraft, mich zu beherrschen." (Ich hoffe, ich denke nicht zu negativ, wenn ich zugebe, dass das möglicherweise nicht von Dauer ist! Niemals werde ich das Schkoladeessen aufgeben – welch abscheulicher Gedanke. Aber ich bemühe mich schon, nicht zu viel in mich hineinzufressen.)

Es ist sehr wichtig, dass wir unsere negativen Gedanken erkennen und infrage stellen. Aber ich frage mich schon, ob meine momentane außerordentliche Fähigkeit, mein Essverhalten zu kontrollieren, nicht auch damit zusammenhängt, dass ich jetzt viel mehr mit meinem Inneren Kind in Kontakt bin. Mir ist heute bewusst, dass ich so manche Fessel gesprengt habe und mich auf dem Weg der Heilung befinde. Ich kann auf die Monate zurückblicken, die vergangen sind, seit ich im Mayumarri Zentrum war, und entdecke, dass ich fähig bin, mich (wie heute Morgen geschehen) für eine Zugfahrkarte anzustellen, ohne mir Gedanken darüber zu machen, wer hinter mir steht.

Konzentrieren Sie sich darauf, Ihr Leben wieder selbst in die Hand zu bekommen. Es funktioniert.

24. Öffnen Sie Ihre Seele für den Klang der Sterne

Das Leben hat so viel mehr zu bieten, als geboren zu werden, von Sorgen umgetrieben zu werden, zu sterben und im Grab zu verrotten. Wenn wir unsere Seele dafür öffnen, werden wir Liebe, Staunen, Zufriedenheit und die Freude an „Geschichten" erleben. Im Leben geht es immer um Geschichten. Darum erzählen Sie Ihre eigene und hören Sie den Geschichten anderer zu.

Nehmen wir uns Zeit, Romane zu lesen, Filme anzuschauen, unserer Seele durch Musik Flügel zu verleihen – das alles hilft uns, etwas von dem zu erahnen, was unsere physische Welt übersteigt.

> *[Filme] schenken uns eine Erfahrung der Transzendenz.*
> *Durch sie verlieren wir uns in der Geschichte eines anderen.*
> *Und manchmal, wenn wir uns verlieren, finden wir uns –*
> *oder zumindest einen Teil von uns. Das kann ein Teil unserer selbst*
> *sein, von dem wir gar nicht wussten, dass er gefunden werden musste.*
> *Das kann … ein Teil sein, der zurückgehen*
> *und noch einmal Kind werden musste.*
> *Ein Teil, der verstehen oder vielleicht auch vergeben musste.*
> KEN GIRE

25. Schmieden Sie Pläne für ein besseres Leben

Überlegen Sie sich am Ende dieses Buches, …

- wie Sie verhindern können, dass Sie das Positive, was Sie durch die Arbeit mit diesem Buch erreicht haben, wieder selbst sabotieren (wenn Sie sich z. B. beim nächsten Rückschlag wieder einreden, was für ein hoffnungsloser Fall Sie doch sind);
- wie Sie in irgendeiner Weise die positiven Empfindungen aufzeichnen können, die Sie erleben, wenn Sie sich bewusst machen, dass Sie schon ein paar Fesseln gesprengt haben;
- wie Sie sich vornehmen können, in den nächsten Monaten pro Woche jeweils einen Teil dieses Buches durchzuarbeiten, und an diesen Aspekten Ihrer Heilung weiterarbeiten können;
- wie Sie einem anderen Menschen von Ihren Fortschritten erzählen können.

26. Leben Sie mit einer höheren Macht

Viele Programme zur Überwindung von Traumata gehen von der Annahme aus, dass es in diesem Universum eine Höhere Macht gibt, und dass ein wesentlicher Teil zu unserer Genesung darin liegen kann zu erfahren, dass diese Macht unser Leben zum Guten verändern kann.

Liebe ist das universellste Konzept einer spirituellen Macht; sie liegt allem zugrunde, was im Mayumarri Zentrum gemacht wird. Ich würde so weit gehen zu sagen, dass *Liebe der Sinn des Lebens ist*. Viele Religionen weisen auf einen Gott der Liebe hin, und wenn Sie diese beiden Konzepte zusammenführen, landen Sie bei folgendem Gedanken:

> *Gott, der die Liebe ist, ist der Sinn des Lebens.*
> *Und ...*
> *Gott, der die Liebe ist, schenkt mir einen Lebenssinn.*
> *Und ...*
> *Wenn ich Gott kenne, kenne ich Liebe.*
> *Und das können Sie umformulieren in den Satz:*
> *Gott liebt mich.*

Die Fesseln abstreifen – praktische Impulse

1. Stellen Sie eine Liste mit den Heilungsstrategien zusammen, von denen Sie denken, dass sie Ihnen am besten geholfen haben:
   - Tagebuch schreiben
   - Malen, Zeichnen, Modellieren
   - das Innere Kind mit der schwächeren Hand schreiben lassen
   - ein Album oder eine Kiste mit vielen guten Erinnerungen anlegen
   - den Gedanken meditieren, in den Armen eines liebevollen Gottes getragen zu sein
   - sich daran erinnern, dass Sie gut genug sind

   Sie könnten sich überlegen, wie Sie den Rest Ihrer Fesseln abstreifen können, und dazu die hilfreichste Strategie heraussuchen.

2. Welche der in diesem Kapitel genannten „Lebensregeln" spricht Sie am meisten an? Welche ärgert Sie? Können Sie sagen, warum Sie sich darüber ärgern?

3. Betrachten Sie noch einmal das Schaubild zu möglichen Reaktionen

auf Trigger (s. S. 241). Könnten Sie sich darauf verpflichten, sich aus den Fesseln zu befreien, von denen Sie aufgrund von übermächtigen Gefühlen niedergedrückt werden?

4. Malen oder schreiben Sie etwas über sich – über die gute, einzigartige, geliebte und wertvolle Person, die Sie sind. Müssen Sie noch weiter an Ihrer Selbstachtung arbeiten?

5. Erinnern Sie sich an diese großen Entscheidungen, die Sie auf Ihrer Bettkante gefällt haben – „Will ich für den Rest meines Lebens so sein?"

Nein.

Wie könnten Sie den heutigen Tag zum „ersten Tag vom Rest Ihres Lebens" machen?

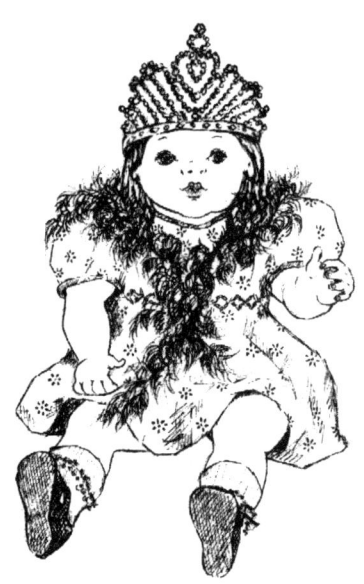

Anhang

Begriffserklärungen

Ängste – Phobien – Panik – Zwänge

Phobien sind in der Regel Angstgefühle, die sich gegen etwas Bestimmtes richten (z. B. Spinnen, Fahrstühle, etc.). Sie können zu *Panikattacken* mit Atemnot, Herzrasen, Übelkeit, Zittern usw. führen, in denen der Betroffene das Gefühl hat, die Kontrolle über sich selbst zu verlieren. *Ängste* (im Sinn einer psychischen Störung) sind dagegen nicht auf einen konkreten Auslöser oder Anlass bezogen (z. B. ständige Sorge, dem Partner/Kind könne etwas zustoßen, ohne dass es dafür einen konkreten Anlass gäbe). *Zwänge* dienen dazu, die hinter dem Zwang stehenden Ängste einzudämmen. Es gibt Zwangsgedanken (z. B. ständiges Grübeln) und Zwangshandlungen (z. B. den Waschzwang). Da Zwänge einen großen Raum im Leben des Betroffenen einnehmen, jedoch keinen Bezug zu realen Gefahren mehr haben, kommt es zu einer zunehmenden Unfähigkeit, Alltagsaufgaben zu bewältigen.

Verhaltenstherapien sind bei diesen Störungen (neben anderen Therapieformen) angezeigt und können zur Besserung der Symptome führen. Daneben können Medikamente die Therapie unterstützen (oder überhaupt erst ermöglichen).

Borderline-Störung

Mit dem Begriff *Borderline* (dt. Grenzbereich) werden seit Mitte der 1980er-Jahre Störungen bezeichnet, die weder in die psychiatrische Definition einer Psychose passen noch unter Neurosen fallen würden. Merkmale einer Borderline-Störung sind Trennungsangst, instabile Beziehungen zu anderen Menschen, stark schwankendes Selbstbild, Impulsivität mit dem Hang zu selbstschädigendem Verhalten, starke Stimmungsschwankungen sowie unter starkem Stress Dissoziationen oder paranoide Vorstellungen. (Wichtig: Nur wer die Mehrzahl dieser Symptome aufweist, kann als Borderline-Persönlichkeit bezeichnet werden. Ein schwankendes Selbstbild allein bedeutet z. B. noch keine Borderline-Störung.)

Copingstrategien

(„to cope with" = dt. bewältigen) Unter *Copingstrategien* versteht man alle Verhaltensweisen, mit denen Menschen versuchen, Situationen, die sie (emotional) überfordern, zu bewältigen. Man unterscheidet zwischen funktionalen (langfristig wirksamen und zur Gesundung beitragenden) und dysfunktionalen (schädlichen) Copingstrategien. Auch Symptome kann man als Bewältigungsversuche auffassen (z. B. Selbstverletzungen oder Suchtmittelgebrauch).

Dissoziieren – Dissoziation

(Dissoziation = dt. Abspaltung) Beim *Dissoziieren* werden bestimmte, als traumatisch empfundene Erlebnisse sowie die mit diesem Trauma verbundenen Gefühle und/oder Person-Anteile aus dem Bewusstsein abgespalten, sodass sie im Lebensalltag nicht mehr gegenwärtig sind. Es gibt unterschiedliche Formen der Dissoziation, die vom Erinnerungsverlust bezüglich bestimmter Zeiträume über das Erleben, sich selbst zeitweise von außen zu beobachten, bis hin zu einer Abspaltung ganzer Persönlichkeitsanteile gehen können. Daneben gibt es auch noch das Alltagsphänomen, dass jemand „mit seinen Gedanken nicht bei der Sache ist" und das Alltagsgeschehen um sich herum nicht bewusst wahrnimmt, was man im weitesten Sinn als „Dissoziation" bezeichnen könnte. (Näheres s. Kapitel 18).

dysfunktional

Als *dysfunktional* bezeichnet man Familien oder andere soziale Systeme, in denen gesunde Interaktionen und Beziehungen nicht möglich sind (z. B. durch den Alkoholismus eines Elternteils).

False Memory Syndrome

Mit *False Memory Syndrom* bezeichnet man das Phänomen, dass Menschen Ereignisse als eigene Erinnerungen wahrnehmen, die sie nie erlebt haben, wobei die „falsche Erinnerung" zentral für die Lebensgestaltung und Identität des Betreffenden wird. In den USA bekam dieses Thema durch entsprechende Vorfälle aufgrund der suggestiven Therapiemethoden mancher Therapeuten Brisanz. Erst dadurch kam es überhaupt zur Prägung dieses Begriffs, der ansonsten in der Diagnostik psychischer Störungen nicht vorkommt.

Flashback

Als *Flashback* bezeichnet man das plötzlich auftretende und für den Betroffenen zunächst nicht kontrollierbare Empfinden, sich in eine als traumatisch empfundene Situation aus der Vergangenheit zurückversetzt zu fühlen. Die Szenerie aus der Vergangenheit läuft mit den gleichen kindlichen Gefühlen ab wie früher, obwohl der Betroffene kein Kind mehr ist und die Realität eine andere ist. Der Betroffene erlebt bei einem Flashback einen zeitweiligen Kontrollverlust, wodurch sich das Gefühl der Ohnmacht, das mit dem Trauma verbunden ist, wiederholt.

Posttraumatische Belastungsstörung

Mit *Posttraumatischer Belastungsstörung* wird das Auftreten bestimmter Symptome in Folge eines traumatischen Erlebnisses bezeichnet. Als traumatisches Erlebnis gilt ein Ereignis, das vom Betroffenen als massive Bedrohung der eigenen Person (oder anderer Personen) erlebt wird und auf das der Betroffene mit intensiver Furcht, Hilflosigkeit oder Entsetzen reagiert.

Zu den Symptomen einer Posttraumatischen Belastungsstörung gehören u. a.: das Wiedererleben des Traumas in Flashbacks, Träumen, Körpererinnerungen; das (meist unbewusste) Vermeiden von Gedanken, Gefühlen, Erinnerungen, die mit dem Trauma verbunden sind; eine massive Beeinträchtigung im Umgang mit alltäglichen Aufgaben (Beziehungen, Beruf usw.) z. B. durch Schlafstörungen, Reizbarkeit, Konzentrationsschwierigkeiten, Ängste, Entfremdungsgefühle.

Trigger

Als *Trigger* (dt. „Auslöser") bezeichnet man Dinge, die eine heftige emotionale Reaktion auslösen, ohne dass der Betroffene den Auslöser zunächst kennt. Sinneseindrücke (z. B. ein bestimmter Geruch) können oft als Trigger wirken, wenn sie unbewusst mit einer in der Vergangenheit als traumatisch erlebten Situation verbunden sind.

Beratungs- und Hilfsangebote für Überlebende

Beratungsangebote

WEISSES KREUZ E.V.
Sexualethik und Seelsorge
Weißes-Kreuz-Str. 1 - 4,
34292 Ahnatal/Kassel
Tel. 0 56 09/83 99-0
www.weisses-kreuz.de
Das Weiße Kreuz unterhält eine
ganze Reihe regionaler Beratungsstellen (erfahrbar über die Internetseite
oder über obige Telefonnummer).
Auf der Homepage gibt es außerdem
eine Seite für Teenager.

DE'IGNIS-Fachklinik gGmbH
Walddorfer Straße 23
72227 Egenhausen
Tel. 0 74 53/93 91-0
www.deignis.de
Zu DE'IGNIS gehören auch zahlrei-
che regionale Beratungsstellen, an die
Sie sich wenden können (Adressen
im Internet oder unter obiger Telefonnummer).

IGNIS-Akademie für Christliche
Psychologie
Kanzler-Stürtzel-Straße 2
97318 Kitzingen
Tel. 0 93 21/13 30-0
www.ignis.de
IGNIS führt eine Liste akkreditierter
Berater und bietet selbst ambulante
Beratungsangebote.

Surrexit – Heilung und Neuorientie-
rung durch Biblische Seelsorge e.V.
Gerda Krüger und Ursela Pauly
Hans-Sachs-Strasse 5
71638 Ludwigsburg
Tel. 0 71 41/90 28 27
www.surrexit.de

Wildwasser Kreis Groß-Gerau e.V.
Verein gegen sexuellen Missbrauch
Darmstädter Strasse 101
65428 Rüsselsheim
Tel. 0 61 42/96 57 60
www.wildwasser.de
Wildwasser ist eine säkulare Organisation mit Beratungsangeboten in
ganz Deutschland. Über Wildwasser
kann man auch Kontakte zu Selbsthilfegruppen bekommen.

wuestenstrom e.V.
Markus Hoffmann, Vorsitzender
Hauptstr. 72
71732 Tamm
Tel. 0 71 41/688 96 71
www.wuestenstrom.de

Klinik Hohe Mark des Deutschen
Gemeinschafts-Diakonieverbandes
GmbH Marburg
Friedländerstraße 2
61440 Oberursel
Tel. 0 18 05/46 43 62 75
(0,14 €/Min.)
www.hohemark.de

Selbsthilfegruppen

Kontakte zu Selbsthilfegruppen können Sie zum Beispiel über *Wildwasser* bekommen oder über die Beratungsstellen von *Caritas* und *Diakonie* sowie über kommunale Beratungsstellen.

Daneben gibt es die sogenannten *Endlich-Leben-Gruppen*, die sich an Menschen in Lebenskrisen wenden und in denen die Teilnehmer gemeinsam ein 12-Schritte-Programm durchlaufen. Adressen lokaler Endlich-Leben-Gruppen erfahren Sie über die Internetseite:

www.endlich-leben.net

(Achten Sie auf die korrekte Endung „.net" – bei Eingabe der Endung „.de" landet man auf der Homepage irgendeines anderen Beratungsangebots!)

Internetseiten, auf denen Sie Beratungsangebote in Ihrer Nähe finden können:

www.derberatungsfuehrer.de

www.c-stab.de

Internetseiten von Betroffenen

www.talita-kum.de

(Eine Internetseite christlicher Überlebender. Dort gibt es auch die Möglichkeit, auf Selbsthilfeebene Unterstützung zu finden.)

www.schotterblume.de

(Homepage eines Vereins, der von Betroffenen und Nicht-Betroffenen gemeinsam gegründet wurde. Unter anderem gibt es dort ein telefonisches Beratungsangebot sowie Beratung per E-Mail.)

Literatur

a) Empfohlene Literatur, die beim Schreiben dieses Buches berücksichtigt wurde

- Louis Cozolino, *The Neuroscience of Psychotherapy*, WW Norton and Co. (Leider nicht auf Deutsch erhältlich. Vom selben Autor aber mit ähnlicher Thematik: *Die Neurobiologie menschlicher Beziehungen*, Kirchzarten: VAK-Verlags-GmbH 2007.)
- Judith Herman, *Die Narben der Gewalt*, Paderborn: Junfermann 2003.
- D., S. und M. Linn, *Don't Forgive Too Soon*, Paulist Press.
- Babette Rothschild, *Der Körper erinnert sich*, *Die Psychophysiologie des Traumas und der Traumabehandlung*, Essen: Synthesis 2002
- Charles Whitfield, *Boundaries and Relationships*, Health Communications, Inc.

b) Weitere empfehlenswerte Bücher zum Thema

- Dan Allender, *Das verwundete Herz. Hilfe für erwachsene Opfer sexueller Gewalt im Kindesalter.* Gießen: Brunnen ³2007.
- Ulrich Giesekus, Andreas Malessa, *Vergeben kann man nicht müssen. Weiterleben, wenn Unverzeihliches passiert.* Gießen: Brunnen ³2007.
- Michaela Huber. *Trauma und die Folgen – Trauma und Traumabehandlung*, Teil 1. Paderborn: Junfermann 2003.
- Michaela Huber. *Wege der Traumabehandlung – Trauma und Traumabehandlung*, Teil 2. Paderborn: Junfermann 2003.

Anmerkungen

[1] Herman, a.a.O. Alle Zitate der angegebenen Bücher sind Rückübersetzungen aus dem Englischen und beziehen sich nicht auf die jeweils deutsche Ausgabe.

[2] Laura Davis/Ellen Bass: *Trotz allem: Wege zur Selbstheilung für sexuell missbrauchte Frauen,* Berlin: Orlanda-Frauenverlag 1990.

[3] Lucia Capacchione, *Recovery of Your Inner Child,* Simon & Schuster (USA). Nicht auf Deutsch verfügbar. Vgl. aber die Buchhinweise im Anhang.